Knaur
MensSana

Über die Autorin:

Petra Hopf-Seidel ist seit 1980 Ärztin. Sie lebte drei Jahre in Malaysia, wo sie sich mit ganzheitlichen Therapien beschäftigte. Nach der Ausbildung zur Allgemeinmedizinerin schloss sie eine Ausbildung zur Fachärztin für Neurologie und Psychiatrie an und erwarb die Zusatzbezeichnung »Chirotherapie«. Seit 2005 arbeitet sie in einer Privatpraxis für Neurologie und Psychiatrie in Ansbach.

Dr. Petra Hopf-Seidel

Krank nach Zeckenstich

Borreliose erkennen und wirksam behandeln

Knaur
MensSana

Wichtiger Hinweis

Die im Buch veröffentlichten Ratschläge wurden von der Autorin und dem Verlag mit größter Sorgfalt erarbeitet und geprüft. Eine Garantie kann jedoch nicht übernommen werden. Ebenso ist eine Haftung der Verfasserin bzw. des Verlags und seiner Beauftragten für Personen-, Sach- oder Vermögensschäden ausgeschlossen.

Besuchen Sie uns im Internet: www.droemer-knaur.de
Alle Titel aus dem Bereich MensSana finden Sie im Internet unter
www.knaur-mens-sana.de

Originalausgabe Juli 2008

Ein Unternehmen der Droemerschen Verlagsanstalt
Th. Knaur Nachf. GmbH & Co. KG, München

Redaktion: Ulrike Kroneck
Umschlaggestaltung: ZERO Werbeagentur, München
Umschlagabbildung: FinePic, München
Satz: Adobe InDesign im Verlag
Druck und Bindung: Norhaven A/S
Printed in Denmark
ISBN 978-3-426-87392-2

2 4 5 3

Für alle, die nach einem Zeckenstich
unter vielen Beschwerden leiden
und auf der Suche nach Hilfe sind ...

Inhaltsverzeichnis

Vorwort 11

1. Einleitung 13

Warum ich dieses Buch geschrieben habe 14

Mein Schlüsselerlebnis 16

Einige grundsätzliche Überlegungen 18

Die Entdeckung der Borreliose 19

2. Über Borrelien und Zecken 23

Wissenswertes über Borrelien 23

Wissenswertes über den Gemeinen Holzbock, eine Schildzecke 38

3. Was tun nach Zeckenstich? 54

Wie entfernt man eine Zecke? 54

Wann nimmt man ein Antibiotikum ein? 55

Welche Risiken bestehen in der Natur und beim Umgang mit Tieren? 57

Zeckenschutzmittel 59

Wie kann man sein persönliches Infektionsrisiko abschätzen? 62

4. Ein Zeckenstich und seine Folgen 68

AUF EINEN BLICK: Was Sie nach einem Zeckenstich beachten müssen 69

5. Borreliose und Syphilis –
zwei verwandte Erkrankungen 74
Klinische Ähnlichkeiten zwischen Borreliose und Syphilis 75
Beide Erkrankungen im Vergleich 78

6. Das Frühstadium der Borreliose 81
Typische Symptome der Frühborreliose 81
Die Rolle des Immunsystems 90
Schwierigkeiten der Labordiagnostik im Frühstadium 92
Antibiotische Therapie der Frühborreliose 107
AUF EINEN BLICK: Sinnvolle Maßnahmen in der Frühphase . . 115

7. Welche Krankheiten können von Schildzecken
noch übertragen werden? 118
Die Frühsommer-Meningo-Enzephalitis – FSME 119
Bartonellose – die Katzenkratzkrankheit 124
Babesiose – die Hundemalaria 126
Tularämie – die Hasenpest 128
Das Q-Fieber – Coxiella burnetii 130
Ehrlichiose durch Anaplasmen 132
Rickettsiose durch Rickettsien 134
AUF EINEN BLICK: Therapiemöglichkeiten
der Co-Infektionen 136

8. Erschwerte Borreliosebehandlung
durch andere Erreger 138
Intrazelluläre Erreger:
Chlamydien, Yersinien, Mycoplasmen 138
AUF EINEN BLICK: Therapiemöglichkeiten 145
Pilz- und Wurmbefall als immunschwächende Faktoren 146
AUF EINEN BLICK: Therapiemöglichkeiten 149

9. Krankheitsschübe durch Viren 150
Reaktivierte Virusinfektionen suchen 150
Die häufigsten Herpesviren 151
Therapiemöglichkeiten bei Re-Infektionen durch Herpesviren 156

10. Die Zwischenphase der Borreliose 158
Symptome in der Zwischenphase 159
Was begünstigt das (Wieder-)Auftreten von Symptomen? 172
Labordiagnostik in der Zwischenphase 175
Liquordiagnostik in der Zwischen- und Spätphase 178
Was ist ein entzündlicher Liquorbefund? 181

11. Das Spätstadium oder das chronische Stadium der Borreliose 184
Was ist eine chronisch-persistierende Borreliose? 185
AUF EINEN BLICK: Sinnvolle Maßnahmen in der Spätphase 187

12. Von Kopf bis Fuß: Symptome der chronischen Borreliose 189
Allgemeine Symptome 192
Neuroborreliose 194
Sinnesorgane 206
Brustkorb 209
Bauchraum 213
Blasen- und Genitalbeschwerden 215
Muskel- und Gelenkschmerzen 217
Sehnen-, Bänder- und Schleimbeutelveränderungen 221
Hautveränderungen 223

13. Die Diagnostik der chronischen Borreliose 229
Laboruntersuchungen und ihre möglichen Fehlerquellen 230

14. Therapie der chronischen Borreliose 237
Allgemeines zur Therapie der chronischen Borreliose 237
Wenn das Antibiotikum wirkt: Herxheimer-Reaktion 240
Antibiotikagruppen für die Therapie der chronischen Borreliose 242
Die Behandlung von Nervenschmerzen 254

15. Was kann ein Patient selbst für seine Gesundung tun? 258
Die Suche nach Ursachen für Magen-Darm-Beschwerden 261
Unterstützung des Immunsystems durch Naturstoffe 266
Behandlungsmöglichkeiten bei depressiven Verstimmungen . 270

16. Ausblick – neue Wege in Diagnostik und Therapie . 273
Neue Wege in der Diagnostik der chronischen Borreliose 273
Welche hormonellen Störungen gibt es? 283
Bildgebende Untersuchungen zum Nachweis einer Neuroborreliose 286
Neue Wege in der Therapie 289

17. Gesundheitspolitische Probleme im Umfeld der Borreliose 292

Anhang 298
Adressen 298
Bücher und andere Informationsquellen 305
Glossar 310
Index 315

Vorwort

Ich richte mich mit diesem Buch an Betroffene und Interessierte, die sich über die Diagnose- und Therapiemöglichkeiten der Borreliose informieren möchten. Daher habe ich mich bemüht, die medizinischen Sachverhalte in einer auch für Laien verständlichen Sprache darzustellen, und hoffe, dass es mir gelungen ist, da dies nicht immer leicht war.
Denn ich möchte sowohl Patienten als auch interessierte Kolleginnen und Kollegen fundiert und vielseitig über den aktuellen Stand der Forschung, der Diagnostik sowie der derzeitigen und eventuell zukünftig möglichen Therapie der Borreliose in Kenntnis setzen. Hintergrundinformationen dazu sind im Buch häufig in kursiver Schrift abgehoben.
Um den Text verständlich zu halten, habe ich, sooft es möglich war, das allgemeinverständliche Vokabular benutzt. In Klammern stehen jeweils die medizinischen Fachausdrücke. Damit komme ich sicher einem Bedürfnis von Patienten nach, die oft genug nicht in der Lage sind, die schriftlichen Berichte und Arztbriefe über ihre Untersuchungen »zu übersetzen«.
Ein Index am Ende des Buches soll die Orientierung und die gezielte Suche nach Themen erleichtern. Ein Glossar erläutert geläufige Abkürzungen, die im Medizinerjargon »gängig« sind.

Ich hoffe, dass das vorliegende Buch dazu beitragen kann, diese weitverbreitete und nur zu oft unterschätzte Krankheit mit ihren vielfältigen Erscheinungsformen besser bekannt zu machen.

Auch die begleitenden, oft nicht genutzten komplementären Behandlungsmöglichkeiten, die den Patienten etwas mehr Lebensqualität zurückbringen können, halte ich für die Behandlung der chronischen Borreliose für so wichtig, dass sie in diesem Buch immer wieder mit angesprochen werden. Ich hoffe, dass vielen dadurch ein Weg aus der chronischen Krankheit aufgezeigt werden kann.

Petra Hopf-Seidel
Ansbach, im Mai 2008

1. Einleitung

Die Borreliose ist eine chronische Infektionskrankheit, die in verschiedenen Stadien abläuft. Obwohl über diese Erkrankung in den letzten Jahren zunehmend in der Fach- und Laienpresse berichtet wurde, bleiben noch immer viele Fragen zur Krankheitserkennung und -behandlung ungelöst, und vieles an der Krankheit selbst ist rätselhaft. Dies macht die Behandlung der Borreliose schwierig – für die Betroffenen genauso wie für ihre Ärzte, die diese Krankheit trotz vielfältiger und unterschiedlicher Beschwerden erkennen und behandeln müssen. Dazu kommt, dass sich die Erreger beziehungsweise die Antwort des Immunsystems auf die Erreger durch Laboruntersuchungen nicht immer nachweisen lassen. Dabei ist die Borreliose heute keine seltene Erkrankung mehr. Sie gilt als die *häufigste durch Zecken übertragene Erkrankung in Mitteleuropa* ebenso wie in den USA. Denn Zecken übertragen nicht nur Borreliose, sondern häufig gleichzeitig mehrere Erreger, die kompliziertere Krankheitsverläufe auslösen können.

Bereits vor über zehn Jahren wurden allein für Deutschland vom damaligen nationalen Referenzzentrum für Borreliose, dem Max-von-Pettenkofer-Institut in München, für das Jahr 1998 etwa 60000–100000 Borrelien-Neuinfektionen erwartet, eine Zahl, die inzwischen noch erheblich nach oben korrigiert werden musste. Für 2007 wurde von Ärzten, die sich mit Borrelioseerkrankten intensiv beschäftigen, bereits mit etwa 160 000 Neuerkrankungen pro Jahr gerechnet. Diese Schätzungen beruhen auf den deutlich gestiegenen Erkrankungszahlen in den neuen Bundesländern, die seit 2003 einheitlich eine Meldepflicht für Borreliose haben. Die Anzahl der Neuerkrankungsfälle mit Borreliose ist nach den Informationen des Robert-Koch-Institutes in den östlichen Bundesländern von 2002 bis 2006 um sage und schreibe 100 (!) Prozent gestiegen (Kap. 5, S. 79).

Viele der Neuerkrankten haben lange mit dieser Krankheit zu tun. Deshalb sollte eigentlich dieser Infektionskrankheit gesundheitspolitisch viel mehr Aufmerksamkeit als bisher entgegengebracht werden. Denn es entstehen durch die chronische Form der Erkrankung erhebliche Kosten für Diagnostik, Therapie und Arbeitsausfallszeiten. Aber Infektionen mit intrazellulären Erregern, wozu auch die Borrelien zählen, sind in Deutschland ein derzeit insgesamt noch stark unterschätztes Problem.

Warum ich dieses Buch geschrieben habe

Mit diesem Buch möchte ich dazu beitragen, dass die »Lues der Moderne«, wie die Borreliose in Analogie zur Syphilis (oder synonym Lues) auch genannt wird, von Betroffenen wie von den Ärzten besser erkannt und behandelt werden kann.

Ich habe deshalb versucht, die heute bekannten Fakten zusammenzutragen und die häufigsten Symptome der akuten wie auch der chronischen Form der Borreliose zu beschreiben. Dabei gehe ich ebenso ein auf die klinischen Zeichen, die der Patient an sich selbst beobachten kann, wie auch auf die Labor- und Liquordiagnostik. Da aber nur etwa 50 Prozent aller Frischinfizierten eine typische Wanderröte entwickeln, weiß die Hälfte der Betroffenen zunächst nichts von ihrer Borrelieninfektion. Erst wenn sich nach und nach immer mehr merkwürdige und lästige Symptome einstellen, kommt bei so manchem Betroffenen der Verdacht auf, eventuell von einer Borrelieninfektion betroffen zu sein.

Die in diesem Buch berichteten klinischen Symptome in den einzelnen Stadien der Erkrankung beruhen auf den anamnestischen Angaben meiner Patienten sowie auf den in der (internationalen) Literatur mitgeteilten Krankheitsberichten. Ich gebe meine persönlichen Erfahrungen mit diagnostischen und therapeutischen Wegen wieder, die deshalb auch keinen Anspruch erheben auf Vollständigkeit, Verbindlichkeit oder auf »Unfehlbarkeit«. Bei den medikamentösen Therapievorschlägen habe ich mich zwar um größte Sorgfalt bemüht, trotzdem können Fehler nicht ausgeschlossen werden. Ein Haftungsanspruch kann jedoch der Autorin gegenüber davon nicht abgeleitet werden. Jeder behandelnde Arzt ist für die von ihm gewählte Therapie immer selbst verantwortlich und muss in jedem Einzelfall entscheiden, welche Behandlung für seine Patienten die richtige ist. Das Buch soll keinen Arztbesuch ersetzen und keine Eigenbehandlung veranlassen. Es will nur über eine sehr komplexe Krankheit informieren.

Mein Ziel ist es, mit diesem Buch zu erreichen, dass in Zukunft mehr Betroffene und auch Ärzte schneller und sicherer eine Borrelieninfektion beim Auftreten *bestimmter Symptomkonstellationen* vermuten. Dann können sie eine gezielte Anamnese erheben, Laboruntersuchungen veranlassen und – falls die Infektion sich bestätigt hat – diese anschließend ausreichend lange und hoch genug dosiert antibiotisch und mit immunstützenden Begleitmaßnahmen behandeln.

Mein Schlüsselerlebnis

Die »Enttarnung« einer chronisch-persistierenden Borreliose

Bei einem Bekannten, der mit seinen 74 Jahren ansonsten immer noch sehr rüstig war, traten ohne jede körperliche Anstrengung immer wieder heftige Schweißausbrüche auf. Außerdem war er zeitweise völlig erschöpft und frühmorgens schon müde. Er klagte über oft heftige Schmerzen in immer wieder anderen Gelenken, die dann ohne Therapie von allein auch wieder verschwanden. Außerdem hatte er, der sich vorher an alles erinnern konnte, plötzlich auffallende Gedächtnislücken. Er suchte und (er)fand für sich jedoch immer plausibel erscheinende Erklärungen für alles oder erklärte den anderen diese Auffälligkeiten mit seinem zunehmenden Alter.
Seine Symptome blieben für mich sehr lange irgendwie rätselhaft, bis er mir eines Tages von seinem »romantischen Angelurlaub« erzählte, den er vor Jahren in Schweden erlebt habe. Er habe damals ganz allein in einer Blockhütte am See gewohnt und sei viel in der Natur unterwegs gewesen. Nach dem Urlaub habe seine Frau als »Urlaubssouvenir« eine riesige kreisrunde Rötung an seinem Rücken entdeckt, die weder schmerzte noch juckte und ihm selbst deshalb vorher auch nicht aufgefallen

war. Wahrscheinlich habe ihn damals am See »irgendetwas« gestochen, auf das er »allergisch« reagiert habe. Die Rötung sei nach einiger Zeit auch ganz von allein wieder verschwunden. Diese Urlaubsepisode hatte er jahrelang völlig vergessen! Aber wenn er sich zurückerinnere, sei es eigentlich erst seit dieser Zeit, dass er immer sehr leicht schwitze, sich häufig etwas schlapp und irgendwie nicht mehr ganz gesund fühle, »aber man werde halt auch älter ...«

Diese für die Entstehung einer chronischen Borreliose typische Vorgeschichte, dazu passende klinische Symptome und eine gezielte Laboruntersuchung brachten sehr schnell ans Licht, dass seine Beschwerden keine »Alterszipperlein« waren, sondern die Symptome einer chronisch-persistierenden Borreliose.

Durch diese Beobachtung wurde ich verstärkt auf die Borreliose als versteckte, langwierige und schwer erkennbare Erkrankung aufmerksam.

Ich informierte mich im Weiteren so gründlich wie möglich über diese Infektionskrankheit und behandele seitdem in meiner Privatpraxis vor allem Menschen, die *chronisch* an Borreliose erkrankt sind. Dabei lerne ich mit jedem neuen Patienten mehr über die möglichen Symptome und Verlaufsformen dieser rätselhaften Infektionskrankheit kennen, die ja erst seit 1975 näher erforscht wird. Da deren Krankheitssymptome so vielfältig sind und die Frühzeichen der Erkrankung, die noch gut behandelbar sind, leicht übersehen werden, möchte ich mit diesem Buch Informationen und Hilfestellungen zur Krankheitserkennung geben. Hinweise zu einer möglichst optimalen Therapie – dem jeweiligen Krankheitsstadium entsprechend – schließen sich an. Weiterhin will ich darlegen, bei welchen Symptomkonstellationen man an eine mögliche andere Zeckenstich-Folgekrankheit wie FSME oder Ehrlichiose denken sollte.

Einige grundsätzliche Überlegungen

Je früher an eine Borrelieninfektion als mögliche Ursache verschiedener, gleichzeitig vorhandener und oft schwer zu beschreibender Beschwerden gedacht wird und je beherzter dagegen vorgegangen wird, umso besser sind für die Betroffenen die Chancen, diese Infektionskrankheit so in den Griff zu bekommen, dass ihre Lebensqualität nicht zu sehr beeinträchtigt wird.

Dieses Ziel kann für Patienten mit gesundem Immunsystem fast immer erreicht werden, weshalb man üblicherweise davon ausgeht, dass etwa 90 Prozent der Infizierten die Borrelieninfektion mit ihrem Immunsystem und der Hilfe einer ausreichenden Antibiotikumtherapie bewältigen können.

An diese »immunkompetente« Zielgruppe – Typ gesunder Waldarbeiter mit einer positiven Borrelienserologie – ist sicher auch bei den Empfehlungen der medizinischen Fachgesellschaften gedacht worden. Diese gehen davon aus, dass »10–21 Tage Doxycyclin 100–200 mg täglich« genügen, die Borrelien ausreichend zu bekämpfen. Die Patienten aber, die bereits eine Vorschädigung ihres Immunsystems zum Zeitpunkt der Borrelieninfektion aufweisen – wie z. B. Immunglobulinmangel, unverträgliche Zahnmaterialien oder Umweltnoxen, genetische Störungen in der Entgiftungskapazität u. a. m. –, werden durch eine derartige Behandlung nicht »geheilt«, denn die trickreichen Erreger wissen sich einzunisten, und die Borreliose wird chronisch. Da sich die Borrelien im weiteren Krankheitsverlauf dann überwiegend im Zellinneren (intrazellulär) befinden, wird die Behandlung immer schwieriger.

Diese chronisch erkrankten Menschen benötigen ein anderes

therapeutisches Vorgehen, als es in der Frühphase sinnvoll ist. Denn die Behandlung erfordert dann auch eine Stärkung des Immunsystems und begleitende Maßnahmen anderer Art.

Die Entdeckung der Borreliose

Im Sommer 1975 erkrankten in der kleinen Ortschaft Lyme nördlich von New York im Staate Connecticut über 40 Kinder und auch 12 Erwachsene an geschwollenen Gelenken, die man zunächst als (juvenile) Polyarthritis diagnostizierte, d. h. als eine Entzündung zahlreicher Gelenke im Jugendalter. Da aber noch weitere, stark beeinträchtigende und auch »merkwürdige« Symptome, unter anderem Hautausschläge und sehr starke Kopfschmerzen, vorhanden waren, wurde auf Bitten der couragierten Mütter Polly Murray und Judith Mensch, deren Familienmitglieder *alle* davon betroffen waren, nach vielen Vorgesprächen mit verschiedenen Ärzten die Gesundheitsbehörde von Connecticut verständigt. Diese wiederum beauftragte nach weiteren Voruntersuchungen die Yale-Universität, nach einer möglichen Ursache dieser epidemisch auftretenden Beschwerden zu suchen.

Die Ärzte unter der Leitung des Rheumatologen Allen Steere nannten die Gelenkentzündungen zunächst »Lyme-Arthritis«, nach der Ortschaft, in der sie erstmals so gehäuft aufgetreten waren. Zwei Jahre später hatte man durch genaue Analyse der Erkrankungsfälle dann schon herausgefunden, dass die Übertragung der Erkrankung durch Stiche von Lone Star Ticks erfolgt sein müsste.

Was diese Lone Star Ticks aus der Gruppe der »Deer Ticks«, also der Rehwildzecken, aber als Erreger übertrugen, blieb noch lange unklar. Zunächst vermutete man Viren als Verursacher. Aber es gab auch schon früh Gerüchte, dass die Erkrankungsfälle möglicherweise mit einem streng geheimen Labor für Tierseuchenforschung der US-Regierung auf Plum Island zusammenhängen könnten. Denn die Ortschaft Lyme liegt nur zwei Meilen östlich von Plum Island, das zu Long Island im Staate New York gehört und von New York selbst nur 85 Meilen entfernt ist. Dort wurde bereits seit 1952 mit vielen gefährlichen Bakterien und Viren geforscht und experimentiert, was die Bevölkerung auch wusste. Was sie jedoch nicht wusste (und bis heute nicht wissen soll), ist, mit genau welchen Erregern in diesem geheimen Labor umgegangen wurde.

Die infektiöse Ursache zu entdecken, gelang erst im Herbst 1981 dem Schweizer Dr. Willy Burgdorfer. Dr. Burgdorfer war »Zeckenspezialist«. Er hatte 1951 in Basel über die durch Lederzecken übertragene Borrelia-duttoni-Spezies, die das afrikanische Rückfallfieber auslöst, promoviert.

Im Rahmen seiner Forschungsarbeiten für das Rocky Mountain Laboratory in Hamilton/Montana konnte Burgdorfer im Darmsack von *Ixodes-dammini*-Zecken aus der Gegend von Lyme die Spirochäte von der Gattung »Borrelia« nachweisen. Diese wurde 1984 in Anerkennung seiner Forschungsleistung nach ihm »Borrelia burgdorferi (Bb)« benannt. Die Gattung heißt »sensu stricto«, d. h. aus dem Lateinischen übersetzt »im engeren Sinne«, und meint nur die von Dr. Burgdorfer entdeckte Spezies. Dr. Burgdorfer fand in europäischen Zecken später noch weitere Borrelienstämme. Er hatte sie eigenhändig schon vor 1970 in der Schweiz gesammelt und erst später aufbereitet.

Die Krankheit wurde nach dem Ort ihrer Entdeckung von »Lyme

arthritis« in »Lyme disease« umbenannt. Denn man hatte erkannt, dass sehr viele weitere Symptome – angefangen von Hirnhautentzündung über Herzprobleme bis hin zu Gelenkschwellungen und Gedächtnisstörungen, um nur einige zu nennen – durch dieses Spiralbakterium Borrelia burgdorferi (Bb) ausgelöst werden können und ein eigenständiges Krankheitsbild darstellen.

Lyme disease – Folge biologischer Experimente?

In den USA gab und gibt es bis heute nur diese von Dr. Willy Burgdorfer ursprünglich entdeckte Gattung (Spezies) »Borrelia sensu stricto«. Diese Spezies wird von Michael Christopher Carroll in seinem Buch »Lab 257« (1. Aufl. 2004) in Verbindung gebracht mit den Borrelienstämmen, an denen im geheimen amerikanischen Tierseuchenlabor auf Plum Island geforscht wurde. Er vertritt darin die These, dass von dort durch Verschmelzung mit Mycoplasmen gentechnisch veränderte Borrelien und andere Erreger aus dem Labor in den 70er Jahren des 20. Jahrhunderts entkommen konnten und mit Hilfe der Lone Star-Zecken durch Tierwanderbewegungen und durch Vögel auf das Festland »verschleppt« wurden. Diese These wird auch unterstützt von Dr. Garth Nicolson, einem Experten für Krankheiten des Immunsystems aus Kalifornien. Der erste klinische Fall im Jahre 1974 war ein 14-jähriger Junge, der ganz in der Nähe der Fähren-Anlegestelle wohnte, die auch heute noch das Festland mit Plum Island verbindet. Nur zwei Meilen entfernt davon befindet sich das kleine Örtchen Lyme. Von diesem breitete sich die Epidemie immer weiter aus. ... (Auch den Ausbruch der West-Nil-Virus-Epidemie 1999 im Staate und in der Stadt New

York schreibt M. Ch. Carroll aufgrund seiner Nachforschungen den Sicherheitslücken des Tierseuchenlabors von Plum Island zu.)

Klinische Beschreibungen von Hautveränderungen, die heute als typisch für Borreliose gelten, wie Wanderröte und Acrodermatitis chronica atrophicans, liegen bereits seit über hundert Jahren vor und belegen, dass Borrelien schon lange vor 1970 sowohl in Europa als auch in den USA vorhanden waren. Die Vielfalt des heutigen Krankheitsbildes Borreliose und die chronische Verlaufsform mit viele Jahre anhaltender Vitalität der Erreger, der sogenannten Erregerpersistenz, wie wir sie heute kennen, entwickelte sich offenbar erst seit den siebziger Jahren des letzten Jahrhunderts.

2.
Über Borrelien und Zecken

Wissenswertes über Borrelien

Borrelien sind Spiralbakterien, die sich um ihre eigene Achse drehen und sich dadurch im Blut und in den Geweben ihrer Wirte fortbewegen können. Sie verursachen beim Menschen und bei manchen Tierarten eine Infektionskrankheit, die Borreliose, die in verschiedenen Stadien abläuft und eine sehr vielgestaltige Symptomatik zeigen kann.

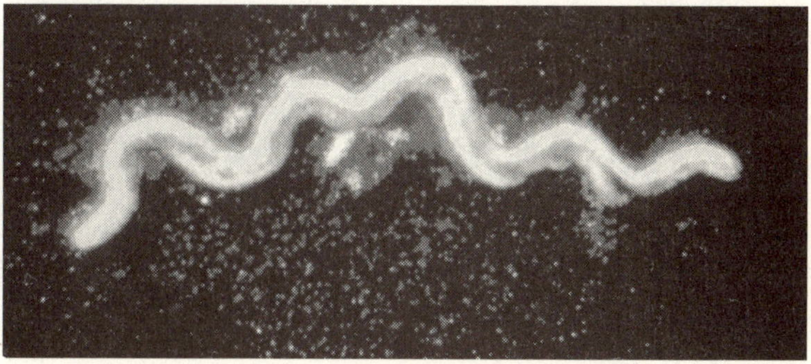

Abb. 1: Die Spiralform der Spirochäte Borrelia burgdorferi
© www.zecken.de

Eigenschaften von Borrelia burgdorferi

Seit Beginn des 20. Jahrhunderts sind fast 30 Borrelienarten bekannt, die 1907 nach dem französischen Bakteriologen Amédée Borrel benannt wurden. Borrelien können ganz unterschiedliche Krankheiten hervorrufen, wie z. B. das Rückfallfieber, das bereits 1873 beschrieben wurde und das von Borrelia recurrentis ausgelöst wird.

Das Bakterium Borrelia burgdorferi s. s. (sensu stricto, d. h.: im engeren Sinne) wurde 1984 – nach seiner Entdeckung im Jahre 1981 durch Willy Burgdorfer – als neue Art von Johnson im »International Journal of Systematic Bacteriology« beschrieben.

Borrelia burgdorferi gehört zur Ordnung der Spirochäten, die gebildet werden von den Familien Spirochaetaceae – wörtlich übersetzt: gewundenes langes Haar – und Leptospiraceae. Die Leptospiren verursachen z. B. die hochfieberhafte Weil-Krankheit. Die Familie Spirochaetaceae wird unterteilt in vier Gattungen: Da gibt es auf der einen Seite die *Cristispira* und *Spirochaeta.* Das sind harmlose Bakterien, sogenannte Saprophyten, beispielsweise im Magen-Darm-Trakt von Menschen und Tieren. Und es gibt die beiden Gattungen *Borrelia* und *Treponema pallidum*, den Erreger der Syphilis, die beide »humanpathogen« sind, d. h., dass sie dem Menschen gefährlich werden und ihn sehr krank machen können. Die Ähnlichkeit der beiden Erreger ist auch für manche Ähnlichkeiten im klinischen Verlauf der Borreliose und der Syphilis verantwortlich.

Für medizinisch Interessierte

Die Borrelie ist in ihrer vermehrungsfähigen, stoffwechselaktiven Form in der Regel 10–20 µm lang, spiralförmig und bewegt sich schraubenförmig »wie ein Korkenzieher« um die eigene Achse mit Hilfe von je neun fadenförmigen Geißeln, die am jeweiligen Längsende der Borrelie zwischen einer inneren und äußeren Membran liegen (sogenannte Endo-Flagellen). Diese können sich zusammenziehen und wieder strecken und versetzen dadurch den Zellkörper in eine rotierende Bewegung (s.a. Rößle, 2001).

Das Bakterium Borrelia burgdorferi ist zwischen 5 und 30 µm (oder zur besseren Vorstellbarkeit 0,005–0,03 mm) lang, hat einen Durchmesser von 0,22–0,38 µm, ist schwach grampositiv und hat eine dünne Zellwand. Diese enthält eine geringe Menge (ca. 3 Prozent ihres Trockengewichtes) an Lipopolysacchariden (LPS), den antigen wirkenden Fett-Zucker-Komplexen der Zellwand. Diese sind verantwortlich für die Auslösung der entzündlichen Reaktionen des neu infizierten Wirtes. Die LPS der Borrelien sind biologisch aktive Endotoxine, denn sie stimulieren über einige Zwischenstufen eine generalisierte und auch eine lokale Entzündungsreaktion. Sie veranlassen Monocyten und Makrophagen zur Freisetzung von Interferon gamma, das Fieber, Erschöpfung und Gliederschmerzen erzeugt, und sie regen die Bildung von Interleukin 1 an, was seinerseits weitere entzündungsfördernde Prozesse anstößt. Diese Substanzen nennt man deshalb auch die proinflammatorischen Zytokine. Auch die Lymphocyten werden stimuliert und bilden TNF-alpha. Im weiteren Verlauf werden dann Prostaglandine, Proteasen und Kollagenasen gebildet und dadurch die entzündlichen lokalen Prozesse am Ort der Infektion – Rötung, Schwellung und Überwärmung – ausgelöst.

Die Vielzahl von generalisierten Abwehrreaktionen im Wirtsorganismus nach dem Eindringen einer meist nur geringen Erregerzahl erklärt, dass in den meisten Fällen diese immunologischen Vorgänge ausreichen, die Erreger an einer weiteren Ausbreitung zu hindern. Dies zeigt sich auch daran, dass nicht jeder Stich, sondern nur etwa jeder 25. einer mit Borrelien infizierten Zecke zu einer manifesten, das heißt sichtbaren und »spürbaren« Borreliose führt, die sich in Krankheitssymptomen zeigt.
Aber es gibt auch sehr viele Patienten, bei denen es zu einer schweren chronischen Erkrankung nach der Borrelieninfektion kommt. Dazu tragen die ausgeklügelten »Persistenzmechanismen« der Borrelien bei, die sie im Laufe ihrer Evolution entwickelt haben. Die Persistenz (von lat. *persistere* = verharren) bezeichnet etwas von dauerhafter, fortbestehender Art. Hält also etwas sehr lange an, persistiert es oder ist persistierend wie bei der chronisch-persistierenden Borreliose. Im medizinischen Sprachgebrauch ist im Allgemeinen meist das Überleben eines Erregers in einer besonderen Lebensform, nämlich als Persister gemeint. Der Wirt, im Fall der Borreliose der Mensch, bemerkt lange nichts von seinem »Untermieter« in Persisterform, bis dieser aus der persistierenden Ruheform wieder übergeht in eine vermehrungsfähige Spirochätenform.

Zu den Persistermechanismen zählt, dass Borrelien in ihrer Originalform als Spiralbakterie ein sehr *wandlungsfähiges Genom* haben, durch das sie in der Lage sind, ihre Oberflächenantigene in kürzester Zeit zu verändern und sich so den Abwehrmaßnahmen ihres Wirtes immer wieder zu entziehen. *Auch ihre äußere Form ist äußerst variabel.* Die Spiralform kann z. B. langgestreckt ohne Windungen werden oder kugelförmig oder Granula, d.h. winzige Elementarkörperchen, die nicht größer als Viren sind, aber dennoch sich jederzeit zurückverwandeln könnten in die originalen Spiralbakterien.

Die Dauerformen (Persister) der Borrelien haben auch viele Variationsformen. Sie können sich verwandeln in *Bläschen* (Blebs), die sich aus der Spiralform abschnüren.

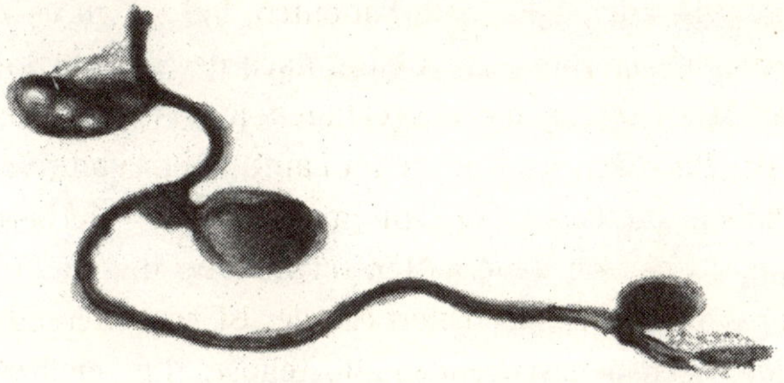

Abb. 2: Noch spiralförmige Spirochäte mit sich ausbildenden Bläschen (Blebs). (Gisela Rüger, München)

Von der Spiralform geht es in eine Ringform über.

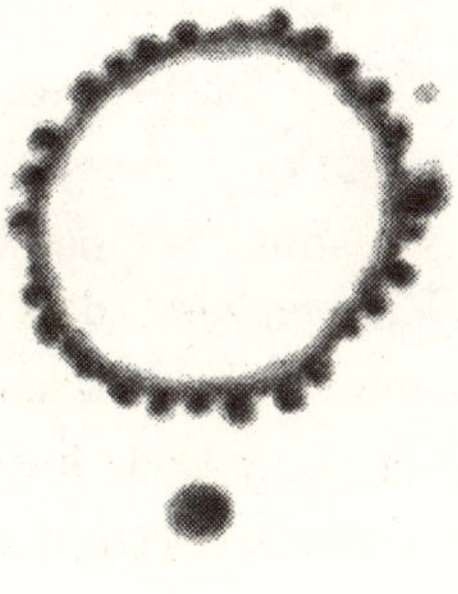

Abb. 3: Ringförmige Anordnung einer Spirochäte mit vielen Blebs (Gisela Rüger, München)

Oder es entstehen sogenannte *»Zysten«*, die sowohl intrazellulär, also innerhalb menschlicher Zellen, liegen (z. B. in B-Zellen, Eosinophilen, Basophilen, in Endothelzellen, Kollagenfasern und auch Astrocyten) als auch extrazellulär. Sie können künstlich (in vitro) erzeugt werden durch Mangelernährungsbedingungen über längere Zeit oder innerhalb von Minuten durch Einbringen in destilliertes Wasser. Aus einer einzigen Zyste ließen sich bei diesen Laborversuchen nach Zugabe von günstigen Nährlösungen wieder 50 (!) vitale Spirochäten in Spiralform »herstellen«. Zu diesen »Zysten« muss allerdings gesagt werden, dass sie nur der Einfachheit halber als Zysten bezeichnet werden, da sie im Rasterelektronenmikroskop so ähnlich aussehen. Sie haben aber keine vollständige Membran oder Umhüllung wie eine echte Zyste. Dies wurde erst vor sechs Jahren entdeckt und beschrieben in der Dissertation von Birgit Rößle (s. Literatur im Anhang).
Diese kugelige, eingerollte Lebensform der Spirochäte ist ihre »Hungervariante«, in der sie sehr lange Zeit verbleiben kann, ohne abzusterben. Der korrekte Begriff für diese »Überlebens«-Form der Spirochäte wäre eigentlich »kokkoider Morphotyp«. Das ist sprachlich aber ein so sperriges Ungetüm, dass ich lieber bei »Zyste« bleiben möchte. Durch dieses Einrollen verringert die Spirochäte ihre Oberfläche auf circa 30 Prozent ihrer ursprünglichen Fläche, wodurch die »Zysten« wahrscheinlich sowohl für die Immunabwehr des Wirtsorganismus »unauffindbar« werden wie auch unangreifbar für die üblichen Antibiotika. Nur das Metronidazol und Hydroxychloroquin in Kombination mit Makroliden und Tetracyclinen scheinen die Spirochäten in dieser Lebensform zu erreichen, da beide intrazellulär auf die Lysosomen (Hydroxychloroquin) oder DNS (Metronidazol) der Borrelien einwirken.
Und es gibt auch noch die zellwandlosen Formen der Spirochäten, die längsgestreckt und ohne Bakterienzellwand sind. Benannt wur-

den sie nach ihrem Entdecker Lister und heißen deshalb verkürzt auch *L-Formen* (oder cell wall deficient forms = CWDs). Diese L-Formen sind sehr geeignet für Verschmelzungen mit anderen Lebensformen wie Viren, höheren Organismen und auch Mycoplasmen (s.a. Mattman 2001).

Was die Genospezies Borrelia burgdorferi betrifft, nimmt man an, dass diese in ihrer L-Form im tierexperimentellen Labor auf Plum Island in den 70er Jahren des letzten Jahrhunderts mit Mycoplasmen verschmolzen wurde, mit denen sie von vornherein schon 70 S-Ribosome gemeinsam hat (s.a. Carroll 2004). Dies wäre eine denkbare Erklärung für ihre Widerstandsfähigkeit gegenüber Betalactam-Antibiotika (wie z.B. Ceftriaxon), da Mycoplasmen gegen Cephalosporine von vornherein resistent sind. Denn es wird immer wieder davon berichtet, dass selbst nach wochenlangen Ceftriaxon-Infusionen mit 2 g oder sogar 4 g täglich erneut Borrelioseschübe mit dem Nachweis noch oder wieder vitaler Spirochäten auftreten. Auch bei einer eigenen Untersuchung war ein Großteil der chronisch krank gewordenen Patienten bereits mit Ceftriaxon-Infusionen vorbehandelt.
Die Gattung Borrelia teilt sich auf in mehrere Spezies: die Erreger der sogenannten Rückfallfieber-Borreliosen (die Borrelia-recurrentis-Spezies). Diese werden von unterschiedlichen Lederzecken-Arten übertragen. Die mitteleuropäische Borreliose hingegen wird nur von Borrelia-burgdorferi-Spezies ausgelöst, die von Schildzecken übertragen werden – und möglicherweise auch noch von anderen stechenden Insekten wie Bremsen, Stechfliegen, Flöhen und Läusen.

Durch molekulargenetische Untersuchungen konnte man bisher zwölf weitere Untergruppen (sogenannte Genospezies) differenzieren, die alle in die Gattung Borrelia s.l. (sensu lato, d.h.: im weiteren Sinne) zusammengefasst werden. Von diesen zwölf Genospezies sind bisher *vier als sicher den Menschen krank machend* (humanpathogen) identifiziert worden, und zwei weitere als wahrscheinlich. Es sind dies die in Europa zu etwa 11–15 Prozent und in Nordamerika als die einzig vorkommende Genospezies B. burgdorferi s.s. (sensu stricto, d.h.: im engeren Sinne). Des Weiteren gibt es die nur in Europa und in den gemäßigten Zonen Asiens vorkommende Genospezies B. garinii (circa 24–40 Prozent Häufigkeit) und die fast ausschließlich in Europa vorkommende Genospezies B. afzelii (circa 38–45 Prozent Häufigkeit).
Erst 2004 wurde als ebenfalls humanpathogene Spezies B. spielmanii erkannt, die über Igel, Füchse oder Gartenschläfer durch die Schildzecken auf den Menschen übertragen werden kann. B. spielmanii kommt überwiegend in Nordost-Frankreich vor sowie in Süddeutschland (z.B. sollen 18 Prozent aller identifizierten Borrelien im Englischen Garten in München von der B.-spielmanii-Spezies sein).

Fraglich ist, ob auch die Genospezies B. valaisiana den Menschen krank macht. Sie ist aber laut Professor Kimmig schon bei 15 Prozent der Borrelien in Baden-Württemberg nachgewiesen worden. Dasselbe gilt für die Spezies B. lusitaniae, die sich über Zecken, die Eidechsen als Wirte bevorzugen, aus dem Mittelmeerraum von Portugal bis nach Deutschland weiterverbreitet hat.

VERTEILUNG DER BORRELIEN-GENOSPEZIES

Nach heutigem Stand sieht die Verteilung der Borrelien-Genospezies in Deutschland folgendermaßen aus:
B. afzelii (38–45 Prozent) > B. garinii (24–40 Prozent) > B. spielmanii (18 Prozent) > B. valaisiana (15 Prozent) > B.s.s. (11–15 Prozent)

BEACHTEN SIE:

Die Schreibweise der einzelnen Spezies variiert von Labor zu Labor. So bedeutet die Abkürzung B.b.s.s. die Genospezies Borrelia burgdorferi sensu stricto, oder B. afz. die Genospezies Borrelia afzelii, während B.b.s.l. die drei häufigsten Genospezies B.s.s., B. afzelii und B. garinii unter diesem Oberbegriff vereint; »s.l.« steht dabei für *s*ensu *l*ato und bedeutet »im weiteren Sinne«.

Wie kommen Borrelien in den menschlichen Organismus?

Borrelien-Bakterien leben in den verschiedensten Wirtstieren, und die Zecke Ixodes ricinus ist nur ein Wirt von vielen. Ein Wirt ist für die Borrelien ein Tier oder ein Mensch, der sie in seinem Blut »beherbergt« und dort leben und sich vermehren lässt. Sticht dann z.B. eine Zecke durch die Haut eines solchen Wirtes und saugt zu ihrer Ernährung Blut an, nimmt sie die Borrelien dabei in sich auf. Sie wird dadurch selbst zum Wirt und überträgt die aufgenommenen Erreger mit dem nächsten Stich auf ein anderes Tier oder den Menschen. Neben den Borrelien können dies noch zahlreiche andere Viren wie FSME, intrazelluläre Rickettsien u.v.m. sein (s.a. Co-Infektionen, S. 118f.).

Die Zecke kann sich bereits ab ihrem Nymphenstadium am Menschen als Wirt festsaugen. Die noch kleineren Larven sind nur in Ausnahmefällen in der Lage, die für sie zu dicke menschliche Haut zu durchstechen. Dabei erbricht die Zecke meist erst am Ende ihrer »Blutmahlzeit« die von den vorherigen Wirtstieren aufgenommenen Borrelien – und eventuell anderen Erreger – über ihren Saugrüssel (Hypostom) in die Unterhaut des Menschen (s.a. S. 39).

Die Zecken übertragen Borrelien auf den Menschen während einer ihrer drei ausgiebigen Blutmahlzeiten, die sie für ihre Entwicklung brauchen – von der Larve zur Nymphe, von der Nymphe zur erwachsenen Zecke. Allerdings benötigt nur das Weibchen eine dritte Blutmahlzeit zur Eiablage vor ihrem eigenen Tod.

Normalerweise finden sich in Wald und Flur genügend Wirtstiere für die Borrelien. Diese dienen entweder nur als eine Art »Vorratsbehälter« für die Borrelien, ohne dass sie durch die Borrelien selbst erkranken – wie z.B. Vögel, Rehwild und Kleinnager, vor allem Wildmäuse. Sie haben eine ständige Bakterienbesiedlung ihres Blutes mit Borrelien, ohne selbst krank zu sein. Andere Tiere aber erkranken wie der Mensch mehr oder weniger häufig durch die Borrelien – wie z.B. Hunde, Pferde, Rinder und Schafe.

Es mehren sich inzwischen auch Berichte über Borrelieninfektionen durch Stiche von anderen Überträgern wie z.B. von Pferdebremsen, Wadenstechern oder Stechfliegen, bei denen die Übertragung der Borrelien sofort während des Stiches erfolgen soll, da sie sich ja nicht festsaugen können. In vielen weiteren Tierarten wie Läusen, Flöhen, Milben und sogar Fliegen wurden Borrelien schon nachgewiesen. Da aber bisher noch nichts bekannt ist über die zu einer Infektion nötige Erregermenge oder die notwendige Einstichtiefe, kann man auch (noch) nicht sagen, ob Stiche oder Bisse dieser anderen Tierarten zu einer Infektion des Menschen mit Borrelia burgdorferi führen könnten. Dagegen ist die Übertragung von Rickettsien oder von Borrelia recurrentis durch Stiche z.B. von Kleiderläusen, Milben oder Flöhen aber gesichert. Es gibt auch einen Fallbericht über die Borrelieninfektion eines Mädchens, nachdem es von einer mit Borrelien infizierten Maus gebissen worden war, und einen weiteren über die Infektion durch den Biss eines Pferdes (!).

Neben der Erregerweitergabe durch den Stich eines Insektes oder eines Spinnentieres sind aber auch noch andere Übertragungswege wie z.B. Staubinhalation vorstellbar, da auch im Kot von Zecken und im Kot und Urin von Wild-, Haus- und Nutztieren Borrelien nachgewiesen werden konnten. Auch fand man in 5–35 Prozent der systemisch mit Borrelien infizierten Zecken Borrelien in den Eierstöcken genauso wie in den Speicheldrüsen. Das kann eine Erklärung dafür sein, dass nach den Berichten mancher Infizierten eine Zecke auch schon einmal nach deutlich weniger als den üblicherweise angenommenen mindestens 10–12 Stunden Saugzeit infizieren konnte. Denn werden Borrelien schon mit dem Speichel der Zecke direkt nach dem Einstich übertragen und nicht erst nach Stunden aus dem Magen der Zecke, erfolgt die Infektion natürlich schneller.

Beim Menschen fand man Borrelien bereits in Sperma, Urin, Speichel und Schweiß. Es sind auch Schmierinfektionen vorstellbar durch Zeckenkot oder zerstörte Zeckenleiber, wenn diese Materialien mit menschlichen Schleimhäuten oder Wunden

in Kontakt kommen. Direkte Borrelienübertragungen von Mensch zu Mensch z.B. durch Geschlechtsverkehr sind bisher aber noch nicht dokumentiert worden. Das gilt jedoch nicht für die Übertragung von Borrelien von der Mutter auf ihr ungeborenes Kind (intrauterine Infektionen). Denn eine in der Frühschwangerschaft frisch infizierte Mutter kann Borrelien über die Blutbahn und Plazenta auf ihr Kind übertragen, was zu Missbildungen, Aborten oder Frühgeburten führen kann. Derartige Fälle werden immer wieder berichtet, wobei teilweise sogar der histologische Nachweis von Borrelien aus den kindlichen Geweben gelang.
Eine indirekte Übertragung von Mensch zu Mensch wie z.B. durch Bluttransfusionen oder Organspenden wurde in jeweils einem Fall ebenfalls schon beschrieben, sind also prinzipiell auch möglich. Die Richtlinien der Blutspendedienste sind in dieser Frage noch recht uneinheitlich, denn einige lassen Blutspendewillige nach Borrelieninfektion zu, andere verweigern die Blutabnahme und schließen die Borrelieninfizierten auf Dauer vom Spenden aus. Auch bei Organspendern wird meines Wissens derzeit noch nicht auf eine möglicherweise erfolgte Borrelieninfektion getestet.

Wie übertragen die Schildzecken die Borrelien?

Die Zecken werden von ihrem menschlichen Wirt meistens gar nicht wahrgenommen, weil sie sich fest in dessen Haut an oft versteckten, schwer zugänglichen Körperstellen verankert haben. Erst wenn sie völlig »satt« und maximal vollgesogen ist, löst die Zecke ihre fast zementartige Verankerung mit der Wirtshaut aktiv wieder auf und fällt zu Boden, um sich weiterzuentwickeln.

Es ist also ein Glücksfall, wenn man eine Zecke auf der Suche nach einem geeigneten Einstichort an sich herumkrabbeln sieht. Denn dann kann man sie sofort wieder abstreifen oder – sollte sie gerade begonnen haben, sich festzuhaken – sie mit einer Pinzette, einer spitzen Nadel oder einem Skalpell aus der Haut wieder heraushebeln.

Die Zecken lieben feuchte, dünnhäutige Körperstellen, wohin sie in oft stundenlanger Wanderschaft über den Körper gelangen. Zu diesen gehören die Leisten, Kniekehlen, der Haaransatz und vor allem bei Kindern der Bereich hinter den Ohrmuscheln, außerdem die Gesäßfalte, Scham- und Achselbehaarung sowie die Oberschenkelinnenseiten, der Nabel, der Unterbauch und die Zehenzwischenräume. An diesen Stellen zementieren sie sich mit einer sehr harten, klebstoffartigen Masse aus ihrem Stechrüssel in der Wirtshaut fest. Das griechische Wort Ixos, das der Zeckenart Ixodes ihren Namen gegeben hat, bedeutet »Leim«. Der Zeckenspeichel enthält außerdem gerinnungs- und entzündungshemmende sowie lokal betäubende Substanzen. So wird verhindert, dass es vom »Zeckenopfer« überhaupt wahrgenommen werden kann, wenn sich eine Zecke festzusaugen beginnt.

Interessanterweise unterscheiden sich die Stichlokalisationen bei Kindern deutlich von denen bei Erwachsenen: Denn während bei Kindern 75 Prozent aller festgesaugten Zecken im Kopf- und Halsbereich gefunden werden (die Nymphen und adulten Zecken wandern an den Pflanzen bis in circa 75–120 cm Höhe und warten dort auf ihre Wirte, was in etwa der Kopfhöhe von Kindern entspricht), erleiden die Erwachsenen die meisten Zeckenstiche dementsprechend in Höhe der Gürtellinie in etwa 100–120 cm Höhe und nur zu etwa 5 Prozent am Kopf.

Wie vermehren sich die Borrelien?

Erkenntnisse über die Vermehrungszeiten der Borrelien – Biologen nennen das die Reproduktions- oder Generationszeit – hat man aus Kulturversuchen gewonnen. Für die Vermehrung von Borrelien benötigt man neben einem besonderen Nährboden eine Temperatur von 30–34 °Celsius und eine Atmosphäre mit nur geringer Sauerstoffsättigung, eine sogenannte »mikroaerophile« Umgebung. Bei diesen kulturellen Bedingungen vermehren sich die Borrelien asexuell alle 10–24 (!) Stunden durch Querteilung. Dabei drehen sie sich gegenläufig um ihre Körpermitte, bis sie »durchbrechen«. Diese im Verhältnis zu anderen Bakterien *sehr lange* Generationszeit – zum Vergleich: die der Kolibakterie beträgt weniger als 20 (!) Minuten – erklärt die Notwendigkeit, über einen möglichst langen Zeitraum einen antibiotischen Blut- und Gewebespiegel aufrechtzuerhalten, um über viele Generationsphasen hinweg die Borrelien in ihrem Wachstum zu hemmen.

Welche Lebensformen der Borrelien gibt es?

Die Borrelien leben aber nicht nur in ihrer spiraligen Spirochätenform im Blut und Gewebe ihres jeweiligen Wirtes, sondern »verziehen sich« meist sehr schnell und mit aktiven Bewegungen in verschiedene Organe des Körpers (wie Milz, Lymphknoten, Gehirn) sowie in Sehnen, Fettgewebe oder Muskulatur. Außerdem können sie Bläschen (Blebs) oder zellwandlose L-Formen bilden (s. a. S. 27), die für das Immunsystem nicht mehr als fremd erkannt werden können (d. h., sie sind nicht mehr als Antigen wirksam), da sie *keine Zellwand* mit entsprechenden Eiweißstoffen haben. Oder sie formen kugelige stoffwechselinaktive Zellwandeinstülpungen, sogenannte »Zysten«, die sie für ein Antibiotikum nicht angreifbar machen (s. a. S. 28). Borrelien dringen aktiv in die verschiedenen Körper- und Blutzellen ein, wo sie lange »stumm« verbleiben können als sogenannte intrazelluläre Existenzformen oder Persister. So kann das Immunsystem die Borrelien nicht erkennen, eine Antikörperentwicklung unterbleibt und damit auch eine gezielte Erreger-Elimination durch die körpereigene Immunabwehr. Von den meisten Antibiotika (Penicilline und ihre Abkömmlinge wie Amoxicillin oder Cephalosporine wie Ceftriaxon oder Cefotaxim) werden Borrelien in dieser Existenzform ebenfalls nicht erreicht, da deren primäres Angriffsziel die intakte *Zellwand der sich teilenden Spirochäte* ist.

Daneben können Borrelien ständig ihre Oberflächenantigene variieren, was es dem Immunsystem ebenfalls erschwert, eine »passende« Immunglobulin-Antwort zu produzieren. Es gibt noch viele weitere »Tricks« der Borrelien, sich den Aktivitäten unseres Immunsystems zu entziehen, deren genaue Schilderung aber den Rahmen dieses Buches sprengen würde. Außerdem ist vieles davon noch Gegenstand derzeitiger Forschungsarbeiten. So wurde z. B. erst 2005 ein wichtiges Bindungseiweiß (Adhäsionseiweiß) der Borrelien chemisch vollständig entschlüsselt. Mit diesem Eiweiß binden die Borrelien ein menschliches Eiweiß, den *Faktor H*, an ihre Oberfläche und sind so vor einem Angriff durch das menschliche Immunsystem geschützt. Denn sie tarnen sich mit dem Faktor H sozusagen als »menschliche Zelle« und werden deshalb vom Immunsystem des Menschen nicht mehr als fremd und gefährlich erkannt. Durch diesen wirkungsvollen Schutzmechanismus entgehen sie den körpereigenen Abwehrmaßnahmen. Es werden sich nun weitere Forschungen anschließen, da man die chemische Struktur des Bindungseiweißes genau kennt. Mit passgenauen, im sogenannten Drug-Design-Verfahren entwickelten Substanzen wird man in Zukunft wenigstens diesem Tarnmechanismus der Borrelien zu begegnen versuchen.

Wissenswertes über den Gemeinen Holzbock, eine Schildzecke

In Zentraleuropa ist es zu 90 Prozent der Gemeine Holzbock (Ixodes ricinus), der für Infektionen des Menschen mit Borrelien und auch mit anderen Erregern verantwortlich ist. Denn er saugt an einer großen Anzahl unterschiedlicher Warmblüter Blut, nimmt dabei die verschiedensten Erreger auf und gibt sie an den nächsten Wirt weiter. In Deutschland wurden bis 2003 insgesamt schon 35 Säugetierarten als Wirte für Ixodes ricinus gefunden.

Da ich mich in diesem Buch auf die durch Schildzecken übertragenen Infektionen im deutschsprachigen Raum beschränken möchte, beziehen sich meine weiteren Ausführungen nur auf Ixodes ricinus, den Gemeinen Holzbock, und auch nur auf Erkenntnisse über die Folgekrankheiten eines Holzbockstiches wie Borreliose, FSME u. a. im mitteleuropäischen Raum.

Für biologisch Interessierte

Weltweit wurden bisher rund 40 verschiedene Leder- und Schildzeckenarten gefunden. In Deutschland allein gibt es 19 unterschiedliche Zeckenarten, die meisten (17) davon sind Schildzecken, d.h., sie haben einen festen Chitinpanzer. Sie werden deshalb auch als Hartzecken bezeichnet. Der Gemeine Holzbock Ixodes ricinus (Ixodidae = Haftzecken) wurde erstmals im Jahre 1758 von Carl von Linné genau beschrieben. Dieser nahm auch die zoologische Einteilung vor und ordnete ihn der Gruppe der Spinnentiere (Arachnida) zu, davon der Untergruppe der Chelicerata (Kieferklauenträger) in der Ordnung der Milben (Acarii).

Schildzecken haben als Larven nur sechs, ab dem Nymphenstadium aber acht Beine. Sie sind eigentlich blind und »sehen« durch die Wahrnehmung von Wärme und »riechen« die CO_2-Ausdünstung ihrer potenziellen Wirte mit ihrem Hallerschen Organ. Sie bohren sich mit ihrem hochempfindlichen sägezahnähnlichen Stechrüssel (Hypostom) in die Haut. Deshalb beißen Zecken auch nicht, sondern sie stechen! Auch wenn auf Plakaten, in Broschüren und in Vorträgen immer wieder von Zeckenbissen die Rede ist.

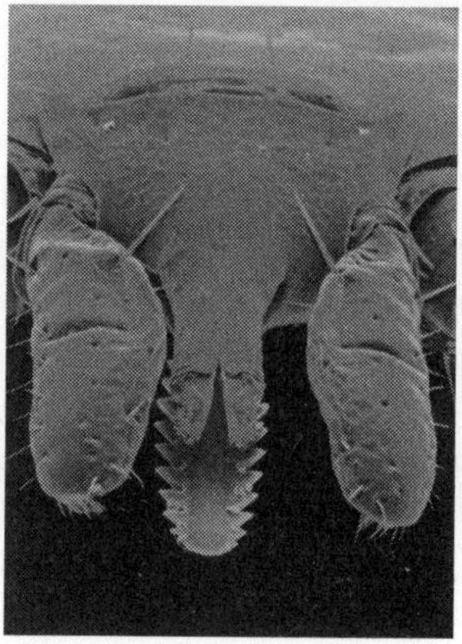

Abb. 4: Mikroaufnahme der Saugwerkzeuge der Zecke
© www.zecken.de

Entwicklungsstadien der Schildzecke Ixodes ricinus

Eine Zecke benötigt normalerweise *eine Blutmahlzeit für jedes Stadium ihrer Entwicklung* und braucht im Durchschnitt zwei Jahre von der Larve bis zur erwachsenen (adulten) Form. Bei für sie günstigen, d.h. warmen und feuchten Witterungsbedingungen kann sie aber auch zwei Entwicklungsstadien pro Kalenderjahr durchlaufen. Bei ungünstigen Bedingungen kann dieses aber auch viel länger dauern. Witterungsabhängig kann der Lebenszyklus einer Schildzecke demnach zwischen zwei und sechs Jahren schwanken.
Je nach Entwicklungsstadium ist die Schildzecke Ixodes ricinus im ungesogenen Zustand 0,5 bis etwa 5 mm groß.

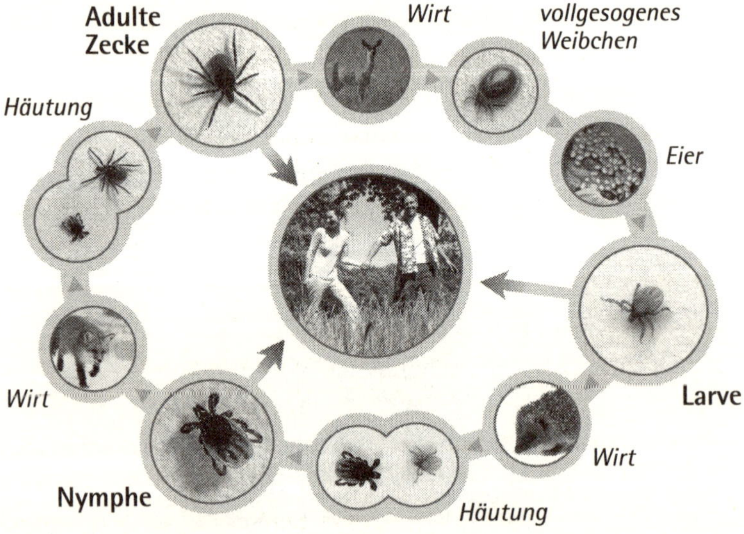

Abb. 5: Entwicklungszyklus der Zecke Ixodes ricinus
© www.zecken.de

Larvenstadium der Zecke

Die durchsichtige, nur 0,5 mm große, sechsbeinige Larve benötigt nach dem Schlüpfen aus dem Ei eine Blutmahlzeit an einem kleinen Nager wie z.B. der Waldmaus. Dieses Blutsaugen kann mehrere Tage andauern, bevor die Larve 10- bis 20-mal schwerer als vor der Blutmahlzeit von ihrem ersten Wirtstier wieder abfällt. In Ausnahmefällen kann der neue Wirt auch schon einmal der Mensch sein, der hauptsächlich an den Füßen im Bereich der Schwimmhäute zwischen den Zehen oder an den Lidrändern von einer Larve gestochen werden kann, da dort die Haut sehr dünn ist. Andere Hautbereiche des Menschen scheinen für die kleinen Larven zu dick zum Ansaugen zu sein.
Beachten Sie die Abbildungen 6 und 7 zur Zeckengröße in verschiedenen Entwicklungsstadien im farbigen Teil dieses Buches.

Nymphenstadium der Zecke

Über die nächsten vier bis sechs Monate entwickelt sich die Larve im Boden weiter zu einer achtbeinigen Nymphe. Diese nur 1–2 mm großen, teilweise noch durchsichtigen *geschlechtsneutralen Nymphen* stechen überwiegend kleine bis mittelgroße Waldtiere (z.B. Mäuse, Igel, Hasen, Füchse), saugen sich aber auch an dünneren, gut durchbluteten Hautstellen des Menschen und größerer Waldtiere fest.
Oft müssen sie auf ihrem möglichen Wirt stundenlang herumkrabbeln, bis sie eine tatsächlich geeignete Stelle zum Festsaugen gefunden haben. Zu diesen zählen beim Menschen vor allem die Kniekehlen, die Leisten, der Nabel und der Schamhaarbereich, der Kopfhaaransatz, der Bereich hinter den Ohren sowie die Achselhöhlen. *Nymphen sind zu rund 70 Prozent (!) verantwortlich für die Übertragung von Borrelien auf den Men-*

schen. Sie werden durch die Blutmahlzeit oval und rotbraun. Dabei verdreifachen sie ihre Körpergröße.

Adultes Zeckenstadium

Nach ihrer Blutmahlzeit wandeln sich die Nymphen im Bodenlaub und Unterholz in ein bis zwei Monaten in erwachsene (adulte) Zecken um. Diese sind geschlechtsreif und kommen vor als achtbeinige männliche, 2,5–3,5 mm große Zecken mit einem schwarzen Chitinschild, das den ganzen Körper bedeckt, und als etwas größere 3,5–4,5 mm große Zeckenweibchen, deren kastanienbraunes Hinterteil unter dem harten Chitinpanzer zur Hälfte hervorragt. Dieser weiche Hinterleib kann sich bis zum 10-Fachen seiner Ursprungsgröße und um ein Vielfaches (bis zu 200-fach!) seines Ursprungsgewichtes mit Blut füllen. Dieses Blut benötigt das Weibchen für die Ablage von mehreren tausend Eiern, nachdem es vom Männchen begattet wurde, bevor dieses stirbt. Das erwachsene Männchen ist an der Infektion von Menschen nie beteiligt, da es als adultes Tier keine dritte Blutmahlzeit benötigt.

Das mit Wirtsblut vollgesaugte Weibchen verändert seine Körperfarbe von Braun zu Grau, wobei der Kopfteil mit dem Stechrüssel fast völlig unter dem blutgefüllten kugeligen Leib verschwindet. Dies macht es oft schwierig, die Zecke an ihrem Stechrüssel zu fassen und herauszuziehen, da er unter dem Leib versteckt liegt.

Der Blutsaugakt

Die Saugdauer ist je Entwicklungsstadium unterschiedlich. Sie schwankt zwischen 3 Tagen bei Larven und bis zu maximal 21

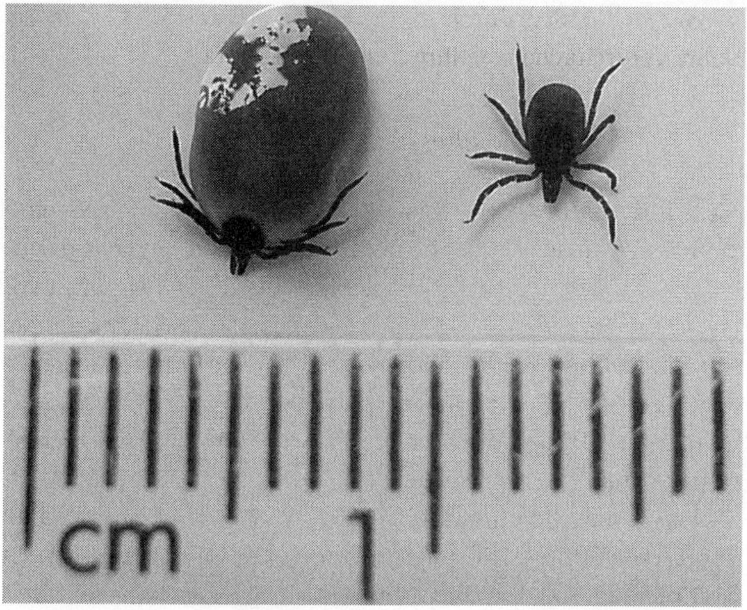

Abb. 8: Zecke vor und nach der Blutmahlzeit © bioimages Malcom Story

Tagen bei einem adulten Weibchen. Festgesaugt an einem Wirt verbringt die Zecke demnach nur eine relativ kurze Zeit ihres mehrjährigen Lebens, nämlich maximal vier Wochen.

Ungestört geblieben, saugt ein Zeckenweibchen in der Regel bis zu acht Tage an seinem Wirt, wobei es etwa alle drei bis fünf Stunden Speichel in den Stichkanal spritzt, da dieser sonst austrocknen würde. Der Speichel enthält zusätzlich noch gerinnungshemmende und anästhesierende, also schmerzunterdrückende Zusätze, wodurch der Stich selbst für den Wirt nicht spürbar ist. Nach etwa viermaligem Einspritzen ist der Speichel des Weibchens in der Regel aufgebraucht, und ab dann spritzt es den Inhalt seines Vormagens in den Stichkanal,

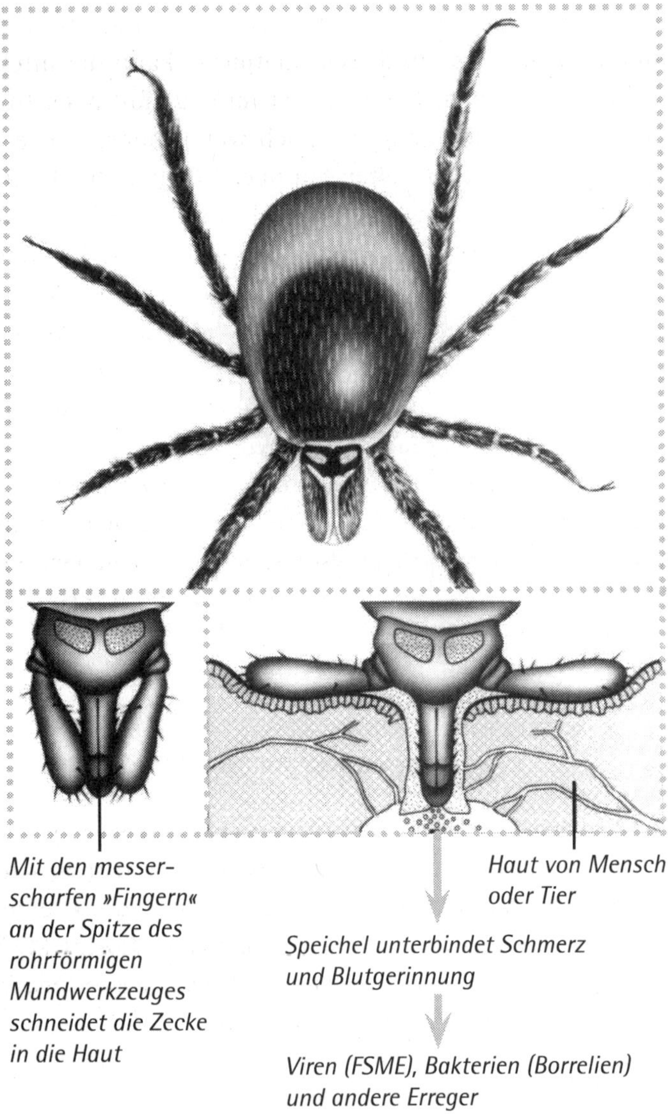

Abb. 9: Saugvorgang der Schildzecke © www.zecken.de

der aber außer Magensaft noch Borrelien und andere Erreger enthalten kann. Erst ab diesem Zeitpunkt kann die Infektion des Wirtes beginnen! Das bedeutet im Regelfall nach frühestens 12–20 Stunden Saugzeit, auch wenn immer wieder von definitiv kürzeren Saugzeiten mit nachfolgender Infektion berichtet wird. Nach dem Saugakt zieht die Zecke ihren Stechrüssel aktiv aus der Haut zurück und fällt von ihrem Wirt ab auf den Boden, wo sie sich im Laub und den oberen Bodenschichten auf die Eiablage vorbereitet. Das adulte Weibchen benötigt die dritte Blutmahlzeit ausschließlich für die Vorbereitung der Eiablage, das adulte Männchen aber sticht nicht mehr und infiziert deshalb auch nicht.
Lediglich ein Viertel aller Zeckenstiche beim Menschen erfolgen jedoch durch die adulten Weibchen. Viel gefährlicher sind die deutlich kleineren, fast noch durchsichtigen Nymphen, die für die Mehrzahl der Borrelieninfektionen des Menschen verantwortlich sind und die wegen ihrer Kleinheit auch viel schwieriger zu entdecken sind als die adulten Zecken.

Mögliche zusätzliche Infektionen

Jedes Mal, wenn sich eine Zecke an einem Wirt festsaugt, nimmt sie mit ihrer Blutmahlzeit alle im jeweiligen Wirtsblut enthaltenen Erreger mit auf. So kann sie neben einer Borrelieninfektion auch noch andere Infektionen, sogenannte Co-Infektionen, weiterverbreiten und beim nächsten Mal auf den neuen Wirt, möglicherweise einen Menschen, übertragen.

Für medizinisch Interessierte

Übertragen werden im mitteleuropäischen Raum neben den Borrelien vor allem Francisella tularensis, Rickettsien, Anaplasmen (früher HGE = humane granulocytäre Ehrlichien genannt), Babesien, Viren (u. a. FSME) und eventuell sogar Wurmlarven. Zumindest fand Dr. Burgdorfer als Erster in seinen untersuchten Lone-Star-Zecken Mikrofilarien, das sind Larven von Filarien, einer weltweit verbreiteten Wurmart. Eine Borreliosebehandlung gestaltet sich deshalb immer dann erheblich schwieriger, wenn derartige zusätzliche Infektionen durch andere Erreger bestehen (Näheres zu den Co-Infektionen s. Kap. 7 und 8).

In den Zecken vermehren sich diese von den jeweiligen Wirtstieren aufgenommenen Erreger dann ihrerseits weiter. So sind z. B. die Borrelien nach nur wenigen Tagen bereits in der Hämolymphe, dem Zeckenblut, nachweisbar ebenso wie im Zentralganglion, dem Nervensystem der Zecke, sowie in den Speicheldrüsen (von wo aus Borrelien beim Stich auch übertragen werden können) und auch den Eierstöcken der Zecken. 1–3 Prozent der später gelegten Zeckeneier sind deshalb bereits mit Borrelien infiziert. Während jedoch die Borrelien die Zecken selbst wie auch z. B. Rehe, Hirsche, Rinder, Eichhörnchen, Vögel, Igel, Füchse, Wildmäuse oder Katzen nicht krank machen, sind sie als Krankheitserreger bei Hunden, Pferden, Schafen, Ziegen und insbesondere natürlich beim Menschen inzwischen regelrecht gefürchtet.

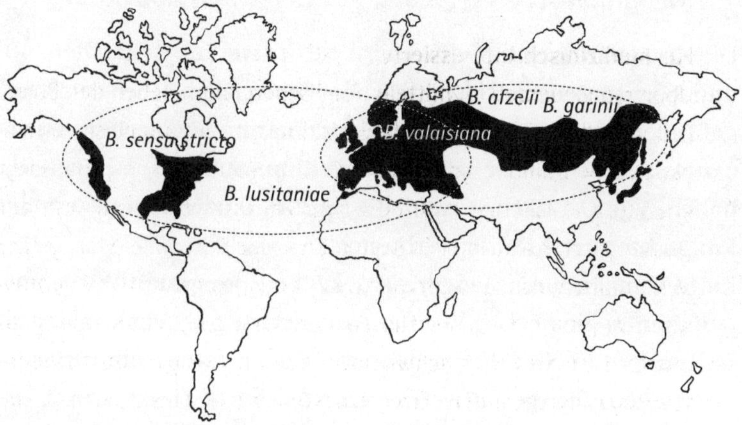

Abb. 10: Weltweite Verteilung von Borrelienarten in verschiedenen Zeckenspezies (in Nordamerika z.B. Ixodes dammini, I. scapularis, I. pacificus; in Europa I. ricinus, I. persulcatus). (Gisela Rüger, München)

Wo findet man den Gemeinen Holzbock?

Man findet den Gemeinen Holzbock überwiegend in feuchten Biotopen wie z.B. in Laubschichten am Boden sowie morgens und abends in den Wiesen, am Waldrand, an Flussufern und in der Nähe von Wasserflächen. Der Holzbock Ixodes ricinus wird ab einer Lufttemperatur von 8–10 °Celsius bzw. einer Bodentemperatur von 5–7 °Celsius aktiv. Am wohlsten fühlt er sich bei einer hohen Luftfeuchtigkeit ab etwa 70 Prozent. Zecken kommen bis zu Höhen von 2000 m über dem Meeresspiegel vor.

Geographische Verteilung des Gemeinen Holzbockes

Die Zeckenart Ixodes ricinus wird europaweit zwischen dem 40. und 60. Breitengrad (d.h. von Nordtunesien bis Südfinnland) gefunden, während sich andere Zeckenarten wie Ixodes persulcatus, pacificus oder dammini weltumspannend ausgebreitet haben. Von Ost nach West ist die Spezies Ixodes ricinus von der Wolga bis zum Atlantik verbreitet.

Kalte Temperaturen, längere Trockenheit oder auch Wirtsmangel können die Zecken in einer Art erstarrten Lebensform bis zu 5 (!) Jahren in circa 10 cm Bodentiefe oder unter Laub versteckt überstehen. Die »gefühlte« und auch objektive Zunahme der Zeckenpopulation in Europa hängt sicher auch mit den milden Wintern der letzten Jahre zusammen. Zecken sind während dieser Winter aktiv geblieben, nicht zuletzt deshalb, weil auch ihre Wirte (vor allem die Mäuse) vermehrt überlebten. Ihre Vermehrung war also nicht wie sonst durch eine kältebedingte Ruhephase unterbrochen worden.

Der Gemeine Holzbock befindet sich je nach Entwicklungsstadium nur in bestimmten Gras-, Strauch- oder Buschhöhen. So werden Larven nur in Grashöhen bis zu 20 cm gefunden, die Nymphen in Gebüsch und Hochgras bis zu 75 cm und die adulten Zecken in bis zu 120 cm. Auf Bäumen, von denen sie angeblich auf ihre »Opfer« nach unten fallen, befinden sich Zecken aber nicht!

Wie findet die Schildzecke ihren Wirt?

Die Schildzecke wird von ihrem zukünftigen Wirt – einem warmblütigen Tier oder dem Menschen – von den Pflanzen, auf denen sie in einer Lauerhaltung wartet, »abgestreift«. Im Gegen-

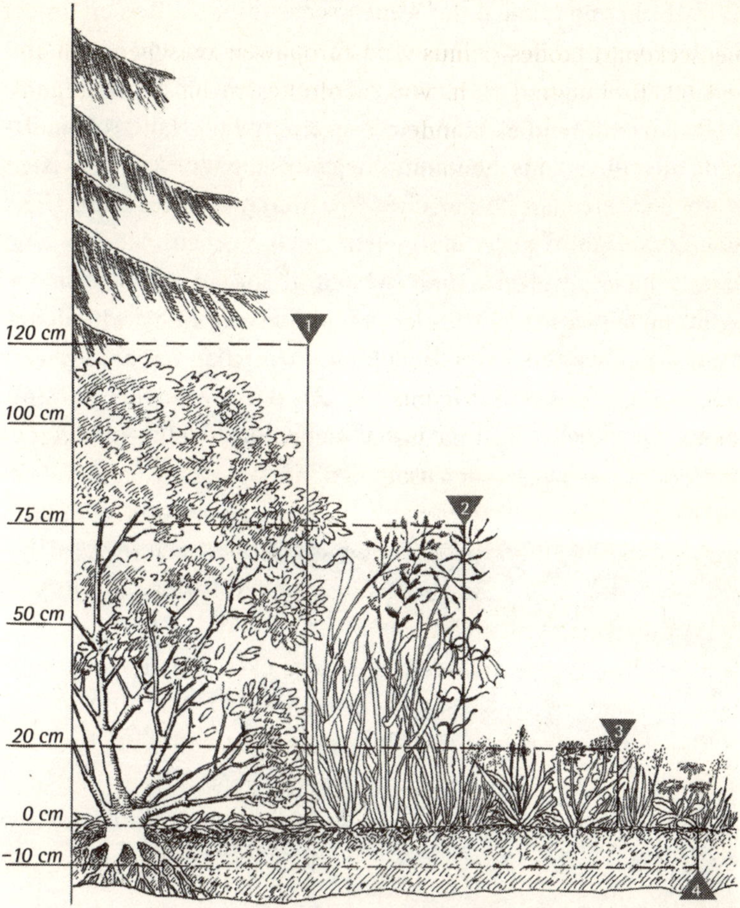

Abb. 11: Vorkommen der einzelnen Zeckenstadien in unterschiedlichen Vegetationshöhen: 1 = adulte Zecke, 2 = Nymphe, 3 = Larve, 4 = Häutungs- und Überlebensraum (Gisela Rüger, München)

satz zu einer anderen Zeckenspezies wie z. B. der Schafzecke Dermacentor, die ihren Wirt *aktiv* aufsucht, wartet der Gemeine Holzbock geduldig auf einen irgendwann vorbeikommenden

Wirt. Er klammert sich mit seinen sechs hinteren Beinen an der Unterseite von Blättern oder an Grashalmen fest und spreizt das vorderste Beinpaar weit auseinander, so dass er mit dem darin befindlichen Sinnesorgan, dem sogenannten Hallerschen Organ, die physikalischen und chemischen Eigenschaften eines vorbeikommenden potenziellen Wirtes registrieren kann. Denn die Zecke kann weder gut sehen noch riechen! Sie hat aber dieses hochentwickelte Hallersche Sinnesorgan, mit dem sie sowohl mechanische Erschütterungen, die von einem möglichen Wirt ausgehen, als auch die thermischen Reize wie Körperwärme oder chemische Stoffe wie das CO_2 des Atems oder auch die Schweißbestandteile des vorbeikommenden Tieres – oder des Menschen – wahrnehmen kann.

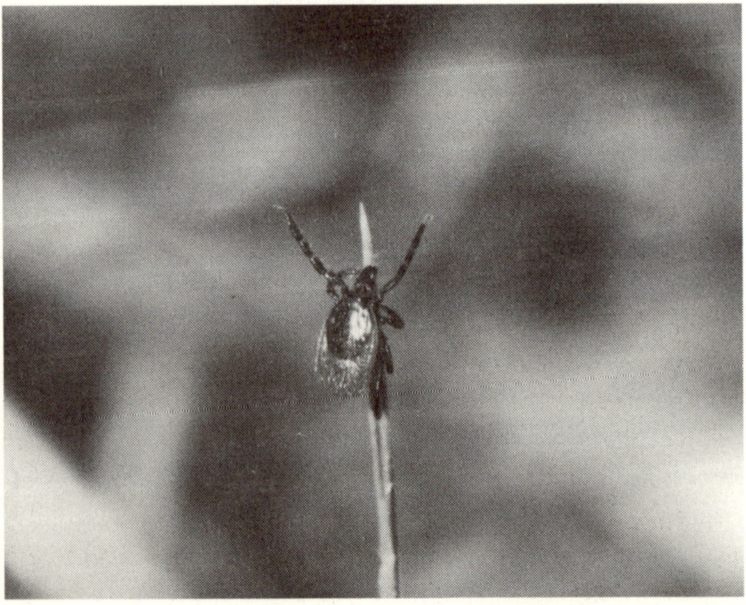

Abb. 12: Eine Zecke in Wartestellung (© www.zecken.de)

Dies eröffnet eventuell in Zukunft auch eine neue Möglichkeit zur Zeckenbekämpfung, denn mit CO_2 lassen sich Zecken leicht auf eine falsche Fährte locken (Näheres s. a. Kap. 3, S. 61).
Kommt ein passender Wirt vorbei, klammert sich die Zecke mit ihrem vordersten Beinpaar in Sekundenbruchteilen an ihm fest und beginnt bald danach eine oft mehrere Stunden dauernde Wanderung über die Körperoberfläche auf der Suche nach einer geeigneten, dünnhäutigen und möglichst feuchten, gut durchbluteten Körperstelle für ihren Saugakt.
Bei der Übertragung von Rickettsien oder des Frühsommer-Meningo-Enzephalitis-Virus (FSME) sitzt der Erreger bereits im Speichel der Zecke und wird deshalb immer *sofort nach Beginn des Saugaktes* übertragen, während Borrelien in der Regel erst nach Stunden mit dem Mageninhalt der Zecke in den Stichkanal und damit auf den Wirt übertragen werden.
Die Wahrscheinlichkeit, sich mit Borrelien zu infizieren, steigt demnach proportional mit der Dauer des Saugaktes, so dass jede Zecke so schnell wie möglich nach ihrer Entdeckung entfernt werden sollte. Um das Infektionsrisiko zu minimieren, sollten deshalb Erwachsene und insbesondere Kinder nach jedem Aufenthalt im »Grünen« gründlich nach Zecken abgesucht werden. Vor allem vor dem Schlafengehen sollten Kinder nach einem Spieltag im Freien, oder nachdem sie mit Haustieren zusammen waren, nach Zecken abgesucht werden. Denn eine Nacht gibt den Zecken ausreichend Zeit, sich festzusaugen und mit der Erregerübertragung zu beginnen! Bevorzugte Stellen der Zecken sind feuchte und warme Körperstellen wie am Kopfhaaransatz, hinter den Ohren, in den Leisten, in der Gesäßfalte, den Achselhöhlen und den Kniekehlen sowie zwischen den Zehen oder Fingern.

Wie häufig sind Schildzecken mit Borrelien infiziert?

Aus epidemiologischen Feldstudien weiß man, dass zwischen 4,5–9 Prozent der Zeckenlarven des Gemeinen Holzbockes mit Borrelien infiziert sind und bei circa 1–3 Prozent davon die Borrelien bereits in den Eierstöcken der Mutterzecke auf die Eier (transovariell) übertragen wurden.
Bei den Nymphen, der zweiten Entwicklungsstufe des Gemeinen Holzbockes, beträgt die Infektionsrate dann schon 10–26 Prozent, und für die adulten Zecken, dem Erwachsenenstadium, steigt sie auf 10–40 Prozent, in manchen Gegenden von Österreich sogar auf bis zu 67 Prozent an. Außerdem ist die Infektionsrate mit Borrelien noch abhängig von der jeweiligen geographischen Lage (Flachland, Mittelgebirge, Norden, Süden u.Ä.) und variiert offenbar auch stark von Land zu Land (s. Abb. 13).

Aus Studien über die Häufigkeit der Infektionen von Zecken mit Borrelien wird berechnet, wie wahrscheinlich es ist, dass sich die Bevölkerung mit Borrelien infizieren kann. Dafür bestimmt man die Häufigkeit des Vorkommens von spezifischen Antikörpern gegen Borrelienantigene (sog. IgG- und IgM-Antikörper) im Blut einer großen Anzahl von Testpersonen, auch von klinisch Gesunden. Daraus wird berechnet, wie viele Menschen Kontakt mit Borrelien hatten und – stumm oder erkennbar – infiziert sind. Die gefundenen sogenannten *Prävalenzraten*, d.h. die Anzahl der Untersuchten *mit* Borrelien-Antikörpern im Verhältnis zur Anzahl aller Untersuchten, sind in verschiedenen europäischen Ländern derzeit noch recht unterschiedlich:
In Deutschland liegt die Prävalenzrate von Personen mit Borrelien-Antikörpern zwischen 3 und 17 Prozent, im Durchschnitt

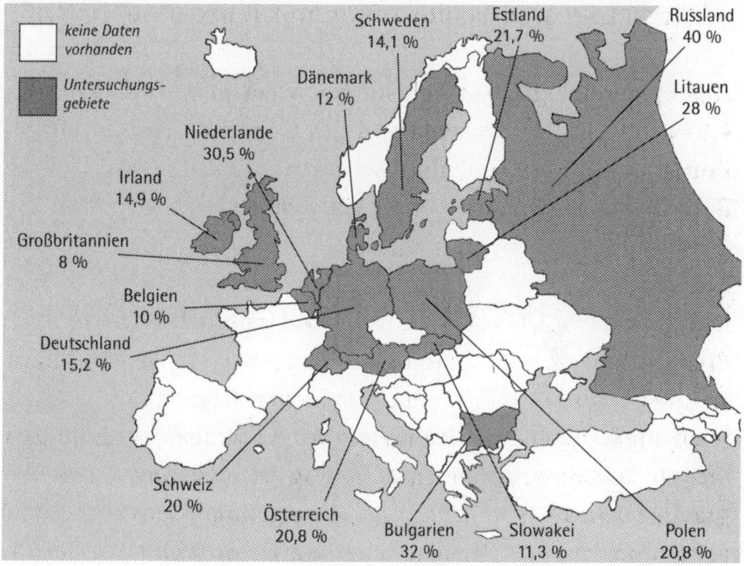

Abb. 13: Häufigkeit von Borrelieninfektionen von Zecken in Europa (Gisela Rüger, München)

bei 8 Prozent, in Österreich bei 4–8 Prozent, in Italien bei 16–36 Prozent und in der Schweiz bei fast 11 Prozent. Bei Waldarbeitern oder Förstern in Süddeutschland liegt sie aber schon bei 20–52 Prozent. Berechnungen haben ergeben, dass nur etwa 2–6 Prozent aller Personen erkranken, die von infizierten Zecken gestochen wurden. Da man annimmt, dass circa 10 Prozent der Bevölkerung pro Jahr von Zecken gestochen werden, würde das für Deutschland mehr als 160 000 Neuinfektionen pro Jahr bedeuten.

3.
Was tun nach Zeckenstich?

Wie entfernt man eine Zecke?

Die Entfernung einer festgesogenen Zecke geschieht am besten mit einer *Zeckenscheckkarte*, die man unter den Zeckenkörper schieben kann und diesen damit »heraushebelt«. Solche Karten kann man in der Apotheke kaufen. Von der Industrie empfohlen werden auch sogenannte *Zeckenpinzetten*, an ihren Enden leicht gebogene, spitz zulaufende Pinzetten, die man unter den Zeckenkörper schieben soll, wodurch man die Zecke an ihrem Kopf fassen und so den Stechrüssel herausziehen könne. Vorsicht ist dabei jedoch geboten, da der Zeckenkörper dabei nicht gequetscht werden darf. Im Handel ist außerdem noch eine sogenannte Zeckenschlinge, mit der die Zecke unterhalb ihres Körpers an ihrem sägezahnähnlichen Einstichrüssel umschlossen werden soll und dann gerade herausgezogen werden kann. Im Notfall kann man auch mit einem festen Faden (notfalls auch mit einem eigenen langen Kopfhaar) eine solche Schlinge bilden und die Zecke durch gerades Ziehen aus der Haut herauslösen. Auch die eigenen spitzen Fingernägel könnten dies, man muss nur immer das Quetschen des Zeckenkörpers dabei vermeiden, um nicht Borrelien oder andere Erreger in den Stichkanal zu pressen.

Eine sinnvolle neue Art der Zeckenentfernung scheint mir der »Gefrierschock« durch ein Kältespray zu sein, denn dies geht so schnell, dass keine Reaktionen vonseiten der Zecke mehr möglich sind (z. B. »Tickner-Zeck-Weg«, ein Produkt aus Österreich). Die vor Kälte erstarrte Zecke kann abgekratzt werden, und der in der Haut verbliebene Saugrüssel des Kopfteiles kann entweder spontan herauseitern, oder man lässt ihn vom Arzt mit einem spitzen Skalpell entfernen.
Absolut *tabu* sind hingegen die früher üblicherweise empfohlenen Maßnahmen wie Öl, Nagellack, Klebstoff u. Ä., da die Zecke dadurch erstickt wird und im Todeskampf ihren Mageninhalt mit seinem ganzen Erregerinhalt (Borrelien, Anaplasmen u. a.) in den Stichkanal erbrechen könnte. Nach Entfernen der Zecke sollte die Einstichstelle immer desinfiziert werden (z. B. mit Betaisodona flüssig oder 70-prozentigem Alkohol).

Wann nimmt man ein Antibiotikum ein?

Je länger eine mit Borrelien infizierte Zecke sich am Körper hatte festsaugen können, desto wahrscheinlicher ist auch, dass sie auf ihren neuen Wirt Borrelien übertragen hat. Ist das weiche Hinterteil der Nymphe oder adulten Zecke größer als ihr Vorderteil mit starrem Schild und Kopfteil, lässt sich eine mehrstündige Zeckensaugzeit vermuten. In der Regel dauert es zwar 10–12 Stunden nach Beginn des Saugaktes, bis die Zecke ihren Mageninhalt in den Stichkanal zu erbrechen beginnt. Wenn aber bereits in der Speicheldrüse und nicht nur im Magen der Zecke Borrelien sind, was bei immerhin 10–25 Prozent der un-

tersuchten Zecken festgestellt worden ist, besteht für einen Teil der Gestochenen sogar das Risiko einer *sofortigen* Infektion. Hatte die Zecke für mehrere Stunden Zeit, zu saugen, und war die Zecke (laut PCR-Ergebnis, s. S. 63) mit Borrelien infiziert, sollte sofort mit einer antibiotischen Behandlung mit Doxycyclin, Tetracyclin, Minocyclin oder Amoxicillin begonnen werden. Denn je früher antibiotisch gegen die Infektion vorgegangen wird, desto besser sind die Chancen, die Erreger durch das Antibiotikum noch stark in ihrer Anzahl verringern zu können. Diese Behandlungsempfehlung zur sofortigen Antibiotikumeinnahme halte ich für gerechtfertigt, auch wenn ich weiß, dass statistisch nur circa 6 Prozent aller Gestochenen nach dem Stich einer infizierten Zecke auch sichtbar (manifest) erkranken. Ich weiß aber auch, dass eine Studie (s. Nadelmann; NEJM; 6/2001) in einem Hochendemiegebiet der USA bei rund 500 überprüften Krankheitsverläufen nach Zeckenstich ergab, dass schon eine *einmalige* Doxycyclineinnahme von 200 mg in den ersten 72 Stunden nach dem Zeckenkontakt die Erkrankungsraten für Borreliose deutlich gesenkt hatte. Nach meiner Überzeugung ist eine Borrelieninfektion mit all ihren möglichen Folgebeschwerden um einiges schwerwiegender als eine einmal eventuell umsonst durchgeführte Antibiotikumgabe. Aber das sollte jeder für sich selbst und in Absprache mit seinem behandelnden Arzt entscheiden, wenn er ein positives Ergebnis der Zecken-PCR-Untersuchung erhalten hat!
Vorsicht ist aber auch bei einem negativ ausgefallenen Laborergebnis auf Borrelien-PCR geboten. Da selten nur eine einzige Zecke am Körper unterwegs ist, muss man auch bei einem negativen PCR-Ergebnis gut auf neu auftretende klinische Zeichen in der Zeit danach achten – und das bedeutet Wochen bis Monate. Denn während die eine größere festgesaugte Zecke ge-

sehen wurde, hatte sich vielleicht eine zweite, kleinere Nymphe woanders festgesetzt und konnte ungestört saugen und den Menschen infizieren, da sie übersehen wurde. Die Erfahrung lehrt, dass eine Zecke selten allein kommt!

Welche Risiken bestehen in der Natur und beim Umgang mit Tieren?

Das Risiko für einen Zeckenkontakt ergibt sich nicht nur bei Spaziergängen im Unterholz und Gestrüpp des Waldes, sondern auch auf den Waldwegen. Vor allem da, wo Wildwechsel stattfindet, ist das Risiko groß, da Rehwild besonders stark von Zecken befallen ist. Aber auch auf wildwachsenden, ungemähten Wiesen und - nicht zu unterschätzen - im eigenen Garten kann man mit Zecken in Berührung kommen. In Bundesländern, in denen Meldepflicht besteht und das Zeckenvorkommen systematisch untersucht wird, wie z.B. in Brandenburg, warnen große Schilder die Bevölkerung in den besonders intensiv von Zecken verseuchten Bereichen.
Feuchte Biotope wie Fluss- und Teichränder ziehen die Zecken an, aber ebenso »Naturbiotope« im Umfeld von Wohngebieten, die nicht kurzgemäht gehalten werden. Dazu zählen besonders Spielplätze und die naturbelassenen Zonen an Feldrändern. Wie zahlreich Zecken in der unmittelbaren Wohnumgebung sind, sehen wir an Haustieren, vor allem bei Hunden und Katzen, die draußen herumstreunen dürfen. Beim Bürsten und der sonstigen Pflege von Haustieren besteht das große Risiko der Übertragung von nicht festgesogenen, noch umherlaufenden kleinen

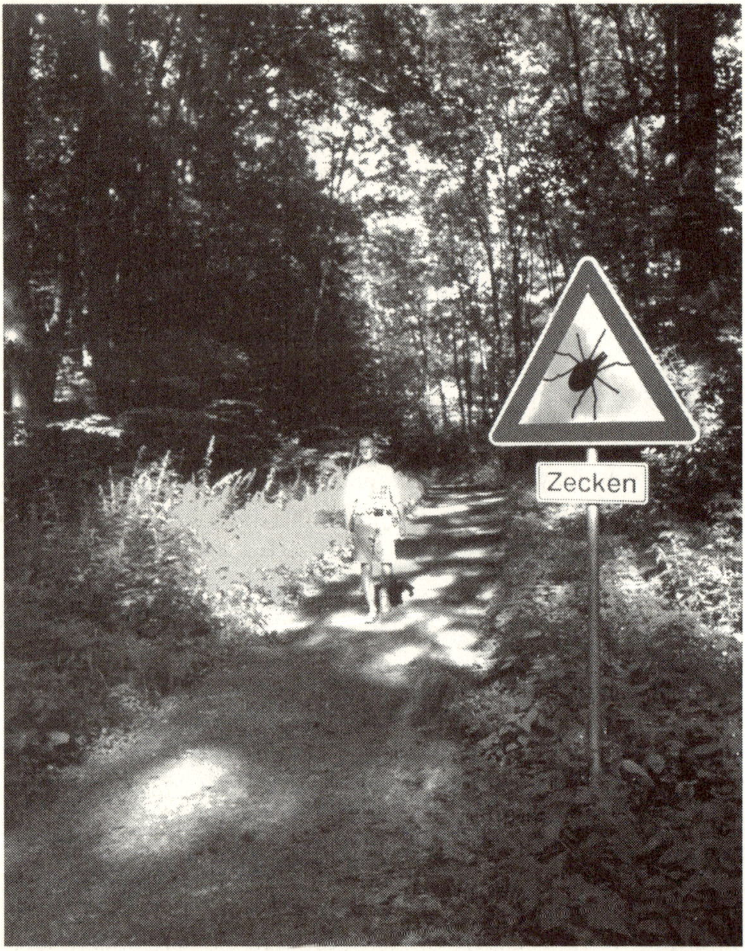

Abb. 14: Warnung vor Zecken in Brandenburg © www.zecken.de

Zecken (meist Nymphen) auf der Suche nach einem günstigen Saugplatz. Oder beim Schmusen mit den Haustieren ergibt sich für die im Fell versteckten Zecken die Gelegenheit, auf den

Menschen überzuwandern. Zum Schutz der Kinder sei an dieser Stelle ausdrücklich davor gewarnt, Haustiere, die in der Natur frei herumlaufen können, in die Kinderbetten zu lassen oder den Tieren einen engen Kontakt mit Kuschelkissen, Plüschtieren oder Spielzeug der Kinder zu erlauben. Auch nach dem Spielen auf einem (begrünten) Spielplatz, in einem Garten oder nach einem Picknick auf einer Wiese müssen Kinder *regelmäßig* auf Zecken abgesucht werden und *immer* vor dem Schlafengehen! Mit heller Kleidung, die möglichst die Arme und Beine bedeckt, kann das Risiko weiter gesenkt werden, da man die kleinen schwarzen Zecken leichter sehen kann. Unerkannte Borrelieninfektionen im Kindesalter können schwere, oft jahrelang fehlgedeutete Beschwerden nach sich ziehen. Statistisch sind Kinder unter 10 Jahren (und die über 40-Jährigen) am häufigsten von einer Borreliose betroffen!

Zeckenschutzmittel

Die beste Prophylaxe vor einer Borrelieninfektion ist, die für Zecken günstigen Biotope zu vermeiden und das regelmäßige Absuchen nach Zecken nach einem Aufenthalt in der Natur oder nach einem engen Umgang mit Tieren. Dazu zählt auch das Aus-der-Decke-Schlagen des erlegten Rehes beim Jäger!
Aber es gibt natürlich auch von der Industrie hergestellte Sprays und Lotions, die die Zecken abhalten sollen. Deren Wirksamkeit ist allerdings recht umstritten, da sich bisher keines als wirklich sicher erwiesen hat. Dies wurde erst kürzlich wieder von der Stiftung Warentest bestätigt. Die meisten Ein-

reibemittel waren hautreizend, und ihre Wirkung hielt nur für eine bis vier Stunden an, dann klang sie wieder ab. Die üblichen Mückenschutzmittel sind als Zeckenabwehrmittel eigentlich nicht wirksam, obwohl sie – in Ermangelung eines tatsächlich wirksamen Zeckenschutzmittels – immer wieder empfohlen werden. Von Stiftung Warentest werden als einzige, auch für die Haut unbedenklichen Zeckenschutzmittel die *Zanzarin Bio-Hautschutz Lotion* und die *Nexa Lotte natur Hautschutzmilch* erwähnt, die beide auf der Basis von Kokosfettsäuren bis zu sechs (!) Stunden wirksam sind (test 8/07). Von Jägern kommt der Hinweis, dass *Viticks-cool-Pumpspray* (ein Pflanzenextrakt von Vitex agnus-castus) ebenfalls etwa sechs Stunden gut vor Zeckenbefall schützen soll. Es sollte auf alle unbedeckten Hautstellen gesprüht werden sowie auf die Schuhe und Hosenbeine. Für Kinder unter zwei Jahren wird es jedoch nicht empfohlen.

Bei Stiftung Warentest (test 4/01) mit GUT abgeschnitten haben noch folgende Einreibemittel gegen Mücken, die auch für Zecken empfohlen wurden, die aber ebenfalls bei Kleinkindern nicht angewandt werden sollten: *Autan active Lotion* (Doppelschutz gegen Mücken und Zecken), *Anti Brumm forte, Azaron before-Pflegelotion.*

Für Kleinkinder geeignet sei hingegen das auf Citronella-Basis hergestellte Präparat *Mosquito.* Ebenfalls auf pflanzlicher Basis beruht das *Taosis Floh Zecken Stop-Spray* aus Ölen von Zedern, Nelken und Weihrauch, das aber nur drei Stunden wirken soll. Erwähnenswert ist vielleicht, dass bei Hunden Einreiben mit *Teebaumölessenz* recht abschreckend auf Zecken wirken soll und ebenso der Geruch von *Stallmist, Zedernholz und Knoblauch.* Vielleicht hilft es ja auch, sich vor dem Gang ins Grüne mit einer Knoblauchzeheneinreibung zu präparieren ... Die

Wirksamkeit von Knoblauch bestätigte sich sogar in einer Doppelblindstudie (JAMA, 2000).
Eine neue Idee zur Zeckenabwehr beruht auf dem Wissen, dass Zecken auf CO_2 reagieren. Man könnte deshalb Trockeneis, das CO_2 freisetzt, verwenden und damit die Zecken anlocken. Einsatzmöglichkeiten ergäben sich z. B. in privaten Gärten oder Kindergartenspielflächen, die man so zeckenfrei bekommen könnte. Man könnte z. B. Trockeneis von Brauereien auf weißen Laken auslegen, so dass die angelockten Zecken dann auch gleich gesehen und entsorgt werden könnten. Diese Idee ist jedoch meines Wissens noch nicht in die Praxis umgesetzt worden.

Biologische Zeckenbekämpfung

Auch die biologische Zeckenbekämpfung steckt noch ganz in den Anfängen, denn es gibt nur ganz wenige natürliche Feinde für Zecken. Dazu zählt die *parasitische Wespe Ixodiphagus hookeri*, die – wie der aus dem Griechischen entlehnte Name schon sagt (Ixodes = Zecke, phagein = fressen) – die Nymphen von Ixodes von innen her »auffrisst«. Die Wespe legt mit ihrem Legestachel ihre Eier in den Zeckennymphen ab. Durch die Heranreifung zur Wespenlarve wird der Blutvorrat der Zecke aufgebraucht, so dass die Nymphe dadurch abstirbt.
Zwei weitere natürliche Feinde der Ixodes-Zecke wurden erst kürzlich von Forschern der Uni Hohenheim gefunden. Es handelt sich um *Fadenwürmer* und eine spezielle *Pilzart* (Metarhizum anisopliae), die beide in den Zeckenkörper eindringen können und ihn als Nahrung verwenden und dadurch von innen auflösen.

Weitere natürliche Fressfeinde der Zecken sind einige Vogelarten, Ameisen und bestimmte Eidechsen sowie Spitzmäuse, aber insgesamt haben die Zecken wenig natürliche Feinde, was eine der möglichen Erklärungen für ihre ständige Vermehrung ist. Eine Bekämpfung der Zecken in freier Natur mit Hilfe ihrer natürlichen Feinde kann daher nur sehr begrenzte Erfolge haben.

So bleiben als wesentliche Prophylaxemaßnahmen auch weiterhin die allgemeinen Empfehlungen, die man geben kann, um eine Zeckenvermehrung zu vermeiden: Mäuse als häufigste Wirte sollten im häuslichen Umfeld durch Mäusefallen reduziert werden, und Futterquellen wie Komposthaufen, Vogelfutter am Boden, Holzstapel u. Ä. sollten vermieden werden. Im Garten sollte es keine schattigen, feuchten Unterschlupfmöglichkeiten, kein hochgewachsenes Gras und keine Laubhaufen geben.

Wie kann man sein persönliches Infektionsrisiko abschätzen?

Wird eine festgesogene Zecke irgendwann am Körper entdeckt, weiß man in der Regel nicht, wie lange sie schon in der Haut verankert ist, denn der Einstich selbst bleibt ja meist unbemerkt. Da der Saugakt Stunden bis Tage dauert, kann man nur indirekt aus der erreichten Größe des Zeckenleibes auf die ungefähre Saugdauer schließen.

Wenn man die Tatsache berücksichtigt, dass Borrelien in der Regel erst nach zehn Stunden Saugdauer auf den Wirt übergehen, kann das persönliche Infektionsrisiko in etwa aus der Größe der festgesaugten Zecke abgeschätzt werden. War die Zecke über Nacht am Körper, kann man davon ausgehen, dass in diesen acht bis zehn Stunden ein Übergang der Erreger auf den Wirt erfolgt ist, aber natürlich nur, wenn die Zecke selbst infiziert war. Dies kann man durch eine PCR-Untersuchung der Zecke überprüfen lassen, deren Ergebnis meist zwei Tage später schon vorliegt. Die entfernte Zecke sollte dafür trocken in einem kleinen Plastikgefäß wie z.B. einem Filmdöschen oder in einer Plastiktüte per Post an ein »Zeckenlabor« (Adressen s. Anhang) geschickt werden. Dort wird die Zecke auf ihre möglichen »Untermieter«, z.B. Borrelien, FSME-Viren, Babesien oder Ehrlichien/Anaplasmen, mit der *P*olymerase *C*hain *R*eaction, der PCR-Methode, untersucht, was die Abschätzung einer möglicherweise erfolgten Infektion nach dem Zeckenstich etwas erleichtert.

Dieses Wissen erleichtert die weitere Therapieplanung.

BEACHTEN SIE:

Schicken Sie eine Zecke, die Sie von Ihrem Körper entfernt haben, zur Untersuchung auf Borrelien, Ehrlichien/Anaplasmen oder FSME-Viren in ein Zeckenlabor. Nach dem dort durchgeführten PCR-Test können Sie abschätzen, wie hoch Ihr persönliches Infektionsrisiko ist.

Neben der vermuteten Saugzeit sollte in die Überlegungen zur Infektionswahrscheinlichkeit auch das Entwicklungsstadium der betroffenen Zecke mit eingehen. Denn es hängt vom jeweiligen Entwicklungsstadium der Zecke ab und dem Ort, wo man sich den Zeckenstich zugezogen hat, wie hoch die Wahrscheinlichkeit ist, dass sie mit Borrelien infiziert ist. Diese sogenannte »Durchseuchungsrate« der Zecken mit Borrelien variiert zwischen 15 und 60 Prozent (s. a. Kap. 2, S. 52). Hochrisikogebiet ist nach den epidemiologischen Ergebnissen des Robert-Koch-Instituts aus den Jahren 2002–2006 vor allem Ostbrandenburg, das eine Erkrankungshäufigkeit (sog. Inzidenz) an Borreliose von mehr als 150 Erkrankungsfällen pro 100 000 Einwohner hat. Im Durchschnitt wird in Deutschland von geschätzten 40 bis 100 Fällen auf 100 000 Einwohner ausgegangen.

Die Infektion beginnt erst dann, wenn aus dem Blut- und Erregersee in der Unterhaut eines Wirtes, der durch gerinnungshemmende Stoffe des Zeckenspeichels flüssig gehalten wird, die Aufnahme der Erreger (und das sind oft nicht nur Borrelien!) in den Blutstrom und in die Blutgefäßwände (Endothel) des Wirtes erfolgt und die Vermehrung beginnt. Gleichzeitig erfolgt die Weiterverbreitung der Borrelien durch ihre aktive Fortbewegung in der Unterhaut, meist kreisförmig vom Stichkanal ausgehend, was dann – bei allerdings nur etwa 50 Prozent der Infizierten – die sichtbare Wanderröte, das *Erythema migrans* (EM), auslöst. Die Meinung einiger Fachleute zu der Tatsache, dass nur etwa die Hälfte der tatsächlich Infizierten eine Wanderröte entwickelt, ist, dass in diesem Fall der Zeckenstich genau in ein Blut- oder Lymphgefäß getroffen haben müsse. Dadurch würden die Erreger sofort in den Organismus eingeschwemmt werden, weshalb die Lokalreaktion auf die Infektion ausfalle.

Vor der Entfernung sollte die Zecke sinnvollerweise immer am Körper fotografiert werden, denn besonders bei berufsbedingten Infektionen ist die Dokumentation des erfolgten Zeckenkontaktes für die eventuelle Anerkennung als Berufskrankheit überaus wichtig. Die Beweislast, dass ein Zeckenkontakt während der beruflichen Tätigkeit oder auf dem Hin- oder Heimweg vom Arbeitsplatz stattfand, liegt immer beim »Verunfallten«. Die Borreliose zählt nach § 581 Abs. 1 RVO unter der Nummer 3102 für einige Berufsgruppen (v.a. Förster) zu den Berufskrankheiten, da sie eine »von Tieren auf Menschen übertragbare Krankheit« ist. Auch bei den privaten Unfallversicherungen und bei einigen Krankenversicherungen gilt seit kurzem ein Zeckenstich als »Unfallereignis«, dessen Folgen versichert werden können! Für berufsbezogene Infektionen empfiehlt sich, unverzüglich einen Unfallmeldebogen der Berufsgenossenschaft auszufüllen und einen Eintrag in das sogenannte Verbandbuch am Arbeitsplatz zu machen.

Die Dokumentationsempfehlung gilt aber im eigenen Interesse im Prinzip für jeden Infizierten, denn als Betroffener weiß man ja nie im Voraus, wie »typisch« sich die Erkrankung entwickeln wird.

Kann die Zecke nicht fotografiert werden und entwickelt sich keine Wanderröte, sollte auch bei einer Freizeitinfektion das »Unfallereignis« schriftlich festgehalten werden. Halten Sie Ort, Umstände, Zeitpunkt und bemerkbare lokale Folgen wie Juckreiz, Schmerzen, Brennen an der Einstichstelle, Gefühlsveränderungen oder auch Allgemeinsymptome wie Fieber und Gliederschmerzen fest. Dies alles sollten Sie möglichst noch schriftlich von einem Zeugen bzw. vom behandelnden Arzt bestätigen lassen, um es eventuell später juristisch verwenden zu können.

Am einfachsten dürfte es deshalb sein, sich ab dem Zeitpunkt eines erfolgten Zeckenstiches für etwa sechs Wochen ein kleines Tagebuch anzulegen. Denn gerade in dieser Zeit entwickeln sich die ersten Symptome, wenn es zu einer Borrelieninfektion gekommen ist.

Dies mag auf den ersten Blick übertrieben und unnötig erscheinen, kann im weiteren Verlauf der Erkrankung aber sehr wertvoll werden.

DAS TAGEBUCH NACH EINEM ZECKENSTICH SOLLTE ENTHALTEN:

1. Aussehen und Größe der Zecke: Wie viele Beine hatte sie, welche Farbe hatte ihr Hinterteil, wie vollgesogen war sie, an welcher Körperstelle wurde sie gefunden, und wie fest war sie in der Haut verankert?
2. Alle Medikamente (Namen, Dosierungen, Einnahmedauer), die Sie vom Hausarzt oder Facharzt erhalten und eingenommen haben, und auch alle Laborwerte, die Sie zur Kenntnis erhalten haben. Bitten Sie immer um Kopien!
3. Vermerken Sie alle neu auftretenden Beschwerden und Beobachtungen, auch wenn sie Ihnen zunächst nicht wichtig zu sein scheinen, insbesondere Fieber, »Grippesymptome«, Hautveränderungen, vor allem an der Einstichstelle (Erythema migrans!), Schmerzen in Gelenken oder Muskeln, Kopfschmerzen u. Ä.

Nach der Zeckenentfernung ist zunächst abzuwarten, ob sich die typischen klinischen Zeichen einer erfolgten Infektion im Verlauf der nächsten Tage und Wochen – gelegentlich auch erst der nächsten Monate – zeigen. Dies gilt auch für den Fall, dass die entfernte Zecke mit einer gentechnischen Methode (PCR) in einem Zeckenlabor untersucht und als borrelienfrei deklariert worden ist. Denn die Erfahrung lehrt, dass vor allem die fast durchsichtigen, nur 1–2 mm großen Nymphen, die für die meisten Infektionen des Menschen verantwortlich sind, leicht übersehen werden. Ein negatives PCR-Ergebnis für die Zecke darf also nicht dazu verleiten, eventuell danach auftretende (und oft leider nur sehr unspezifische) Symptome nicht zu beachten und damit auch nicht als Folgesymptome eines Zeckenstiches zu erkennen!

BEACHTEN SIE:

Als Vorsichtsmaßnahme ist empfehlenswert – auch ohne ein sicheres Infektionszeichen wie eine Wanderröte nach der Entfernung einer festgesaugten Zecke –, entweder einmalig 200 mg Doxycyclin oder so lange ein Antibiotikum einzunehmen, bis z. B. das Zecken-PCR- oder das Borrelien-LTT-Untersuchungsergebnis vorliegt.

Ich weiß, dass diese Vorsichtsmaßnahme umstritten ist und meist nicht empfohlen wird. Trotzdem rate ich dazu, denn ich halte das Risiko einer möglicherweise sich entwickelnden unerkannten Infektion für größer als das Risiko einer einmaligen, eventuell »überflüssigen« Antibiotikumeinnahme.

4.
Ein Zeckenstich und seine Folgen

Stadieneinteilung der Borreliose

Die nachfolgende Beschreibung der vielen möglichen Symptome nach einem Zeckenstich beruht auf der Beobachtung von Beschwerden und Krankheitsverläufen bei meinen Patienten, erhebt aber keinen Anspruch auf Vollständigkeit. Denn die Erfahrung zeigt, dass die Borreliose überaus variabel verläuft und sich nicht strikt an eine Stadieneinteilung hält. Im Folgenden führe ich die früher üblichen Stadienbezeichnungen zwar noch mit an, aber bei der Beschreibung des Krankheitsverlaufs wähle ich eine realitätsgerechtere Einteilung.

Das »lokale Frühstadium« der Infektion (Stadium I) beginnt mit dem Zeckenstich und gibt sich »idealerweise« mit einer Wanderröte zu erkennen.

Dann folgt das sogenannte »disseminierte Frühstadium«, das Stadium II nach der Erregerstreuung (Dissemination), das auch »Zwischenstadium« genannt wird. Es ist von undefinierter Dauer, da die Krankheitsverläufe ganz unterschiedlich sein können. In dieser Phase können schon Beschwerden bestehen, müssen es aber nicht.

Diese Zwischenphase geht dann über in das »chronische Stadium« oder Stadium III mit seinen zahlreichen Symptomen und

Funktionsstörungen aus den unterschiedlichsten Organgruppen. Dabei sollte immer daran gedacht werden, dass im »wirklichen Leben« die Symptome verschiedener Stadien nebeneinander oder auch in anderer Reihenfolge auftreten können, so dass diese Gliederung nur als eine grobe Richtschnur verstanden werden kann. Denn es gilt nach wie vor die Feststellung, dass die Borreliose »das Chamäleon unter den Krankheiten« darstellt und sich deshalb starren Einteilungen und Festlegungen entzieht.

AUF EINEN BLICK:
Was Sie nach einem Zeckenstich beachten müssen

Vor der Schilderung der einzelnen Krankheitsstadien mit ihren Symptomen will ich Ihnen in einer Übersichtsdarstellung den gesamten möglichen Ablauf einer Borrelienerkrankung aufzeigen. Außerdem empfehle ich Ihnen, was meiner Meinung nach sinnvollerweise zum jeweiligen Zeitpunkt gemacht werden sollte.

Sinnvolle Maßnahmen nach einem Zeckenstich:

1. Eine Zecke hat sich an Ihnen festgesaugt: Sehen Sie sich die Zecke zunächst genau an, damit Sie erkennen, ob es eine Larve, eine Nymphe oder eine adulte Zecke ist (s. Kap. 2, S. 40 f.).
2. Wenn möglich, sollten Sie ein (digitales) Foto von der Infek-

tionsstelle mit und auch ohne die Zecke machen, um die genaue Lokalisation und erste Hautveränderungen dokumentieren zu können.

3. Entfernen Sie die Zecke umgehend und schonend, indem Sie sie ohne Druck und ohne Drehung gerade herausziehen. Geeignet als Hilfsmittel sind die sogenannten Zeckenkarten in Scheckkartenformat, weniger die Zeckenzangen wegen der Gefahr der Quetschung des Zeckenleibes (s. Kap. 3, S. 54, Abschnitt »Wie entfernt man eine Zecke?«).
4. Veranlassen Sie eine PCR-Untersuchung der vollgesogenen Zecke auf Borrelien. Eine Co-Infektion der Zecke mit FSME-Viren und/oder Ehrlichien/Anaplasmen sollte mit überprüft werden (s. Labor-Adressliste im Anhang). Eine Blutuntersuchung auf Antikörper gegen Borrelien zu diesem Zeitpunkt ist *noch nicht* angebracht, da es für eine immunologische Antwort noch zu früh ist! Serologische Untersuchungen auf Borrelien-Antikörper zu diesem Zeitpunkt könnten allerdings bereits früher erfolgte Infektionen aufzeigen.

Spätestens am dritten Tag nach dem Einsenden der Zecke in ein Labor liegt das Ergebnis in der Regel vor.

War die Zecke mit Borrelien (und/oder Ehrlichien/Anaplasmen, FSME) infiziert, d. h., das PCR-Ergebnis war positiv, müssen Sie sofort einen Arzt aufsuchen. Jetzt sollte *sofort* mit einer Antibiotikumeinnahme begonnen werden. Zu bevorzugen ist in diesem Stadium Doxycyclin 2 × 200 mg oder Tetracyclin 3 × 500 mg oder Minocyclin 2 × 100 mg. Für Kinder und Schwangere und bei Tetracyclinunverträglichkeit ist Amoxicillin 3 × 1000 mg empfehlenswert, alternativ auch Clarithromycin 2 × 500 g oder Azithromycin 500 g täglich.

War das PCR-Ergebnis aber negativ, sollten Sie die Einstichstelle und das Allgemeinbefinden zunächst nur weiter beobachten, da möglicherweise eine *zweite* infizierte Zecke beim gleichen Aufenthalt im Grünen sich unbemerkt woanders festgesaugt hatte.

5. Beginnen Sie ein Tagebuch zur begleitenden Dokumentation. Beschreiben Sie, was Sie an Ihrem Körper wahrnehmen, und fotografieren Sie eventuell auftretende körperliche Veränderungen nach dem Zeckenstich.
6. Ab dem 10. Tag nach Zeckenstich kann von Ihrem Arzt Blut für einen Borrelien-LTT (s. a. Kap. 6, S. 98) abgenommen werden, um die floride Infektion nachweisen zu können, besonders dann, wenn sich keine Wanderröte entwickelt hat. Drei Wochen nach dem Stich liegt idealerweise das LTT-Ergebnis vor, mit dessen Hilfe über eine dann weiter notwendige Antibiotikumeinnahme entschieden werden kann. Denn wenn das *LTT-Ergebnis positiv* ist, sollte so lange noch ein Antibiotikum eingenommen werden, dass insgesamt in einem Zeitraum von mindestens 30 Tagen nach dem Zeckenstich antibiotisch behandelt worden ist. Die beste Chance, mit einer Borrelieninfektion fertig zu werden, liegt – vor allem für Menschen mit schwächerem Immunsystem – in der intensiven Frühbehandlung.
7. Ist der *LTT aber negativ* und im Blut haben sich keine Hinweise auf eine beginnende Entzündung (Zytokinaktivierung) ergeben und auch keine körperlichen Veränderungen, insbesondere kein Erythema migrans und keine »grippalen« Beschwerden (s. Kap. 6, S. 87), entwickelt, kann die Antibiotikumeinnahme beendet werden.
8. Zusätzlich sollte überprüft werden, ob sich eine Zytokinaktivierung (TNF-alpha, INF gamma, IL 10) im Blut zeigt.

Denn das ist ein Hinweis auf eine beginnende Abwehrreaktion des Organismus. Dazu finden Sie Weiteres im Kap. 16, S. 280 ff.

9. Vier bis sechs Wochen nach dem Zeckenstich sollte sicherheitshalber nochmals eine serologische Untersuchung durchgeführt werden mit Überprüfung der Antikörpertiter *und* eines Immunoblots zum Nachweis spezifischer Banden.
10. Entwickeln sich neurologische oder psychisch-kognitive Störungen, ist eine Nervenwasserentnahme, eine sogenannte Liquorpunktion, sinnvoll und empfehlenswert. Fällt das Ergebnis borreliosetypisch aus (s. a. Kap. 6, S. 104, und Kap. 10, S. 181), sollte in der Frühphase eine intravenöse Behandlung mit den Cephalosporinen (Ceftriaxon, Cefotaxim) für 30 Tage begonnen werden. Ohne Zellzahlerhöhung und ohne erhöhten Antikörperindex (AI) jedoch ist nicht nachweisbar, dass die Infektion den Nervenwasserraum (intrathekalen Raum) erreicht hat. Deshalb würden zur Behandlung meiner Meinung nach auch intrazellulär wirksame, liquorgängige orale Antibiotika (Minocyclin und Doxycyclin) in ausreichend hoher Dosierung genügen, da deren Halbwertszeiten länger sind und ihre Liquorgängigkeit sogar über der der Cephalosporine liegt (40 Prozent Minocyclin versus 17 Prozent Ceftriaxon). Da sie zusätzlich intrazellulär wirken, erreichen sie die in der Zelle liegenden Borrelien gut, während die Cephalosporine nicht intrazellulär wirken, sondern nur zellwandsynthesehemmend und damit nur auf sich vermehrende Borrelien bakterizid einwirken können.

Bei zentralnervösen Symptomen wie Lähmungen, kognitiven Einbußen, Sensibilitätsstörungen oder Beeinträchtigungen von Sinnesorganen sollte immer auch ein Kernspin (synonym NMR, MRT) *mit* Kontrastmittel von Schädel, Halswirbelsäule und Brustwirbelsäule durchgeführt werden, um rechtzeitig entzündliche Borrelienherd-Befunde und Reizungen der Hirnhäute (sichtbar durch eine Kontrastmittelaufnahme) erkennen zu können (s. dazu Kap. 16, S. 286).

5.

Borreliose und Syphilis – zwei verwandte Erkrankungen

Vergleicht man die Krankheitssymptome, die Borrelien auslösen können, mit denen, die eine weitere Gattung aus der Familie der Spirochäten verursachen kann, stellt man fest: Es gibt verblüffende Ähnlichkeiten in der klinischen Symptomatik zwischen einer Borreliose – ausgelöst durch die Spirochäte Borrelia burgdorferi – und einer Syphiliserkrankung – ausgelöst durch die Spirochäte Treponema pallidum.
Beide Erreger sind sozusagen »Brüder« und gehören zur Familie der Spirochäten, die sich durch ihre Spiralform und ihre beweglichen Geißeln (Flagellen) *aktiv* im Blut und durch das Gewebe bewegen können.
Die uns derzeit bekannten Übertragungswege der Bakterien sind allerdings unterschiedlich: Während die Treponemen vor allem beim Geschlechtsverkehr übertragen werden, was sie zu der gefürchtetsten Geschlechtskrankheit der letzten Jahrhunderte machte, werden die Borrelien überwiegend von Schildzecken übertragen.
Am Anfang dieser Erkrankungen stehen jeweils »Verschleppungen« über den Atlantik. Denn wir nehmen an, dass die Borrelien ursprünglich in Europa zu Hause waren und von hier nach Amerika gebracht wurden, während für die Treponemen das

Umgekehrte gilt: Sie wurden wahrscheinlich von den Matrosen des Columbus Ende des 15. Jahrhunderts von der Neuen Welt nach Europa mitgebracht.

Klinische Ähnlichkeiten zwischen Borreliose und Syphilis

Der Krankheitsverlauf beider Erkrankungen zeigt sehr viele Ähnlichkeiten:

- Beide sind Multiorganerkrankungen mit schnellem Eindringen der Erreger in Organe und das Zentralnervensystem. Im weiteren Krankheitsverlauf gibt es bei beiden lange Zeitphasen mit nicht erkennbarer Krankheitsaktivität (sogenannte latente Infektionszeiten).
- Sie beginnen beide mit einem sogenannten Primärkomplex, der sich bei der Syphilis mit einem harten Geschwür (Ulcus durum) am Geschlechtsorgan oder im Mund- und Lippenbereich zeigt. Die Infektion mit Borrelien gibt sich – allerdings nur bei etwa der Hälfte der Infizierten – mit einer Wanderröte am Infektionsort zu erkennen.
- Sechs bis zwölf Wochen später treten bei der Syphilis wie auch bei der Borreliose Lymphknotenschwellungen, teilweise Fieber und »grippale« Allgemeinerscheinungen auf.
- Dann folgt bei beiden Erkrankungen eine Wochen bis Monate dauernde sogenannte *Frühlatenz*, eine klinisch symptomarme Krankheitsphase, in der jedoch schon neurologische Ausfälle, Entzündungen der Gefäße, der Augen, der Kno-

chenhaut oder Hautveränderungen wie Ausschläge an Handflächen und Fußsohlen sowie im Halsbereich auftreten können.
- Bei beiden Krankheiten können nach circa zwei Jahren alle klinischen Erscheinungen abklingen, und die vorherige Infektion ist nur noch durch Antikörper im Blut nachweisbar.

Kommt es bei der Syphilis jedoch zur Entwicklung des sogenannten Tertiärstadiums (3. Stadium), so beinhaltet das die progressive Paralyse, die einhergeht mit psychiatrischen und kognitiven Veränderungen und »Rückenmarkserweichung«, was zu schweren neurologischen Ausfällen führt (Tabes dorsalis). In diesem dritten Stadium zeigen sich – wie bei der chronisch-persistierenden Borreliose – ebenfalls vielfältige, »bunte« Symptome des Gehirnes und des peripheren Nervensystems, aber auch der Haut, der Knochen, der Gefäße und der Augen.
Auf die weiteren möglichen Krankheitsmanifestationen soll im Rahmen dieses kurzen Abrisses im Einzelnen nicht weiter eingegangen werden. Ich werde aber in den folgenden Kapiteln bei Symptomen der Borreliose, die denen der Syphilis ähnlich sind, darauf hinweisen.
Ich will hier nur aufzeigen, dass *beide Erreger* aus der Familie der Spirochäten eine *phasenhaft ablaufende Erkrankung* auslösen. Das ist wiederum wichtig zur Beurteilung der Borreliose, deren einzelne Erkrankungsstadien noch lange nicht so erforscht und bekannt sind, wie dies bei der Syphilis der Fall ist. Denn die Syphilis war zu der Zeit, als es noch kein Penicillin gab, das die Erkrankung fast zum Verschwinden gebracht hat, eine den Ärzten in allen Stadien gut bekannte und häufige Erkrankung.
Trotz der vielen Parallelen in der stadienhaften Krankheitsent-

wicklung der beiden Spirochätenerkrankungen ist vor allem das chronische Borreliose-Stadium mit seinen vielfältigen Organmanifestationen und seinen kognitiven und psychischen Beeinträchtigungen den heute praktizierenden Ärzten meines Erachtens (noch) nicht ausreichend bekannt. Das chronische Stadium wird als schwerwiegende Folgekrankheit einer Borrelieninfektion von den Fachgesellschaften in den USA und Europa derzeit noch nicht einmal als eine eigenständige, chronisch-persistierende *Folgeerkrankung* (auch Post-Lyme-disease (PLD) genannt) nach einer Borrelieninfektion anerkannt.
Zwischen beiden Spirochäten-Infektionen bestehen beim Labornachweis auch sogenannte Kreuzreaktionen, d. h., die serologischen Tests sprechen wegen der großen Ähnlichkeit der Erreger sowohl auf die Borrelien als auch die Syphilis-Spirochäten an. Zur sicheren Unterscheidbarkeit sollte deshalb bei einer Borreliosediagnostik immer auch auf Syphilis getestet werden. Dazu wird ein TPHA-Test (der *T*reponema-*p*allidum-*H*ämagglutinations*t*est) mit durchgeführt, der bei positivem Ergebnis für eine Treponema-pallidum-(Mit-)Infektion sprechen würde.

BEACHTEN SIE:

Noch heute ist es in allen psychiatrischen Krankenhäusern üblich, zu untersuchen, ob die Patienten möglicherweise an Syphilis leiden. Denn die *Neurolues* (progressive Paralyse bzw. Tabes dorsalis), das dritte Krankheitsstadium der Syphilis, kann psychiatrische und neurologische Krankheiten auslösen und Wesensveränderungen hervorrufen. Bei der stationären Aufnahme von Patienten wird daher zum Nachweis beziehungs-

weise zum Ausschluss der Infektion der TPHA-Suchtest im Labor durchgeführt.
Nach einer *Neuroborreliose* als Ursache psychischer Veränderungen wird meines Wissens aber noch nicht systematisch gefahndet, obwohl sicher auch viele psychisch Kranke an einer unerkannten Neuroborreliose leiden. Bei einer tschechischen Studie an psychiatrischen Klinikpatienten hat man z. B. doppelt so häufig erhöhte Borrelientiter – nämlich bei 33 Prozent der Untersuchten – gefunden wie bei der Normalbevölkerung.

Beide Erkrankungen im Vergleich

Nach einem Treponemenkontakt entwickeln bis zu 30 Prozent der Betroffenen auch die Erkrankung Syphilis, während bei Borrelien derzeit eine Erkrankungsrate von weniger als 5 Prozent errechnet wurde. Das dürfte aber wegen der Möglichkeit »stummer« Infektionen ohne Wanderröte und ohne Frühsymptome nicht der tatsächlichen Zahl von Infizierten entsprechen!
Die Zahlen für die Syphilis-Neuerkrankungen sind sicher exakter als die für die Borreliose, da es für den Nachweis des Syphiliserregers *Treponema pallidum* für jedes Labor schon immer eine nichtnamentliche Meldepflicht (!) an das Robert-Koch-Institut Berlin gibt. Das wird bei Nachweis von *Borrelia burgdorferi* derzeit bundesweit von den Laboren aber nicht gefordert. Seit Januar 2003 gilt – jedoch ausschließlich in den sechs neuen Bundesländern – eine erweiterte Meldepflicht nach § 15

Abs. 3 des Infektionsschutzgesetzes (IfSG) auch für Borreliosefälle. Vor 2003 gab es schon in einzelnen neuen Bundesländern Meldepflichten (z. B. seit 1993 schon in Mecklenburg-Vorpommern, 1996 in Brandenburg und seit 1997 in Berlin). Die behandelnden Ärzte sollen dort alle ihre Patienten mit einer Wanderröte an das jeweilige Gesundheitsamt des Wohnortes melden, und von dort wird der Fall an das Robert-Koch-Institut (RKI) Berlin weitergemeldet. Auch die Fälle mit den klinischen Zeichen einer frühen Neuroborreliose – wenn entsprechend den derzeitigen Leitlinien ein positiver Liquorbefund oder eine positive Errregerkultur nachweisbar ist – sollen gemeldet werden.

Die Krankheitsfälle pro 100000 Einwohner pro Jahr, die sogenannte Inzidenz, beider Erkrankungen nehmen weiter zu: Bei der Borreliose hat man in den meldepflichtigen neuen Bundesländern eine Zunahme der Inzidenz von 2002 bis 2006 um mehr als 100 Prozent dokumentiert. Im Jahr 2002 wurden in allen sechs Bundesländern 18 Fälle auf 100000 Einwohner, 2006 bereits 37 Fälle auf 100000 Einwohner registriert. Die höchsten Inzidenzen von über 100 Fällen pro 100000 Einwohner fand man in den östlichen Kreisen von Brandenburg, die nahe an der polnischen Grenze liegen. Aber auch schon im Jahre 1999 hatte man in einer Regionalstudie in der Gegend von Würzburg und Umgebung eine Inzidenz von 111 Fällen pro 100000 Einwohner dokumentiert.

Bei der Syphilis sind die Neuerkrankungen derzeit glücklicherweise noch sehr viel niedriger, aber ebenfalls – nach einem deutlichen Rückgang durch die effektive Penicillintherapie zu Beginn der fünfziger Jahre des letzten Jahrhunderts – wieder zunehmend. Während im Jahre 1990 die Inzidenz bei Syphilis noch bei 1,3 Fällen auf 100000 Einwohnern lag, stieg sie bis zum Jahr 2005 bereits wieder auf 4 Fälle pro 100000 Einwohner an, in Frankfurt am Main sogar auf 22,5. In Absolutzahlen

gesprochen wurden 2005 3200 Syphilisinfektionen an das RKI Berlin gemeldet.
Das zeigt, dass auch die Syphilis wieder auf dem Vormarsch ist! Ihr klinisches Bild ist dem in den letzten 50 Jahren ausgebildeten Arzt aber inzwischen kaum mehr bekannt. Denn man glaubte, durch die Wirksamkeit der Penicilline diese Infektionskrankheit völlig besiegt zu haben, und so wurde die Erkrankung an den Universitäten nur noch wenig gelehrt. Die heute praktizierenden Ärzte haben weder während ihrer Ausbildung über Syphilis viel gehört, noch haben sie bei ihrer täglichen Praxisarbeit mit diesem vielgesichtigen Krankheitsbild häufiger Kontakt. Wäre dies nämlich der Fall, würden wahrscheinlich heute auch viel mehr Ärzte die vielfältigen Symptome der Borreliose leichter als Folgezustand nur *eines* Erregers (an)erkennen können, der ja wie die Syphilis aus der Familie der Spirochäten stammt.

6.
Das Frühstadium der Borreliose

Frühstadium werden die Tage und Wochen nach der erfolgten Borrelieninfektion durch einen Zeckenstich genannt. Diese Zeit ist gekennzeichnet durch ein oder alle drei typischen Symptomen der Frühphase, kann aber auch völlig »stumm« (inapparent) ablaufen. Der Infizierte wird dann erst in einem späteren Krankheitsstadium von Symptomen überrascht.

Typische Symptome der Frühborreliose

1. Die Wanderröte – das Erythema migrans (EM)
2. Das Lymphocytom
3. Die Borreliose-»Grippe«

Diese Symptome sind dann für eine Borreliose typisch, wenn sie *nach* einer Infektion mit Borrelien auftreten. Sie können im Frühstadium vorhanden sein, was die Erkennung der erfolgten Infektion natürlich erleichtert, müssen es aber nicht. Sowohl die Wanderröte, das Erythema migrans (EM), als auch das Lymphocytom können sich aber auch erst zu einem wesentlich späteren Zeitpunkt im Laufe der Erkrankung zeigen. Lediglich die grippeähnlichen Symptome treten in engem zeitlichen Zusammenhang mit der Infektion auf und kündigen einen meist schwereren Verlauf der Borreliose an.

Die Wanderröte

Unmittelbar nach dem Entfernen einer Zecke kann sich an der Stichstelle eine kleine Rötung und Schwellung ohne Wachstumstendenz ergeben – wie nach jedem Insektenstich. Dies ist eine *allergische Reaktion* auf Bestandteile des Zeckenspeichels und vergeht ohne weitere Therapie. Die Rötung bleibt meist klein mit einem Durchmesser von maximal 1 cm und sollte nicht mit einer Wanderröte verwechselt werden.

Die Einstichstelle kann für mehrere Tage jucken oder brennen, was schon ein *erstes Anzeichen* für eine erfolgte Borrelieninfektion sein kann.

Leider haben nur etwa 50 Prozent der Frischinfizierten das »Glück«, eine Wanderröte, auch Erythema migrans (EM), d.h. wandernde Rötung, zu entwickeln. Denn diese lokale Hautreaktion ist das erste *sichere* Zeichen einer erfolgten Borrelieninfektion! In einer Studie, in der fast 4000 Borreliosekrankheitsverläufe ausgewertet wurden, hatten aber nur 51 Prozent ein EM (Diss. K. Munkelt 2006).

Innerhalb von wenigen Tagen bis zu mehreren Wochen – in der Regel innerhalb von vier bis sechs Wochen, in Ausnahmefällen aber auch früher oder später – kann sich im Bereich der Einstichstelle diese kreisrunde flächige Rötung ergeben. Diese Rötung vergrößert sich immer weiter nach außen – daher der Name Wanderröte – und blasst meist in ihrem Zentrum ab. Definitionsgemäß sollte sie einen *Durchmesser von mindestens*

5 cm haben, um als Wanderröte anerkannt zu werden. Aber sie kann auch Ausdehnungen von *30 cm und mehr im Durchmesser* annehmen, je nach der Lokalisation.
Das ist die klassische, aber leider nicht die einzig mögliche Art einer Wanderröte. Denn die Hautrötung kann auch leicht erhaben sein wie ein flaches Kissen. Die Farbe der Hautveränderung kann von bläulich Rot über Tiefrot bis zu Hellrosa variieren. Sie kann gelegentlich sogar dunkelblau aussehen, möglicherweise durch Einblutungen in den Stichkanal, da der Speichel der Zecke auch gerinnungshemmende Stoffe enthält (s. Abbildungen 15 und 16 im Farbteil dieses Buches).
Nicht nur die Farbe variiert, eine Wanderröte kann auch sehr unterschiedliche Formen annehmen. Die »Idealform« ist eine kreisrunde Wanderröte. Wenn die Hautveränderung länger als vier Wochen mit und ohne Therapie sichtbar bleibt, spricht man von einem Erythema *chronicum* migrans (ECM). Schon zu diesem frühen Zeitpunkt können sich unzählige Varianten und Besonderheiten ergeben. Denn je nach Lokalisation des Stiches weicht die Rötung in ihrer Form von einem Kreis ab, so z.B. am Haaransatz, zwischen den Zehen oder am Ohr. Es kann, wenn auch selten, vorkommen, dass mehrere Wanderröten an verschiedenen Körperstellen gleichzeitig oder auch nacheinander auftreten (multilokuläre Erythemata). Manchmal entsteht ein EM nicht schon Tage und Wochen, sondern erst Monate nach der Infektion an der ursprünglichen Einstichstelle. So wird berichtet, dass sich bei manchen Patienten z.B. erstmals *nach* Beginn einer antibiotischen Behandlung, nach einer Immunschwächung durch eine weitere virale oder bakterielle Infektion, nach einer Impfung oder Narkose eine Wanderröte an der ursprünglichen Einstichstelle entwickelt hat.

Ein EM kann aber auch immer wieder – meist in größeren Abständen – auftreten, oder es kann auch wandern. Ein Patient berichtete mir, dass er nach einem Zeckenstich am linken Vorfuß, den er sich in den USA zugezogen hatte, beobachtete, wie sich zunächst dort ein kreisförmiges EM entwickelte. Nach Abklingen der ersten Rötung entwickelte sich eine weitere ringförmige um das linke Sprunggelenk. Auch diese blasste zunächst wieder ab, tauchte aber nur wenige Wochen später als roter Ring um den linken Unterschenkel wieder auf. Die ringförmigen Rötungen wanderten im Verlauf der nächsten Monate weiter über das linke Knie bis in den linken Oberschenkel. Von dort wanderten sie dann noch bis in den Unterbauch als großer roter »Gürtel«. Danach verschwanden sie. Dieser Patient hat aber nun schon seit über 20 (!) Jahren mit seinen immer wiederkehrenden Borreliosesymptomen zu kämpfen!
Normalerweise verschwindet ein EM *mit und ohne antibiotische Therapie* innerhalb eines Monats, kann aber auch bis zu einem Jahr (schwach) sichtbar bleiben. Manchmal verändert sich auch die Farbe der Haut an der Stelle des ursprünglichen EM und wird bräunlich. Auch von bleibenden Gefühlsstörungen im Bereich des EM wird immer wieder berichtet.
Juckreiz tritt bei einem EM fast immer auf, oft auch ein hartnäckiger Brennschmerz, der an schlecht oder nicht einsehbaren Körperstellen ein Alarmsignal für den infizierten Menschen sein kann. Man hat beobachtet, dass eine derart brennende, unangenehme Missempfindung der Haut (eine sogenannte Dysästhesie oder kutane Neuropathie) oft einen schwereren Verlauf der Borreliose ankündigt.
Die Wanderröte sollte – wie schon weiter oben in der Übersicht erwähnt – immer zur Dokumentation fotografiert werden, vor allem wenn es sich um eine berufsbedingte oder berufsbezo-

gene Infektion handelt. Das betrifft zum Beispiel Förster, Vermessungsbeamte, Architekten, Waldarbeiter, Gärtner, Bauern, Veterinärmediziner, eben Berufsgruppen, die im Freien arbeiten oder mit Tieren zu tun haben. Wichtig ist dies auch immer dann, wenn die Infektion auf dem Hin- oder Heimweg von der Arbeit erfolgte. Dies gilt für jeden Beruf!

BEACHTEN SIE:

Jeder Betroffene sollte »seine« Wanderröte fotografieren, da sie die erfolgte Borrelieninfektion sicher beweist.

Dies ist vor allem dann wichtig, wenn die später durchgeführten serologischen Untersuchungsergebnisse die Infektion gar nicht (mehr) abbilden. Denn leider hängen diese Ergebnisse von der jeweils gewählten Untersuchungsmethode (verschiedene Testkits für die Antikörperbestimmung oder den Immuno-/Westernblot), und auch von der mehr oder weniger vorhandenen Spezialisierung des untersuchenden Labors auf Borreliose ab.
Sogenannte *Seronegative*, das sind Borreliosekranke ohne nachweisbare Borrelien-Antikörper und ohne spezifische Banden im Immunoblot, aber mit typischer Beschwerdekonstellation, haben später die größten Schwierigkeiten, als infiziert und deshalb auch als behandlungsbedürftig anerkannt zu werden.
Schwieriger ist es im weiteren Verlauf sicher für diejenigen, die dieses Frühzeichen nicht an sich beobachten konnten, denn die nachfolgenden Symptome treffen sie völlig unvorbereitet. Ein Zusammenhang mit einem zuvor erfolgten Zeckenstich kann weder von ihnen noch von ihrem Arzt hergestellt werden, wenn

die verschiedenen, oft sehr merkwürdigen Beschwerden nacheinander auftreten. Die Zuordnung zu einem übergeordneten Krankheitsbild, das Borreliose heißt, kann deshalb nur schwer erfolgen.

Das Lymphocytom

Ein Lymphocytom ist eine Ansammlung von Lymphocyten und Histiocyten in der Haut und Unterhaut eines weichen und gut durchbluteten Gewebes. Die ältere Bezeichnung dafür ist »Lymphadenosis cutis benigna Bäfverstedt«. Diese nach der Borrelieninfektion reaktiv gebildeten, gutartigen lymphatischen Zellansammlungen (sog. Pseudolymphom) bilden einen blassblauen bis rötlichen Knoten (s. Abbildung 17 im Farbteil dieses Buches).
Ein Lymphocytom entwickelt sich in seiner ausgeprägten Form nur bei ca. 4 Prozent (!) der Borrelieninfizierten, wird aber in jeder Abhandlung über Borreliose als typisches Frühsymptom aufgeführt. Ganz selten kann es auch bei Erwachsenen beobachtet werden, denn es tritt typischerweise bei Kindern auf. Meist wird es an den Ohrläppchen beobachtet, aber auch an der Wange, den Brustwarzen, am Hodensack oder an den Oberschenkeln und Oberarmen. Es kann sich sogar im Zentrum einer Wanderröte als kugelige Verdickung ausbilden und länger als diese bestehen bleiben. Bei etwa 25 Prozent derer, die ein Lymphocytom entwickeln, ist noch eine Lymphknotenschwellung im zugehörigen Lymphabflussgebiet zu beobachten. Bei Kindern ist dies z. B. bei einem Ohrläppchenlymphocytom im seitlichen Hals- und Gesichtsbereich – und kann deshalb zu Beginn sogar mit Mumps verwechselt werden.

Die Borreliose-»Grippe«

Die Entwicklung der Wanderröte oder des Lymphocytoms *kann* mit grippeähnlichen Symptomen einhergehen. Ist dies der Fall, und tritt auch noch hohes Fieber auf, kündigt sich damit meist ein schwererer Krankheitsverlauf an.

Wenn keinerlei Hautveränderungen wie Wanderröte oder Lymphocytom nach der Infektion auftreten, können nur Glieder- und Kopfschmerzen mit und ohne Fieber die Frühphase der Borrelieninfektion kennzeichnen. Diese Symptome entsprechen der ersten Phase der körpereigenen Abwehr von Erregern und gehen mit einer Aktivierung des unspezifischen Immunsystems einher. Messbar ist dies durch die Bestimmung gewisser Laborparameter wie Tumor-Nekrose-Faktor alpha (TNF-alpha) und Interferon gamma (IFN gamma), was aber in der täglichen Praxis kaum erfolgt.

Bessere Chancen auf eine adäquate Behandlung hat, wie schon erwähnt, in der Regel der Infizierte, der eine Wanderröte und/oder ein Lymphocytom entwickelt. Denn wenn als Frühsymptom nur grippeähnliche Symptome auftreten, werden diese meist vom Patienten wie auch vom Arzt als »Sommergrippe« oder vorübergehende Unpässlichkeit verkannt und bagatellisiert.

Die häufigsten Symptome der Frühborreliose, die meist innerhalb von 10–14 Tagen nach einem Zeckenstich beobachtet werden, sind grippale Allgemeinsymptome wie leichtes Fieber, diffuse Muskel- und Gelenkschmerzen und Halsweh, die einige Tage anhalten und auch ohne spezifische Therapie wieder vergehen. Weiterhin kann es zu erheblichen Schwellungen in den Nasennebenhöhlen, zu heftigen Kopfschmerzen, zu diffusen Schweißausbrüchen, die oft nachts besonders stark sind, und zu einer ausgeprägten Abgeschlagenheit und Müdigkeit ohne jede körperliche Anstrengung kommen. Auch Augenentzündungen oder trockene, gerötete, brennende Augen, eine Bronchitis oder Lymphknotenschwellungen in der Nähe des Zeckenstiches (z. B. in der Leiste, wenn der Stich in der Kniekehle stattfand) kommen vor. Auffällig ist allerdings, dass *fast nie ein Schnupfen oder Husten* dabei mit auftritt. Die Beschwerden halten einige Tage an und klingen dann – wie bei einer Virusinfektion – mit und auch ohne jede spezifische Therapie wieder ab.

Die Patienten erinnern sich meist gut an diese sogenannte »Sommergrippe«. Sie kann sogar so heftig ablaufen, dass der Patient tagelang ans Bett gefesselt bleibt, meist ohne dass von ihm der Zusammenhang mit dem zuvor stattgefundenen Zeckenkontakt hergestellt wird. Deshalb wird auch der behandelnde Arzt meist nicht darauf hingewiesen, und dieser wiederum fragt normalerweise bei einer »Grippe« mitten im Sommer nicht nach einem Zeckenstich als möglicher Ursache. So geht die Chance einer frühen Diagnose und spezifischen Behandlung verloren!

BEACHTEN SIE:

Es ist wichtig, sich bei jeder »Sommergrippe« die Frage zu stellen, ob ein bis zwei Wochen vorher die Möglichkeit für einen Zeckenkontakt bestanden haben könnte.

Zu den möglichen Kontaktsituationen mit Zecken gehören Aufenthalte im »Grünen«, vor allem in Wiesen, am Waldrand oder in feuchten Biotopen wie an Fluss- und Seeufern. Aber selbstverständlich zählt dazu auch ein enger Kontakt zu Haustieren, vor allem zu Hunden und Katzen, die draußen herumstreunen dürfen. Aber auch Schafe oder Pferde beherbergen in ihrem Fell Zeckenlarven, Nymphen und auch adulte Zecken, die beim Streicheln auf den Menschen wandern können.

Wenn nach dem Zeckenstich nur leichtere grippeähnliche Symptome und/oder eine Wanderröte auftreten ohne weitere Folgesymptome, dann wird der Infizierte mit Hilfe seines gesunden Immunsystems in der Regel mit den Borrelien fertig. Es gibt eine Schätzzahl, die von 90 Prozent »gesunden« (und auf Dauer gesund bleibenden?) Borrelieninfizierten ausgeht. Diese ergibt sich aus epidemiologischen Studien zur Borrelien-Durchseuchungsrate der Bevölkerung, die bis 20 Prozent betragen soll. Diese Studien geben allerdings nur Auskunft über das Gesundheitsgefühl der Untersuchten zum Zeitpunkt der Studie, erfassen aber nicht eventuell später erst auftretende Beschwerden. Nach einer Studie von Dr. Hassler bekommen aber fast alle, die mit Borrelien infiziert sind, innerhalb eines Zeitraumes von etwa acht Jahren nach dem Infektionszeitpunkt auch borreliospezifische Beschwerden, die allerdings oft nicht mehr der Borrelieninfektion zugeordnet werden.

Eine gesundheitspolitische Forderung zur Verbesserung der derzeitigen Kenntnisse über diese Erkrankung muss deshalb auch lauten, eine mindestens 5–8-jährige klinische Nachbeobachtung bei Borrelieninfizierten durchzuführen, wie dies auch für andere durch Spirochäten verursachte Krankheiten (Spirochätosen) wie z. B. die Syphilis gilt.

Bei einem gesunden Immunsystem reagiert das unspezifische Abwehrsystem sofort auf die eingedrungenen Erreger mit der Bildung von Zytokinen und der Vermehrung von T-Lymphocyten und bekämpft sie. Dies setzt sich natürlich immer weiter fort, und zwar nicht nur bis zum Auftreten der typischen Hautveränderung EM oder von »grippe«ähnlichen Symptomen, son-

dern noch lange darüber hinaus. Denn die Zytokinaktivierung als indirekter Parameter des Entzündungsgeschehens lässt sich über viele Jahre bei Borreliosekranken nachweisen.
Allerdings weiß man ja als Betroffener in der Regel nicht, ob man ein gesundes Immunsystem hat oder nicht. Das zeigt sich dann erst im Verlauf der Borrelioseerkrankung. Umgekehrt aber ist sehr wohl bekannt, dass Patienten mit bestimmten Vorbelastungen, die das *Immunsystem bereits geschwächt* haben (z.B. durch Quecksilber oder Lindan), eine höhere Wahrscheinlichkeit haben, *chronisch* an der Borreliose zu erkranken (s.a. Kap. 16, S. 275).

GESUNDES IMMUNSYSTEM?

Studien gehen davon aus, dass etwa 90 Prozent aller Infizierten mit einer Borrelieninfektion fertig werden, wenn sie ein völlig gesundes Immunsystem haben. Bestehen jedoch Vorbelastungen, ist die Wahrscheinlichkeit, chronisch an Borreliose zu erkranken, sehr hoch.

Die Rolle des Immunsystems

Vorbelastungen des Immunsystems sind oft nicht ohne weiteres erkennbar, und so ist es sicherer, die Erregerzahl im Blut von Anfang an möglichst zu reduzieren. Dies erfolgt am sichersten durch die *frühzeitige Gabe eines geeigneten Antibiotikums* (s.a. S. 70ff.), was sowohl einem vorgeschädigten als auch einem gesunden Immunsystem hilft. Denn wenn die Erregermenge vermindert werden kann, ist es weniger wahrscheinlich, dass eine chronische Erkrankung entsteht, da der Organismus zusätzlich noch mit seinen eigenen Abwehrmechanismen dagegen angeht.

Nach der antibiotischen »Schützenhilfe« ist es für den weiteren Krankheitsverlauf entscheidend, wie das jeweilige individuelle Leistungsvermögen des Immunsystems des Infizierten ist. In zwei Studien wurde beispielsweise herausgefunden, dass eine bestimmte angeborene Verteilung bei den Oberflächenantigenen, die auf allen kernhaltigen Zellen (außer auf den roten Blutkörperchen) vorhanden sind, mitentscheidend sein kann für den weiteren Krankheitsverlauf. Denn bestimmte Konstellationen im sogenannten HLA-System (HLA = *h*umane *L*eucozyten *A*ntigene) können z.B. dafür verantwortlich sein, dass eine Antibiotikumtherapie gegen Borrelien weitgehend wirkungslos bleiben kann. Das relative Risiko für die Entwicklung einer sogenannten *antibiotikumresistenten Borreliose* ist z.B. für die HLA-Gruppen DR 2 und DR 4 um das 22-Fache erhöht. Doch die Forschungen über Zusammenhänge zwischen körpereigenen Faktoren wie dem HLA-System und dem Verlauf einer Infektionskrankheit stehen noch ganz am Anfang.

Auch eine vermehrte Bildung von Autoantikörpern (z.B. gegen Schilddrüsengewebe, Muskulatur, Myelin, Ganglioside oder Zellkerne) wird gar nicht so selten beobachtet. Man erklärt sich das mit einer »Verwechslung« auf molekularer Ebene, einem sogenannten »molekularen Mimikry« (engl.; Nachahmung) (s.a. Kap. 16, S. 274 ff.). Dadurch werden Autoimmunreaktionen ausgelöst mit der Bildung von Autoantikörpern gegen das körpereigene Gewebe, bei denen gleichzeitig auch hohe Spiegel von Entzündungssubstanzen (Zytokinen) entstehen.

Vielleicht wird es in Zukunft einmal zum Standard der Borreliosefrühbehandlung gehören, dass bei den als infiziert Erkannten die HLA-Subtypen, die Zytokine, die zirkulierenden Immunkomplexe, Sensibilisierungen auf Schwermetall- und Umwelttoxine, Autoantikörper u. a. m. bestimmt werden, um die Menschen herauszufiltern, die besonders gefährdet sind, chronisch zu erkranken. Diese müssten dann von Anfang an eine besonders intensive antibiotische, entzündungshemmende und immununterstützende Behandlung und Verlaufskontrolle erhalten, um chronische Krankheitsverläufe mit all den Folgen für Arbeitsfähigkeit, Lebensqualität und für das soziale Umfeld zu vermeiden.
Doch das ist in Anbetracht der derzeitigen Probleme der Borreliosekranken, *überhaupt* als Infizierte diagnostiziert und anerkannt zu werden und eine adäquate Therapie für ihre Erkrankung zu erhalten, noch Zukunftsmusik ...

Schwierigkeiten der Labordiagnostik im Frühstadium

Die schwierigen und sehr kontrovers diskutierten Fragen, welche diagnostischen Untersuchungen zur Erkennung einer Borreliose im Frühstadium sinnvoll und aussagekräftig sind, sollen in diesem Buch, das vor allem für interessierte Laien gedacht ist, nicht näher erläutert werden. Besonders Interessierte und Ärzte können dazu in der ärztlichen Fachliteratur nachlesen. Hier will ich deshalb nur einige grundsätzliche Informationen zu diesem Fragenkomplex geben.

Blutuntersuchungen

Wie bereits erwähnt, ist es oft schwer, aus dem Blut oder Liquor eines infizierten Menschen den Nachweis für eine stattgefundene Borrelieninfektion zu erhalten. Denn bei allen Blutuntersuchungen (serologischen Verfahren) werden ja nur die *Reaktionen des Immunsystems* abgebildet und nicht die Erreger selbst nachgewiesen. In all den Fällen, in denen die Reaktionsfähigkeit des Immunsystems von vornherein eingeschränkt ist, werden aber die Ergebnisse derartiger Tests nicht ausreichend aussagefähig sein. Das gilt für alle Fälle, in denen das Immunsystem zu früh »befragt« wird wie in der Frühphase der Erkrankung oder wenn es aus anderen (Krankheits-)Gründen nicht adäquat reagieren kann. Das ist so z. B. nach Kortison- oder Antibiotikumgaben oder bei anergen Patienten, deren Immunsystem nicht reagieren kann wegen eines Immunglobulinmangels oder einer anderen schweren Erkrankung. Oder aber es bestehen bereits andere immunschwächende Infektionen, z. B. mit Yersinien, Chlamydien, Ehrlichien/Anaplasmen, Mycoplasmen u. a.

Serologische Untersuchungen sind also nur *indirekte Messmethoden*, die der ursprünglichen Forderung von Robert Koch nicht genügen, der für die Annahme einer Infektionskrankheit einen *direkten Erregernachweis* forderte. Deshalb käme dem Versuch einer Erregerisolierung und als Maximalforderung auch noch der anschließenden Genospezies-Typisierung eine herausragende Bedeutung zu. Am einfachsten lässt sich das noch verwirklichen mit Biopsien aus der Haut. Das ist beim Erythema migrans leicht durchführbar. Aber da das EM als eine typische Reaktionsform auf Borrelien gilt, wäre das nur zur Speziesbestimmung der nachgewiesenen Borrelien sinnvoll. Zu einem späteren Erkrankungszeitpunkt kann man – mit jeweils abnehmender

Erfolgswahrscheinlichkeit – aus anderen borreliensuspekten Hautveränderungen (z. B. beim ACA oder beim Lichen sclerosus) einen Borrelien-Erregernachweis oder eine PCR-Untersuchung versuchen, aber auch aus Urin, Liquor oder Blut. Ist dies jedoch nicht möglich, weil z. B. kein EM auftrat oder weil sich keine anderen borrelienverdächtigen Hautveränderungen entwickelt haben, wird es mit fortschreitender Erkrankungsdauer immer schwieriger, den geforderten Erregernachweis zu erbringen. Es bleiben dann nur die indirekten Methoden übrig, die so viele Interpretationsunsicherheiten mit sich bringen, dass sehr viele Infizierte nicht als solche erkannt werden.

IgM- und IgG-Antikörper

In den ersten vier Wochen nach einer Borrelieninfektion ist noch nicht mit einer messbaren Entwicklung von spezifischen Eiweißkörpern (Antikörpern = AK) gegen die Borrelienantigene zu rechnen, auch wenn zu diesem Zeitpunkt möglichst schon antibiotisch behandelt werden sollte. Die Entscheidung für oder gegen eine Antibiotikumtherapie muss also in erster Linie klinisch fallen, unter Berücksichtigung der Infektionswahrscheinlichkeit. »Klinisch« bedeutet, dass über eine weitere Behandlung entschieden wird nach den Befunden, die man bei der körperlichen Untersuchung erheben kann, wie auch nach den Symptomen, die der Patient bei sich beobachtet und von denen er im Gespräch berichtet.

Diese Infektionswahrscheinlichkeit richtet sich nach den Kriterien, die im Kap. 3 im Abschnitt »Wie kann man sein persönliches Infektionsrisiko abschätzen?« genannt sind.

Die erste messbare Immunantwort nach dem Kontakt mit einem Borrelienantigen ist nach etwa drei bis vier Wochen das Immunglobulin M (IgM). Eine Untersuchung auf spezifische Antikörper *vor* dieser 4-Wochen-Frist ist zum Beweis einer frischen Infektion also völlig unnötig und kann eine kurz zuvor erfolgte Infektion weder beweisen noch ausschließen! Lediglich Rückschlüsse auf eine bereits früher erfolgte Infektion lassen sich ziehen, wenn sich zu diesem frühen Zeitpunkt z. B. schon Borrelien-IgG-Antikörper messen ließen.

Normalerweise sinkt der IgM-Titer nach circa sechs Monaten und kann dann nicht mehr nachgewiesen werden. Bleibt das IgM aber länger mit erhöhtem Titer nachweisbar, ist dies bereits als Hinweis auf eine Chronifizierung der Erkrankung anzusehen. Andererseits bedeutet sein Verschwinden aber nicht immer, dass die Borrelieninfektion vom körpereigenen Abwehrsystem überwunden werden konnte. Erhöhte Borrelien-IgM-Antikörper können aber auch fälschlicherweise gebildet werden, z. B. bei einer Infektion mit EBV-Virus (s. a. S. 101 und Kap. 9, S. 156) oder bei einer aktiven systemischen Autoimmunerkrankung wie z. B. Lupus oder Sjögren-Syndrom.

Das Immunglobulin G (IgG) wird sogar erst vier bis acht Wochen nach einem Kontakt mit Borrelienantigenen gebildet und verschwindet in der Regel wieder nach zwölf Monaten, wenn zwischenzeitlich keine weitere Stimulierung durch Borrelienantigene stattfand.

Die Bildung von IgM- und IgG-Antikörpern auf Borrelienantigene nennt man auch *Serokonversion*, die anzeigt, dass das Immunsystem spezifische Antikörper zur Abwehr von Borrelien gebildet hat, ein Kontakt mit Borrelien also vorher stattgefunden haben muss. Trotz vorhandener Antikörper ist man aber nicht – wie bei anderen Infektionskrankheiten – vor einer erneuten Borrelieninfektion geschützt.

Die Labortests auf IgM- und IgG-Antikörper gegen Borrelienantigene erfolgen üblicherweise mit dem sogenannten ELISA-(*E*nzyme-*L*inked-*I*mmuno-*S*orbent-*A*ssay-) oder EIA-(*E*nzyme-*I*mmuno-*A*ssay-)Testverfahren. Jedoch hat jedes Labor jeweils andere Normwerte entsprechend dem von ihm verwendeten Testkit. Aus diesem Grund sind derzeit die Laborergebnisse von einem Labor mit denen eines anderen nicht direkt vergleichbar.

Nur zur Illustration dieser Situation sei erwähnt, dass derzeit in Deutschland Testkits von 17 (!) verschiedenen Anbietern verwendet werden und jedes davon aus jeweils anderen Antigenmischungen zusammengestellt sein kann. In manchen amerikanischen Testkits sind nicht einmal die drei häufigsten in Deutschland vorhandenen Borrelienspezies vertreten!

Diese ELISA/EIA-Untersuchung gilt als erste Stufe im seit 2001 vorgeschriebenen Laborscreeningverfahren bei der Frage, ob überhaupt eine Borrelieninfektion stattgefunden hat oder nicht. Das Stufenprogramm wurde nach den Richtlinien der IDSA (*In*fectious *D*iseases *S*ociety of *A*merica) auch bei uns von den medizinischen Fachgesellschaften als verbindlicher Standard festgelegt und gilt für alle gesetzlich versicherten Patienten.

Wenig Bedeutung als differenzierter Test für die Borreliose hat heute der indirekte Hämagglutination Assay (IHA), der global IgM- und IgG-Antikörper gegen Borrelien erfasst, so dass bei einem positiven Ausfall noch weiter differenziert werden muss. Auch der indirekte Immunfluoreszenz Assay (IFA) wird eher selten verwendet, kann aber als weitere Testmethode zur Überprüfung unklarer Testergebnisse der zuerst verwendeten Tests herangezogen werden.

Immunoblot- oder Westernblot-Untersuchungen

Die zweite Stufe im serologischen Screeningprogramm ist der Immunoblot oder auch Westernblot, der derzeit nach den Richtlinien der Kassenärztlichen Vereinigungen nur gemacht werden soll, wenn die »erste Stufe«, d. h. die IgM- und IgG-Antikörper im ELISA/EIA-Test, erhöht nachweisbar war. Man verwendet für die Testung entweder Vollantigene aus Reinkulturen von Borrelienstämmen oder gentechnisch hergestellte hochgereinigte und eindeutig definierte Borrelien – spezifische Proteine, die auf eine Blotmembran aufgetragen wurden und mit den Antikörpern (IgM/IgG) des Patientenblutes reagieren. Nach der Antigen-Antikörper-Reaktion ergeben sich durch die Auftrennung der Proteine in einem elektrischen Feld (Elektrophorese) die für den jeweiligen Patienten *nachweisbaren borrelienspezifischen Banden.* Durch diesen Test soll die erste Teststufe, nämlich das positive Ergebnis der Antikörpertestung, bestätigt werden. Deshalb heißt der Immunoblot auch Bestätigungstest.

Durch die Analyse des gefundenen Antikörpermusters lässt sich Näheres über das ungefähre »Infektionsalter« aussagen. Denn es gibt typische »frühe« und »späte« Banden, so dass das Ergebnis Auskunft darüber geben kann, wie lange in etwa die Infektion mit Borrelien schon besteht.

Zum Beispiel kann eine frische Infektion angenommen werden, wenn im IgM-Blot neben dem unspezifischen p41 (Flagellin) als spezifische Banden das OspC und das VlsE vorhanden sind, die erst *nach* einem Borrelienkontakt von einem Wirt gebildet werden können. Für eine schon länger bestehende Infektion spricht, wenn im IgG-Blot z. B. p18, p31, OspA, BmpA/p39 und p83/100 gefunden werden. Je »breiter« das Bandenmuster ist, d. h., je mehr spezifische Banden nachweisbar sind, desto länger besteht die Infektion bereits und desto reaktionsstärker ist auch das Immunsystem.

Da der *Immunoblot-Test* andere Borrelienantigene prüft als der ELISA-Test, sollte er entweder *immer zusammen mit dem ELISA* angefordert werden (oder statt des ELISA, wenn Kosten gespart werden sollen, da er empfindlicher ist). Dies scheitert aber an dem derzeit bundeseinheitlich verbindlich vorgeschriebenen Stufenprogramm, das es den Kassenärzten erst *nach* einem positiv ausgefallenen ELISA-Suchtest »erlaubt«, für ihre gesetzlich versicherten Patienten eine Immunoblot-Untersuchung zu veranlassen.

Der LTT – Lymphocytentransformationstest

Eine weitere immunologische Untersuchung, die die Immunantwort der T-Lymphocyten auf einen Borrelienantigen-Kontakt misst, ist der sogenannte *L*ymphocyten*t*ransformations*t*est (LTT). Er hat in der Frühphase der Erkrankung den unschätzbaren Vorteil, dass er als einziger Bluttest *bereits 10 (!) Tage* nach erfolgtem Borrelienkontakt die Reaktion der T-Lymphocyten auf die Borrelienantigene abbildet. Er testet gegen die Antigene der drei häufigsten Borrelienspezies und das Oberflächenantigen OspC, so dass er damit der Laborwert ist, der *als erster* die zelluläre Abwehrreaktion gegen die Borrelien anzeigt. *S*timulations*i*ndizes (SI) von mehr als 3,0 zeigen eine positive Testreaktion an, d.h., sie weisen eine zuvor erfolgte Borrelieninfektion durch die Reaktion der T-Lymphocyten nach. Der Test ist durch Interferonzugabe seit 2001 nochmals verbessert worden und hat heute eine hohe Genauigkeit und Aussagekraft. Es dauert allerdings eine Woche, bis er ausgewertet werden kann. Er ist wissenschaftlich (noch) nicht ausreichend anerkannt und ist deshalb seit Juli 2007 auch keine Kassenleistung mehr, sondern gilt als sogenannte »IGeleistung«. Eine IGeleistung ist eine *i*ndividuelle *Ge*sundheits*l*eistung, die von den Krankenkassen momentan nicht übernommen wird, der Patient muss sie selbst bezahlen. LTT-Untersuchungen in der Allergiediagnostik werden allerdings von den dermatologischen Fachgesellschaften empfohlen und sind deshalb auch weiter im Katalog der Kassenleistungen enthalten.

Der Borrelien-LTT bleibt so lange positiv, solange durch die Borrelien noch T-Memory-Lymphocyten im Körper des Wirtes aktiviert werden. Dies macht ihn auch im späteren Krankheitsstadium zu einem wertvollen *Verlaufslaborwert.* Denn er ist gut verwendbar zur Aktivitätskontrolle *nach* antibiotischer Therapie. Allerdings sollte er erst vier Wochen nach dem Ende der Antibiose veranlasst werden, damit eine ausreichende Anzahl neuer, unstimulierter T-Lymphocyten gebildet werden konnte. Er ist aber auch geeignet zum Nachweis eines Krankheitsschubes bei einer chronisch-rezidivierenden Verlaufsform der Borreliose.

Weitere Möglichkeiten, Borrelien nachzuweisen

Die folgenden *direkten* Borreliennachweismethoden werden nur selten angefordert, und wenn, zeigen sie auch nur gelegentlich positive Ergebnisse, obwohl sie den sichersten Infektionsbeweis darstellen. Zu diesen Methoden zählen:

Die kulturelle Anzüchtung

Die mikroskopische Darstellung der nativen, nicht gefärbten und fixierten Borrelien im Dunkelfeldmikroskop erfolgt nach der Langzeitkultivierung im Labor.

Die Erregermenge für diese Methode ist aber meist zu gering, und es gibt auch zu wenige Labore, die sich mit dieser Nachweismethode befassen.

Der PCR-Test – Polymerasekettenreaktion

Die *P*olymerase *C*hain *R*eaction (PCR) weist genetisches Material von Borrelien nach und kann aus Körperflüssigkeiten (Blut, Liquor, Gelenkerguss, Urin) sowie aus Gewebeproben (z.B. Haut- oder Synoviabiopsien) gewonnen werden. Vor allem von Hautbiopsien aus einem Erythema-migrans-Randbereich oder aus einem durch eine Acrodermatitis oder Lichen sclerosus veränderten Hautbereich lassen sich Borrelien (und/oder Ehrlichien/Anaplasmen) auch in einem späten Krankheitsstadium oft noch sicher nachweisen. Solange durch die PCR genetische Substanz von Borrelien nachgewiesen werden kann, d.h. das PCR-Ergebnis positiv ist, so lange ist auch die Borreliose noch aktiv. Es wird eine »Abklingzeit« von maximal drei Wochen angenommen, in der das Immunsystem normalerweise die Erreger-DNA abräumt, so dass eine (noch) positive PCR bestätigen kann, dass lebende Erreger bis drei Wochen vor der Gewebe- oder Körperflüssigkeitsentnahme im Organismus vorhanden waren.
Leider werden diese hochspezifischen »beweisenden« Untersuchungen in der täglichen Praxis von Ärzten derzeit zu selten angefordert, obwohl sie mit Kosten weniger als 50 Euro nicht allzu teuer sind und sich dadurch eine Borrelieninfektion mit großer diagnostischer Sicherheit nachweisen ließe. Im Anhang finden Sie einige Laboradressen, die PCR-Untersuchungen durchführen können.

Einige Fallstricke bei der Beurteilung von Laborergebnissen

Für medizinisch Interessierte

Falsch positive Borrelien-IgM-Titer können durch Kreuzreaktivitäten entstehen, d. h., derartige IgM-Antikörper – vor allem gegen OspC – werden auch gebildet, wenn eine Infektion mit bestimmten lymphotropen Viren wie z. B. dem Varicella-Zoster-Virus, dem Cytomegalievirus, dem Herpesvirus oder dem Epstein-Barr-Virus (dem Erreger der Mononukleose resp. des Pfeifferschen Drüsenfiebers, das auch Kissing disease genannt wird) vorliegt. Denn lymphotrope Viren aktivieren die Lymphocyten, und so kann eine frische Borrelieninfektion vorgetäuscht werden. Es gibt auch Kreuzreaktionen mit anderen Bakterien wie z. B. mit dem Treponema pallidum, der Borrelia recurrentis, Leptospiren oder mit Enterokokken und Pneumokokken.

Ein positiver Rheumafaktor kann ebenso wie eine systemische Autoimmunerkrankung mit ANA-Erhöhungen (z. B. Sjögren-Syndrom, rheumatoide Arthritis oder Lupus erythematodes) für ein Ansteigen des IgM-Titers verantwortlich sein, was bei der Beurteilung von Laborergebnissen immer mitberücksichtigt werden muss. In all diesen Fällen kommt es aber nie zur Bildung von IgG-Antikörpern!

Abgeschwächte IgM-Antikörper-Titer können andererseits durch eine sehr frühzeitig durchgeführte antibiotische Behandlung entstehen, durch eine Chemo- oder Strahlentherapie, eine Immunschwäche (HIV) oder durch die Verabreichung von Medikamenten in der Frühphase, die das Immunsystem abschwächen (sogenannte Immunsuppressiva). Dazu gehören Cortisonpräparate in jeder Darreichungsform wie Tabletten oder Spritzen in Muskeln oder Gelenkbinnenräume (nicht jedoch Cortisonsprays oder Augentropfen). Wenn z. B. ein größeres oder atypisches Erythema migrans für eine allergische Reaktion gehalten wird oder sich eine allergische Reaktion entwickelt, weil ein Medikament nicht vertragen wurde, und man deshalb »antiallergisch« mit Cortisoninjektionen behandelt wird, kann dies langfristig für den Patienten fatale Folgen haben. Seine immunologische Antwort wird dadurch möglicherweise so stark abgeschwächt, dass auch im späteren Borreliosekrankheitsverlauf die Laboruntersuchungen immer negativ ausfallen und deshalb seine diversen Krankheitssymptome nicht mehr einer Borreliose zugeordnet werden (können). Ein genereller oder isolierter Immunglobulinmangel lässt ebenfalls keine Antikörperbildung zu. Eine sehr intensive UV-Bestrahlung der Haut – z. B. ein Sonnenbad am Meer oder Skifahren in großer Höhe – kann sich ebenfalls immunschwächend auswirken mit der Folge einer immunologischen Funktionsstörung.

Dies sind nur einige Beispiele, die die schwierige Situation verdeutlichen sollen, die bei der Interpretation von Laborbefunden auftreten können.

BEACHTEN SIE:

Jeder, der eine am Körper festgesogene Zecke hatte oder eine Vielzahl von zunächst unerklärlichen Symptomen ab einem bestimmten Zeitpunkt an sich beobachtet, sollte sich auf Borrelien-Antikörper untersuchen lassen.

Zeigt dieser Test keine erhöhten Antikörpertiter, sollte ein Borrelien-Immunoblot angeschlossen werden.

Ist auch dieser negativ, bestehen aber weiter deutliche Verdachtsmomente für eine aktive Borreliose, sollte ein LTT veranlasst werden.

Nur wenn auch dieser negativ ausfällt, kann zunächst ohne antibiotische Therapie abgewartet werden.

Bestehen aber die Beschwerden fort, sollte zu einem späteren Zeitpunkt die dreistufige Diagnostik wiederholt werden, da auch eine vorübergehende Immunschwächung Ursache einer negativ ausgefallenen Serologie sein kann. Entscheidend für das Vorgehen ist immer das klinische Bild und der sich daraus ergebende Verdacht auf das Vorliegen einer (noch) aktiven Borrelieninfektion!

Die Liquoruntersuchung im Frühstadium

Eine Untersuchung des sogenannten Nervenwassers (Liquors) durch Absaugen einer kleinen Flüssigkeitsmenge aus dem Liquorraum im Bereich der unteren Lendenwirbelsäule (lumbale Liquorpunktion) ist immer dann angeraten, wenn sich bereits im Frühstadium der Infektion neurologische Symptome wie z.B. eine Facialisparese oder ein Bannwarth-Syndrom entwickeln (s.a. Kap. 10, S. 178).

Für medizinisch Interessierte

Die Borrelien-Antikörper-Bildung beginnt innerhalb des abgeschlossenen Nervenwasseraumes (des intrathekalen Liquorraumes) bereits ab der zweiten Woche nach der Infektion. Um eine klare

Aussage machen zu können, müssen immer zeitgleich Serum und Liquor entnommen werden und beides auf Borrelien-Antikörper untersucht werden. Die Ergebnisse werden zueinander in Beziehung gesetzt in Form eines Quotienten, der dann den sogenannten Liquor-Serum-Antikörper-Index (AI) ergibt. Werte > 1,5 sind auffällig, > 2 sicher pathologisch und deuten auf eine im Liquorraum eigenständig erfolgende sogenannte intrathekale Produktion von Borrelien-Antikörpern hin.

Weiterhin würde man bei einer akuten Neuroborreliose eine Zellzahlvermehrung mit Zellzahlen zwischen 3 und max. 900 Zellen/µl, in der Regel 100–300 aktivierte Lymphocyten/µl (eine sogenannte lymphoplasmazelluläre Liquorpleocytose) erwarten. Es kommt auch zu einer Eiweißvermehrung von 500 – 800 mg/l, gelegentlich sogar bis zu 1000 mg/l (Norm < 450 mg/l).

Durch die Entzündung besteht in der Regel eine deutliche Blut-Hirn-Schranken-Störung, die ihren Ausdruck findet in einem erhöhten Albuminquotienten (> 0,3 g/l). Die Liquor-Glucosewerte sind in der Regel um mehr als 50 Prozent niedriger als die zeitgleich abgenommenen Blut-Glucosewerte (meist < 4,8 mmo/l).

Auch eine positive PCR-Untersuchung auf Borrelien-DNS oder eine erfolgreiche kulturelle Anzüchtung von Borrelien aus dem Liquor, was nur sehr selten gelingt, würde als Beweis für eine frühe Neuroborreliose gelten.

Je länger aber eine Borrelieninfektion besteht, desto weniger wahrscheinlich ist bei einer Beteiligung des Zentralnervensystems eine derartige typische Liquorveränderung. Ein unauffälliges Liquorergebnis Monate oder Jahre nach der Borrelieninfektion bedeutet deshalb nicht, dass keine Neuroborreliose vorliegt!

Diese Tatsache ist Ärzten, die mit chronisch kranken Borreliosepatienten arbeiten, längst bekannt. Denn bei sehr vielen an neurologischen Symptomen und Defiziten leidenden Patienten, die seit vielen Jahren eine Borreliose haben, liegen – leider – unauffällige Liquorbefunde vor.

Das führt derzeit fast regelhaft dazu, dass von den untersuchenden Ärzten eine Neuroborreliose ausgeschlossen wird, da die Leitlinien der neurologischen, pädiatrischen und infektiologischen Fachgesellschaften einen positiven Liquorbefund für die Diagnose einer Neuroborreliose fordern. Dies gilt auch, wenn die klinischen Symptome eindeutig auf eine Beteiligung des Nervensystems durch die Borrelieninfektion hinweisen.

Untersuchungsergebnisse des Robert-Koch-Institutes aus mehreren Jahren (Epidemiologisches Bulletin 38/2007) bestätigen aber eindrücklich, dass bei einer klinisch eindeutigen Neuroborreliose in der Mehrzahl der Fälle nicht die derzeit geforderten typischen Liquorveränderungen vorliegen.

In dieser retrospektiven Studie stellte sich nämlich heraus, dass von 799 klinisch sicher diagnostizierten frühen Neuroborreliosefällen die Liquorbefunde nur bei 5 (!) Prozent sowohl eine Pleocytose als auch eine intrathekale Borreliose-Antikörper-Bildung oder eine positive Borrelien-PCR aufwiesen. Dies wird aber für alle Neuroborreliosefälle nach den Leitlinien gefordert, wenn sie als solche anerkannt werden wollen. Ein erhöhter intrathekaler Borrelien-Antikörperindex fand sich in dieser Studie auch nur bei lediglich 29 Prozent der Neuroborreliosepatienten.

Dies entspricht den Erfahrungswerten vieler Ärzte, dass sich bei nur etwa 20–30 Prozent der Borreliosepatienten mit neurologischen kognitiven oder psychischen Symptomen typische Liquorveränderungen finden lassen.

Wenn man also die offiziellen, immer noch gültigen Leitlinien der medizinischen Fachgesellschaften als Maßstab zugrunde legt, die für die Ärzte Empfehlungscharakter für Therapieentscheidungen haben, würden derzeit rund 75–95 Prozent (!) aller an (früher) Neuroborreliose Erkrankten bei alleiniger Berücksichtigung der Liquorergebnisse als Entscheidungsgrundlage nicht als infiziert anerkannt und damit auch nicht behandelt werden.
Deshalb dürfen zur Diagnosestellung einer behandlungsbedürftigen (Neuro-)Borreliose nicht nur Serologie und Liquor herangezogen werden, sondern als wichtigstes Diagnosekriterium sollten die Anamnese und die Befundkonstellation der Beschwerden und Behinderungen des Patienten wie z.B. Lähmungen, Störungen der Sinnesorgane oder des Gleichgewichtes u.v.m. gelten.
Die Diagnose einer Neuroborreliose darf deshalb – wenn eine entsprechende Anamnese (Zeckenstich, EM) vorliegt – weder bei negativem Ausfall der Liquoruntersuchung verworfen werden, noch sollte ohne klinische Symptome nur aufgrund eines erhöhten Borrelientiters im Blut oder Liquor antibiotisch behandelt werden. Denn Antikörper können im Körper auch dann noch einige Zeit nachweisbar bleiben, wenn das Immunsystem schon mit dem Erreger fertig geworden ist. Sie werden allerdings über die Zeit abgebaut, wenn keine erneute Stimulierung durch Borrelienantigene mehr erfolgt.

BEACHTEN SIE:

Sprechen Sie mit Ihrem Arzt, wenn Symptome bestehen, die für eine Borreliose typisch sind bei einer entsprechenden Vorgeschichte mit Zeckenstich und/oder einer Wanderröte. Sie müssen ausreichend lange und hoch genug dosiert antibiotisch behandelt werden, auch wenn keine typischen Antikörper im Liquor oder Serum nachweisbar sind!

Antibiotische Therapie der Frühborreliose

Die folgenden Therapieempfehlungen zur Früh- wie auch Spätborreliose (s. a. Kap. 14) geben meine persönlichen Erfahrungen bei der Behandlung dieser Infektionskrankheit wieder. Sie erheben keinen Anspruch auf Allgemeingültigkeit oder definitive Richtigkeit, denn gerade in der Therapie ergeben sich immer wieder neue Gesichtspunkte. Die Therapievorschläge wurden nach bestem Wissen mit größtmöglicher Sorgfalt zusammengestellt, sollen aber für Patienten keine Selbstmedikation begründen und für Ärzte nur eine Information über mögliche Behandlungswege aufzeigen. Jedwede Haftung der Autorin für u.U. nachteilige Folgen der empfohlenen Therapien ist deshalb ausgeschlossen.

Der wichtigste Punkt bei der Auswahl der Antibiotika ist, dass sie sich immer nach dem Stadium der Erkrankung richten muss. Die Wirkungsweise des Antibiotikums auf die Bakterien sollte immer dem Krankheitsstadium entsprechen. Das bedeutet, dass im Frühstadium bakterizide Penicilline und Cephalosporine sowie die Tetracycline wirksam sind, im Spätstadium aber nur noch intrazellulär angreifende Antibiotika wie Makrolide, Metronidazol, Hydroxychloroquin und auch die Tetracycline zum Einsatz kommen sollten.

Mehrere Gruppen von Antibiotika zur Therapie der Frühborreliose zur Auswahl zu haben, ist vor allem dann wichtig, wenn bereits Allergien bestehen – häufig bestehen z.B. Vorsensibilisierungen gegenüber der Gruppe der Penicilline – oder Unverträglichkeiten wie Übelkeit und Sonnenlichtallergien unter der Einnahme von Tetracyclinen.

Im Frühstadium der Borreliose sind die Spirochäten noch in ihrer vermehrungsfähigen Spiralform im Blut für viele Antibiotika erreichbar. Allerdings gibt es über die Dauer dieser »Blutphase« keine genauen Angaben. In Tierversuchen waren bereits nach nur wenigen *Stunden* Borrelien im Gehirn und in verschiedenen Körpergewebezellen nachweisbar. Daher ist eine längere Aufenthaltszeit der Borrelien in Spirochätenform im (Menschen-)Blut auch eher unwahrscheinlich.

Sehr wirksam im Frühstadium der Borreliose ist die Gruppe der *Tetracycline*, zu denen das Doxycyclin, das Minocyclin und das Tetracyclin selbst zählen. Diese sind die *Mittel der ersten Wahl bei der Frühborreliose*, da sie sowohl bei den Borrelien als auch bei den eventuell zusätzlich vorhandenen intrazellulären Co-Infektionen wie z.B. den Mycoplasmen, Coxiellen, Rickettsien, Chlamydien und den Ehrlichien (nach neuer Bezeichnung »Anaplasmen«) wirksam sind. Am besten liquorgängig ist von den Tetracyclinen das Minocyclin (40 Prozent (!) des Minocyclins tritt in den Liquorraum über), weniger gut das Doxycyclin und leider gar nicht das Tetracyclin.

Da sich nach der Infektion des Menschen ein Teil der Borrelien sehr schnell in Endothelzellen, Fibroblasten und andere Körperzellen zurückzieht, sind die im Zellinneren wirksamen Antibiotika wie die *Makrolide* sowohl in der Frühphase wie auch in allen weiteren Krankheitsstadien sinnvoll. Aber alle Makrolide sind nicht liquorgängig, d. h., sie durchdringen die Blut-Hirn-Schranke nicht. Sie sind aber gut geeignet als Alternative, wenn jemand z. B. gegen Betalactam-Antibiotika allergisch ist.

Bestimmten Patientengruppen, wie z. B. *Kinder unter neun Jahren* oder *Schwangere und Stillende,* sollten *keine Tetracycline* verordnet werden. Man sollte in diesen Fällen auf Amoxicillin ausweichen.

Amoxicillin ist jedoch nicht liquorgängig und führt relativ häufig zu allergischen Reaktionen an der Haut (kleinfleckiges Penicillin-Exanthem). Außerdem kann es die Krampfschwelle senken, was bei fiebernden Kindern zu epileptischen Anfällen führen kann.

Das früher empfohlene *Erythromycin*, das als Ausweichmittel für Kinder und Schwangere galt, sollte heute nicht mehr zum Einsatz kommen, da es sich in Laboruntersuchungen, in sogenannten In-vitro-Studien, als nicht ausreichend wirksam gegen die Borrelien erwiesen hat.

Die Gruppe der *Betalactam-Antibiotika* (dazu zählt das Amoxicillin, das Cefuroxim-Axetil und das Penicillin G) sowie die nur intravenös verabreichbaren *Cephalosporine der 3. Generation* Ceftriaxon (z. B. Cefotrix, Rocephin) oder Cefotaxim (z. B. Claforan) sind ebenfalls in der Frühphase gut wirksam. Denn diese wirken hemmend auf die Zellwandsynthese (Mureinsynthese) der Borrelien ein und verhindern so die Vermehrung der Bakterien, d.h., sie sind sekundär bakterizid. Während Amoxicillin nicht liquorgängig ist, sind die intravenös zu verabreichenden Cephalosporine dann gut liquorgängig, wenn eine akute Entzündung des Liquorraumes vorliegt und die Blut-Hirn-Schranke dadurch durchlässiger geworden ist (z.B. finden sich bei einer Meningitis im Liquor 17 Prozent der Blutserumkonzentration des Ceftriaxons).

Wann ist die Behandlung der Borreliose mit Cephalosporinen der 3. Generation (Ceftriaxon, Cefotaxim) sinnvoll?

In der *Frühphase* der Erkrankung, wenn noch vermehrungsfähige Borrelien in Spirochätenform, d.h. mit einer Zellwand, im Blut und/oder Liquorraum anzunehmen sind *und* wenn eine deutliche entzündliche Reaktion vorliegt mit erhöhter Durchlässigkeit der Blut-Hirn-Schranke wie bei allen akuten Neuroborreliosen.

Klinisch zeigen sich diese z.B. als Hirnnervenlähmungen (Facialislähmung u.a.), als Bannwarth-Syndrom, in ausgeprägten kognitiven oder psychischen Störungen. Aber auch bei akuten Reizleitungsstörungen des Herzens (z.B. AV-Block II.–III. Grades und neu aufgetretene Herzrhythmusstörungen) sowie einer Herzmuskelschwäche (Kardiomyopathie) wird Ceftriaxon empfohlen.

Die Entscheidung für Ceftriaxon sollte nach den *klinischen Beschwerden* getroffen werden, und nicht (allein) nach dem Ergebnis eines Liquorbefundes, der im Frühstadium nicht immer typisch entzündlich verändert ist (s.o.). In allen späteren Krankheitsstadien sollte Ceftriaxon nicht als Mittel der ersten Wahl

gelten, da es ein breites Nebenwirkungsspektrum hat und nicht intrazellulär wirksam ist.
Es sollte auch dann antibiotisch behandelt werden, wenn nur aufgrund der Vorgeschichte – wie z. B. des Auftretens einer Borreliose-»Grippe« nach vorherigem Zeckenkontakt – angenommen werden kann, dass eine Infektion erfolgt ist. Vier bis sechs Wochen später kann durch eine serologische Untersuchung versucht werden, die Borrelieninfektion nachzuweisen. Bei der Beurteilung der Serologie ist dann aber stets zu bedenken, dass durch die zuvor erfolgte Antibiotikumtherapie die Antikörper-(AK-)Entwicklung unvollständig geblieben sein kann und z. B. gar keine IgG-AK-Bildung mehr erfolgt.
Die Therapie sollte in diesem frühen Stadium für mindestens 30 Tage durchgeführt und möglichst umgehend nach Diagnosestellung begonnen werden. Denn nur die ausreichend lange und hoch genug dosierte Antibiotikumtherapie gibt auch den Infizierten mit einem schwächeren Immunsystem eine gewisse Sicherheit, die Borrelien effektiv an ihrer Vermehrung zu hindern. Die klinische Erfahrung lehrt außerdem, dass es meist in vierwöchigen Intervallen zu einer klinischen Verschlechterung kommt, so dass eine Antibiose mindestens diesen Zeitraum umfassen sollte.
Bei anderen Erkrankungen mit Erregern, die sich ähnlich langsam vermehren wie die Borrelien, die ja eine Generationszeit von mehr als 10–20 Stunden haben, sind monatelange Behandlungen mit Antibiotika schulmedizinisch fest etabliert. Dies gilt z. B. für die Tuberkulose (die Generationszeit des Mycobacteriums beträgt 36 Stunden!), die in der Regel 1½ Jahre behandelt werden muss, für die Lepra und auch für die Syphilis. Gerade diese ebenfalls durch eine Spirochäte ausgelöste Erkrankung ist klinisch sehr ähnlich verlaufend (s. a. Kap. 5, S. 75) und benö-

tigt entsprechend ihrem Stadium auch wiederholte antibiotische Behandlungen. Nur für die Borreliosebehandlung soll eine Behandlungsdauer von 10 bis maximal 28 Tage für eine »sanierende« (= gesund machende) Behandlung ausreichen ...?

Folgende Therapieempfehlungen

lassen sich für das frühe Borrelioseinfektionsstadium ableiten, das sich

- mit oder ohne Wanderröte,
- mit oder ohne Lymphocytom und
- mit oder ohne mehrtägige grippale Symptome (mit und ohne Fieber)

zu erkennen geben kann. Die nachfolgend empfohlenen Tagesdosen gelten für Erwachsene. Dosierungen für Kinder sind entsprechend dem jeweiligen Körpergewicht zu berechnen.

Betalactam-Antibiotika

1. Amoxicillin 1000 mg 3 × 1 oral
(bei Kindern 50 mg/kg Körpergewicht)
Der Amoxicillin-Blutspiegel kann erhöht werden durch die gleichzeitige Gabe von Probenecid, da sich dadurch die Ausscheidung des Amoxicillins verlangsamt, d.h.
Amoxicillin 1000 mg 2 × 1 und Probenecid 500 mg 2 × 1.
Vorsicht mit Amoxicillin, wenn eine Epstein-Barr-Virus-Co-Infektion besteht, denn dann kommt es zu einem masernähnlichen Hautausschlag.

Eine Kombination von Amoxicillin mit Clavulansäure ist nicht zu empfehlen, da Borrelien nach unserem derzeitigen Wissen keine Beta-Lactamasen bilden (d. h., die Kombinations-Antibiotika Augmentan, Amoxiclav oder Amoclav sind in der Borreliosetherapie aller Wahrscheinlichkeit nach entbehrlich).

2. **Cefuroxim-Axetil** 2(–4) × 500 mg, max. 2500 mg (z. B. Cefuroxim, Cefuhexal, Cefurax, Elobact u. a.)
bei Kindern 25 mg/kg Körpergewicht
Psychische Veränderungen können als Nebenwirkung auftreten (Unruhe, Verwirrtheit, Nervosität).

3. **Ceftriaxon** 1 × 2 g bis 2 × 2 g (max. Tagesdosis 4 g) i. v.
Da Ceftriaxon ausschließlich als Kurzinfusion (in der Regel 30 bis 60 Minuten) verabreicht werden kann, sollte sein Einsatz in der Frühphase besonderen klinischen Situationen vorbehalten sein, wie z. B. einer Wanderröte am Kopf wegen des höheren Risikos der Entwicklung einer Neuroborreliose, bei früh auftretenden neurologischen Symptomen wie z. B. einer halbseitigen Gesichtslähmung (N.-facialis-Parese) oder bei schweren kardialen Symptomen. Denn Ceftriaxon verursacht nicht zu selten auch ernsthafte Nebenwirkungen (s. a. Kap. 14, S. 246 ff.).
Es gibt zur Schonung des Magen-Darm-Traktes, insbesondere der Gallenwege, auch den Vorschlag, die Ceftriaxon-Behandlung »gepulst« durchzuführen, indem man nach 4 Tagen Infusionstherapie für 3 Tage (z. B. jeweils Freitag bis Sonntag) eine Therapiepause macht.

4. **Cefotaxim** 3 × 2(–4) g i. v.
Es ist alternativ bei denselben Indikationen wie Ceftriaxon einsetzbar, aber weit besser verträglich. Da es jedoch wegen seiner

kurzen Halbwertszeit 3 × täglich infundiert werden muss, ist dies aus logistischen Gründen meist nur stationär durchführbar.

5. Penicillin G 4 × 0, 5 Mio. IE (–1 Mio. IE) i.v. oder i.m. (z.B. Penicillin G 0,5 bzw. 1,0 Mega IE von Jenapharm)
Die max. Tagesdosis für Erwachsene beträgt 5 Mio.
(bei Kindern 50 000 IE/kg Köpergewicht pro Tag in 4–6 Einzeldosen i.v. oder i.m.)
Es sollte – neben Amoxicillin – vor allem bei frischen Infektionen in der Frühschwangerschaft zum Einsatz kommen.

6. Penicillin V 3 × 1,5 Mega oral (z.B. Penicillin V dura 1,5 Mega) ist weniger geeignet, da es nur zu 50 Prozent resorbiert wird, vor allem bei gleichzeitiger Nahrungsaufnahme. Es ist ein Ausweichpräparat.

Tetracycline

Doxycyclin 2 × 200 mg (nicht für Kinder unter 9 Jahren)

Minocyclin 2 × 100 mg (langsam aufdosieren in 50-mg-Schritten alle 3 Tage) hat mit 40 Prozent die beste Liquorgängigkeit von allen bekannten Antibiotika!

Tetracyclin 3 × 500 mg

Bei allen Tetracyclinen muss die gleichzeitige Aufnahme von Milch(produkten) und das UV-Licht wegen »Sonnenbrandgefahr« vermieden werden.

Makrolide

Clarithromycin 2 × 500 mg täglich

Azithromycin 500 mg 1 × täglich

Weitere Informationen zu den Medikamenten s. a. im Kap. 14.

AUF EINEN BLICK: Sinnvolle Maßnahmen in der Frühphase

1. Fotografieren Sie die festgesaugte Zecke und entfernen Sie sie so schnell und schonend wie möglich (gerade herausziehen).
2. Desinfizieren Sie die Einstichstelle mit Alkohol oder Jodtinktur/Betaisodona. Beginnen Sie ein Symptomtagebuch, in das alle körperlichen Veränderungen ab diesem Zeitpunkt eingetragen werden sollten.
3. Handelt es sich um einen Arbeitsunfall oder Wegeunfall, sollten Sie den Zeckenstich beim Arbeitgeber und bei der Berufsgenossenschaft (BG) melden.
4. Senden Sie die Zecke zur Untersuchung auf Borrelien-DNA (Ehrlichien und FSME-DNA) zur besseren Abschätzung des Infektionsrisikos in ein Zeckenlabor ein.
5. Da eine *sofortige* Antibiotikumtherapie (vorzugsweise mit Amoxicillin oder Doxycyclin) sinnvoll ist, insbesondere wenn sich juckende oder brennende Missempfindungen an der Zeckeneinstichstelle entwickeln oder sich grippale Allge-

meinsymptome zeigen, sollten Sie unbedingt einen Arzt aufsuchen.

Sollte die Zeckenuntersuchung einen Befall der Zecke mit Borrelien (u./o. Ehrlichien/Anaplasmen, FSME) bestätigen oder sich eine typische Wanderröte entwickeln, sollte die Antibiotikumtherapie für *mindestens 30 Tage* fortgeführt werden.

6. Eine aufgetretene Wanderröte sollten Sie ebenfalls immer wieder zur Dokumentation fotografieren, vor allem wenn der Zeckenstich während der Berufstätigkeit oder auf dem Hin- oder Heimweg von der Arbeit geschah.
7. Zur Sicherheit kann ab dem 10. Tag nach dem Zeckenstich ein Borrelien-LTT abgenommen werden. Fällt das Ergebnis positiv aus, sollte auch ohne Wanderröte und ohne deutliche grippale Symptome eine antibiotische Behandlung begonnen werden, da sich im LTT die zelluläre Reaktion des Immunsystems auf Borrelienantigene noch *vor der serologischen* Antikörper-Immunantwort des Infizierten zeigt.
8. Zusätzlich oder statt eines Borrelien-LTTs kann frühestens vier Wochen nach dem Zeckenkontakt ein ELISA/EIA-Test und/oder ein Immunoblot veranlasst werden, der nach erfolgter Borrelieninfektion erhöhte IgM- und eventuell auch schon IgG-Antikörper-Titer (meist aber erst nach 6 Wochen) nachweisen kann.
9. Im Immunoblot können sich sogenannte frühe spezifische Banden (z.B. OspC) zeigen, was die zuvor erfolgte Borrelieninfektion bestätigt.
10. Nach der 30-tägigen Antibiose sollte man circa vier Wochen warten und dann erneut einen Borrelien-LTT zur Therapiekontrolle veranlassen. Ist die Borrelieninfektion aus-

reichend behandelt, wird der LTT zu diesem Zeitpunkt dann wieder negativ geworden sein.

11. Ist der LTT jedoch weiter positiv und bestehen Beschwerden, sollte sich eine erneute Antibiose mit einem anderen Antibiotikumtyp anschließen. Das gewählte Antibiotikum sollte möglichst intrazellulär wirksam sein wie Makrolide oder Minocyclin. Das heißt: Nach einer erfolglosen Erstbehandlung sollten keine Betalactam-Antibiotika mehr genommen werden.

7.

Welche Krankheiten können von Schildzecken noch übertragen werden?

Die drei wichtigsten Schildzecken, wegen ihres Chitinpanzers auch Hartzecken genannt, sind der Gemeine Holzbock (Ixodes ricinus), die doppelt so große Schafzecke mit marmoriertem Rücken (Dermacentor marginatus) und die derzeit immer häufiger beobachtete dreimal so große Auwald-Zecke (Dermacentor reticulatus). Diese drei Zecken übertragen noch einige weitere für den Menschen gefährliche Erreger. Da ich mich auf Deutschland und seine Nachbarländer bei der Beschreibung der möglichen Krankheitserreger beschränken möchte, ist durch diese Zecken in unserer näheren Heimat die Übertragung folgender Erreger neben den Borrelien möglich: Frühsommer-Meningo-Enzephalitis (FSME), Ehrlichien/Anaplasmen, Bartonellen, Babesien, Francisella tularensis, Coxiella burnetii.
Die genannten Erreger können allerdings außer durch Zecken auch noch auf anderen Wegen in den menschlichen Organismus gelangen. Näheres dazu finden Sie bei der Beschreibung des jeweiligen Erregers.

Die Frühsommer-Meningo-Enzephalitis – FSME

Das FSME-Virus gehört zur Gruppe der Flaviviren, die nach der am häufigsten von dieser Virusart verursachten Erkrankung, dem Gelbfieber (lat. flavis = gelb), benannt wurden und die auch die Japanische Enzephalitis und das Denguefieber in Südostasien verursachen. Deshalb können FSME-ELISA-Ergebnisse nach einer Gelbfieberimpfung oder im Fall, dass jemand schon einmal eine andere Flavusvirus-Infektion durchgemacht hat, fälschlicherweise positiv ausfallen.

Die FSME-Viren vermehren sich in kleinen Waldnagern wie der Wald- und der Rötelmaus, die selbst aber nicht erkranken. Diese Mäuse haben sich in den letzten drei Jahren erheblich vermehrt. Dies ist eine Mitursache für die Zunahme der Zecken wie auch der Borrelien- und FSME-Infektionen.

Die FSME-Viren werden von der Zecke mit dem Blut des Nagers aufgenommen und vermehren sich dann in der Speicheldrüse. Beim nächsten Zeckenstich wird von der Speicheldrüse der Zecke das FSME-Virus wieder an kleine Waldnager weitergegeben, aber eben auch an den Menschen. Der Mensch kann – im Gegensatz zu den Kleinnagern – durch die Flaviviren schwer erkranken.

Die Zecken verbreiten aber gar nicht so viel FSME, wie immer wieder angenommen wird. Denn die Durchseuchung der Zeckenpopulation mit FSME-Viren ist trotz ihrer relativen Zunahme in den letzten Jahren selbst in den Naturherdgebieten gering. Nur 0,5–5 Prozent der Zecken sind FSME-infiziert. Im Gegensatz dazu sind aber mittlerweile schon 10–40 Prozent der Zecken mit Borrelien infiziert! Das bedeutet, dass nach dieser

Berechnung nur jeder 10 000. Stich einer Zecke zu einer FSME-Infektion führt – aber schon jeder 300. (!) zu einer Borrelien-infektion (Informationen des Robert-Koch-Instituts Berlin).

Für besonders Interessierte

Trotzdem stieg die Zahl der FSME-Erkrankungen in Deutschland in den vergangenen Jahren deutlich an. Waren es 1990 noch 44 Infektionsfälle pro Jahr, so nahm die Fallzahl 1995 bereits auf 200 zu und stieg im Jahr 2005 auf 432 und im Jahr 2006 auf 546 gemeldete Krankheitsfälle, davon 385 bis zur 35. Woche. Von diesen wurden in Deutschland 516 erworben und davon 87 Prozent in Baden-Württemberg und Bayern. Erstaunlicherweise fiel diese Zahl im gleichen Zeitraum, nämlich bis zur 35. Woche 2007 auf nur 181 Fälle, was zum einen wahrscheinlich der intensiven Impfwerbekampagne des Jahres 2007 zu verdanken ist, zum anderen aber auch den neuen Kreiszuordnungen für Falldefinitionen. Trotzdem ist die Gesamtzahl von 546 FSME-Fällen verschwindend gering im Verhältnis zu den geschätzten 160 000 Borrelioseneuerkrankungen pro Jahr. Oder wissenschaftlicher ausgedrückt, steht einer FSME-Inzidenz von 1,3/100 000 E (Einwohner) in den Jahren 2001–2005 in Deutschland eine Borrelien-Inzidenz von 100–140/100 000 E gegenüber. Hier gibt es allerdings eine große Dunkelziffer, denn für Borreliose fehlt in allen alten Bundesländern eine Meldepflicht, während für FSME nach § 6 Abs.1 Infektionsschutzgesetz (IfSG) eine namentliche (!) Meldepflicht für das Labor an das Gesundheitsamt besteht. Als Fall gilt, wenn ein Titeranstieg für FSME-IgM und -IgG beobachtet werden kann und gleichzeitig ein erhöhter Serum-Liquor-Antikörperindex besteht. 90 Prozent der Infektionen sind Freizeitinfektionen, da die gefährdeten Berufsgruppen in den

Risikogebieten von ihren Arbeitgebern routinemäßig FSME-geimpft werden. Die deutschen Impfstoffe schützen auch vor der östlichen FSME-Variante, der *R*ussian *S*pring *S*ummer *E*ncephalitis (RSSE).

Die Virusübertragung erfolgt *sofort* beim Stechvorgang der Zecke, da sich die Viren in den Speicheldrüsen der Zecken befinden, wo sie sich auch vermehren – im Gegensatz zu der Übertragung von Borrelien, die in der Regel erst nach einer stundenlangen Saugzeit erfolgen kann, da sie aus dem Magen erbrochen werden. Es gibt bis jetzt keinerlei Hinweise auf eine Übertragung von FSME durch Stechmücken, Bremsen, Flöhe oder Wanzen. Aber es gibt neben der Übertragung durch Zecken noch die Möglichkeit einer Infektion durch (unpasteurisierte) Rohmilch von Kühen oder Ziegen, die nach ihrer eigenen Infektion die Viren in großer Zahl auch über ihre Milch ausscheiden. Diese Gefahr besteht vor allem in Osteuropa, wo die Inzidenz für FSME auch um ein Vielfaches höher liegt als in Deutschland. In Westrussland und Westsibirien z.B. 50–100/100000 Einwohner.
Die Häufigkeit der FSME-Virus-Naturherde nimmt nach Westen zu stetig ab. Bis vor kurzem bildete Deutschland die »Westgrenze«, denn bisher gab es in England keine FSME-Fälle. Aber dies könnte sich durch die beobachtbare allgemeine Flaviviren-Zunahme ändern. Eine Landkarte von Deutschland über die geographische Verteilung der FSME-Viren wird nach den jeweils gemeldeten Krankheitsfällen vom Robert-Koch-Institut Berlin jährlich neu erstellt. Die aktuelle Version kann über *www.rki.de* im Internet jederzeit eingesehen werden. Derzeit treten immer noch mehr als 80 Prozent der FSME-Infektionen in Süddeutsch-

land auf, aber vereinzelte Fälle werden auch schon von Norddeutschland gemeldet.
Es gibt keine kausale, sondern nur eine symptomatische Therapie, wenn eine Infektion einmal eingetreten ist, aber es gibt seit 1976 eine gut wirksame Impfung für Erwachsene wie auch für Kinder. Die Impfung benötigt zu ihrer vollen Wirksamkeit 3 Impfdosen. Näheres zur individuellen Impfempfehlung bei einem erhöhten Infektionsrisiko und zu Impfabständen erfahren Sie beim Hausarzt, beim Apotheker sowie unter www.rki.de.
Die Impfung wird derzeit vom deutschen Referenzzentrum für Impffragen, dem Robert-Koch-Institut in Berlin (RKI) nur für die Menschen in den Hochrisikogebieten Deutschlands empfohlen, die häufig in der Natur sind und Kontakt zu Zecken haben könnten. Die Impfung ist eine Kassenleistung, da sie vom RKI derzeit empfohlen wird. Die Impfung wurde im Sommer 2007 von der Bevölkerung so häufig nachgefragt, dass zeitweise der Impfstoff ausgegangen war.
Klinische Beobachtungen an Borreliosekranken haben gezeigt, dass bei *bereits vorhandener aktiver Borreliose* eine FSME-Impfung heftige Schübe und eine nachhaltige Zustandsverschlechterung auslösen kann. Deshalb sollte unter Abwägung des deutlich geringeren Infektionsrisikos für FSME (s. o.) den *manifest* Borreliosekranken eher zur Zurückhaltung gegenüber dieser Impfung geraten werden.

Krankheitsbild der FSME

Die meisten FSME-Erkrankungen verlaufen milde, vor allem bei Kindern, und nur jeder dritte Infizierte zeigt Symptome einer »Sommergrippe«. Bei jedem fünften bis zehnten Infizierten ergibt sich eine Beteiligung des Nervensystems, was der Erkran-

kung ja den Namen (Frühsommer-)*Meningo-Enzephalitis* gab. Bei 30 Prozent der Erkrankten jedoch kommt es neben der Meningitis auch noch zu einer Beteiligung des Gehirnes, einer sogenannten Enzephalitis, die meist schwer verläuft und oft auch nicht folgenlos ausheilt. Etwa 1 Prozent dieser schwer Erkrankten verstirbt sogar. Gefährdet für schwerere Verläufe mit bleibenden Defiziten (Residualsymptomen) wie z.B. Lähmungen sind vor allem über 60-jährige Frauen. Viele mit schweren neurologischen Symptomen in der Akutphase sind danach bleibend behindert, da es keine kausale Therapie gegen den Virus nach der einmal erfolgten Infektion gibt.
Bei Kindern und jungen Erwachsenen läuft die FSME-Erkrankung meist milder ab, ähnlich einer leichten Hirnhautentzündung mit verstärktem Kopfschmerz.

Krankheitsverlauf der FSME

Die Erkrankung läuft in zwei Phasen ab: Nach der Infektion dauert es in der Regel 10–14 Tage, bis sich die grippeähnlichen Erstsymptome mit Fieber zeigen. Zu diesem frühen Zeitpunkt sind die spezifischen FSME-IgM-Antikörper schon nachweisbar – bei der Borreliose aber frühestens nach 4 Wochen. Danach bessert sich der Allgemeinzustand zunächst für einige Tage, bevor sich die nächste Krankheitsphase ankündigt mit hohem Fieber, Erbrechen und Kopfschmerzen. Auch eine Nackensteifigkeit als Ausdruck der meningitischen Reizung kann auftreten. Meist klingt diese Symptomatik nach ein bis zwei Wochen wieder ab, und die Krankheit ist völlig überwunden, was für weit über die Hälfte der Krankheitsfälle gilt. Nach durchgemachter Infektion *besteht eine lebenslange Immunität* durch die während der Krankheit entstandenen Antikörper gegen das FSME-Virus.

Nach einer Borrelioseerkrankung ergibt sich dagegen keinerlei Immunität.

Nachweismethoden

Der Nachweis einer FSME-Infektion kann durch serologische Untersuchungen von Blut und Liquor, aber auch durch PCR-Tests erfolgen. Es wird auch – wie bei der Borreliose – ein Serum-Liquor-Antikörper-Index bestimmt.

Bartonellose – die Katzenkratzkrankheit

Das Bakterium Bartonella gehört zur Gruppe der Rickettsien, die auch Menschen krank machen können. Es ist gramnegativ und obligat intrazellulär, d.h., es kann nur innerhalb der Zelle existieren. Es gibt mindestens neun verschiedene Spezies, von denen drei (Bartonella henselae, Bartonella bacilliformis und Bartonella quintana) für den Menschen gefährlich werden können.

Sie leben vorwiegend in den Gefäßwandzellen (Endothelzellen) – wie ja auch die Persisterformen der Borrelien – und zusätzlich noch in den Erythrocyten. Da sie auch die Hirngefäße befallen können, verursachen sie gelegentlich auch neurologische und psychiatrische Symptome. Das wird aber bisher kaum als Ursache für z.B. Kopfschmerzen oder depressive Verstimmungen in Erwägung gezogen.

Erst 1990 wurde Bartonella henselae als der Erreger der Katzenkratzkrankheit entdeckt. Die Durchseuchung der Hauskatzen mit diesem Erreger beträgt in Deutschland 13 Prozent, die von streunenden Katzen sogar 70 (!) Prozent. Aber auch Hunde können diesen Erreger übertragen, ebenso wie Katzenflöhe und auch die Zecke Ixodes, der Gemeine Holzbock. In den Zecken von Rehwild, die man 2006 untersuchte, fanden sich zu 70 Prozent Bartonellen. In der gleichen Untersuchung fanden sich auch zu 50 Prozent Borrelien und zu 40 Prozent Ehrlichien/Anaplasmen.

Das Krankheitsbild der Bartonellose

Wie der Name schon sagt, wird die Katzenkratzkrankheit vorwiegend durch Kratz- oder Bissverletzungen von Katzen auf den Menschen übertragen, aber auch durch deren Speichel. Besonders junge Katzen können – anscheinend sogar über intakte Haut – beim »Abschlecken« ihre Besitzer infizieren.

Am Infektionsort kommt es nach drei bis zehn Tagen zu einer rot-braunen Papel (erbsengroßes Knötchen) oder einem Eiterbläschen (Pustel) und einer sehr schmerzhaften, für die Krankheit charakteristischen Lymphknotenschwellung in der Nähe des Einstiches. Der Krankheitsverlauf ist abhängig von der Immunitätslage des Betroffenen. Kinder, Jugendliche und durch andere Erkrankungen (u. a. Borreliose) Immungeschwächte erkranken schwerer mit grippeartigen Allgemeinsymptomen, Fieber, Augen- und Nervenschmerzen. Die schmerzhaften Lymphknotenschwellungen können für mehrere Wochen bestehen bleiben.

Nach Untersuchungen aus der Schweiz nehmen die Infektionen von Zecken mit Bartonellen erheblich zu. Bei PCR-Untersuchungen in Zecken fanden sich dort mehr Bartonellen als Borrelien, und in den Niederlanden wurde schon 2002 eine

Zeckendurchseuchung mit Bartonellen von 60 Prozent festgestellt. Deshalb sollten bei schweren Borrelioseverläufen *Bartonellen immer mitgetestet* werden, da ihre Behandlung andere Antibiotika erfordert als die Therapie von Borrelien allein (s. a. S. 136).

Nachweismethoden

Die Diagnostik kann über serologische Untersuchungen aus Blut und Liquor erfolgen, aber auch durch einen PCR-Test, z. B. aus einer Lymphknotengewebeprobe.

Babesiose – die Hundemalaria

Babesien sind nur innerhalb einer Zelle (intrazellulär) lebensfähige *Einzeller* (Protozoen), die zur Ordnung der Piroplasmen gehören. Sie leben wie die Erreger der Malaria *in den Blutzellen,* und es existieren viele unterschiedliche Arten. In Europa werden sie von den verschiedensten Zeckenspezies auf jeweils nur ganz bestimmte Tiere oder den Menschen übertragen. Von Babesieninfektionen betroffen sind z. B. Kühe, Pferde, Schweine, Schafe, Hunde und Katzen – vor allem im Mittelmeerraum. Hunde und Katzen werden durch die Schafzecke Dermacentor marginatus, in letzter Zeit in Süddeutschland auch zunehmend von der Auwald-Zecke Dermacentor reticulatis mit *Babesia canis* infiziert. Die Babesiose heißt auch *Hundemalaria.*

Der Gemeine Holzbock überträgt in Europa die den Menschen krank machende Spezies *Babesia divergens* (lat. divergens =

sich verteilend) und *Babesia microti.* Zecken sind mit Babesia divergens zu 3,6 Prozent infiziert, mit Babesia microti sogar zu 5,4 Prozent (Prof. Hunfeld, Uni Frankfurt). Aus Österreich wurde 2005 eine Infektionsrate von Zecken mit Babesia ssp. von sogar 51 Prozent gemeldet.

Krankheitsbild der Babesiose/Piroplasmose

Zu Krankheitsbeginn kommt es – wie bei der Malaria – zu Fieberschüben mit Auflösung der roten Blutkörperchen (Hämolyse) und zur Verminderung der weißen Blutkörperchen (Leucopenie). Durch den dabei frei werdenden roten Blutfarbstoff (Hämoglobin) können die Nieren bis zum Nierenversagen geschädigt werden. Das Krankheitsbild geht weiter einher mit schweren grippeähnlichen Symptomen, Übelkeit, Erbrechen, Atemwegsbeschwerden mit Husten, einer Milzschwellung, Kältegefühlen, Schüttelfrostanfällen und einer Dunkelfärbung des Urins durch die Freisetzung des roten Blutfarbstoffes. Langwierige chronische Verlaufsformen mit in regelmäßigen Abständen immer wieder auftretenden Fieberschüben sieht man vor allem bei Menschen nach einer Milzentfernung (Splenektomie) und bei Menschen, die anderweitig immungestört sind. Dazu können auch chronisch Borreliosekranke zählen, von denen derzeit circa 3–11 Prozent eine Co-Infektion mit Babesien aufweisen (Prof. Hunfeld, Uni Frankfurt).

Eine Babesieninfektion heilt in der Regel bei Menschen mit einem guten Immunsystem und mit einer funktionierenden Milz auch ohne Therapie von alleine wieder aus. Denn die mit Babesien infizierten roten Blutkörperchen können in einer gesunden Milz abgebaut werden. Gefährlich bleiben Babesien aber durch die Tatsache, dass sie lange in Blutprodukten überleben können.

So kann es noch Monate später beispielsweise durch Bluttransfusionen mit verseuchtem Blut zu schweren Erkrankungen kommen.

Nachweismethoden

Der Nachweis von Babesien kann nur durch die gründliche Untersuchung von Blutausstrichpräparaten von medizinisch-technischen AssistentInnen unter dem Mikroskop erbracht werden. Babesien werden innerhalb der roten (Erythrocyten) und weißen Blutkörperchen (Leucocyten) des Menschen gefunden, können aber auch über einen PCR-Test in der Zecke nachgewiesen werden.
Für die serologische Testung ist noch zu beachten, dass die üblichen Testsätze auf Babesien aus den USA stammen, die lediglich die Spezies Babesia microti und nicht die europäische Spezies Babesia divergens mit enthalten, so dass hiesige Mischinfektionen mit beiden Spezies damit möglicherweise nicht erkannt werden können.

Tularämie – die Hasenpest

Der Erreger der Tularämie ist auch ein *intrazellulär* lebendes gramnegatives rundliches Bakterium. Das Francisella-tularensis-Bakterium lebt in den Blutzellen kleiner Nager wie Feld- und Hausmäusen, Wasserratten und Eichhörnchen. Es kann von Schildzecken (neben dem Gemeinen Holzbock auch von der Schafzecke und der Auwald-Zecke), aber auch von Stechmücken, Bremsen und durch von kranken Nagern infiziertes Wasser auf den Menschen übertragen werden. Die meisten Infektionen erfolgen direkt durch das Blut infizierter Tiere. So ist vor allem bei Schlachtungen oder Häuten von (Wild-)Hasen und Kaninchen eine hohe Infektionsgefahr gegeben, da diese Tierart mit am häufigsten betroffen ist. Deshalb heißt die Tularämie auch Hasenpest. Selbst unzureichend gekochtes Hasenfleisch ist noch infektiös. Eine seltene Übertragungsform, die 1966 in Schweden zu einer lokalen Epidemie bei der bäuerlichen Bevölkerung geführt hat, war die Einatmung erregerhaltiger Luft bei der Heuverarbeitung. In diesem Fall lagen viele Kadaver von mit Tularämie infizierten Nagern im Heu. Ebenfalls in den 1960er Jahren gab es in Mecklenburg-Vorpommern gehäuft Fälle von Co-Infektionen nach Zeckenstichen von Borrelien mit Francisella tularensis.

Krankheitsbild der Tularämie

Die Infektion zeigt sich genau an der Körperstelle, in die die infizierte Zecke oder Mücke gestochen hatte, durch ein wie *ausgestanzt wirkendes Geschwür*, das sehr schlecht heilt. Kurz danach kommt es auch zu *schmerzhaften Schwellungen* der Lymphknoten in derselben Körperregion, in der die Infektion stattfand.

Daneben kann es bei Schmierinfektionen des Auges zu Entzündungen der Bindehaut kommen mit ebenfalls schmerzhaften Lymphknotenschwellungen am Hals. Bei Infektion über den Magen-Darm-Trakt – durch unzureichende Erhitzung von Fleisch infizierter Tiere – kann es auch zu Leibschmerzen, Durchfällen und Rachenentzündungen mit regionaler Lymphknotenschwellung kommen. Oder – wie 1966 in Schweden – zu

Lungenentzündungen nach Inhalation von Francisella-tularensis-Erregern enthaltender Raumluft.

Nachweismethoden

Nachgewiesen wird der Erreger aus Körpermaterialien wie aus einem Abstrich vom Primärgeschwür oder durch serologische Methoden, deren Ergebnisse jedoch für die Therapieentscheidung zu lange dauern, da man zum Beweis der Erkrankung das Ansteigen der Antikörpertiter abwarten müsste. Francisella-tularensis-Infektionen sind namentlich meldepflichtig an das Gesundheitsamt (§ 6 Abs. 1 IfSG). Im Jahr 2006 wurde jedoch nur ein einziger Tularämiefall an das Robert-Koch-Institut gemeldet.

Das Q-Fieber – Coxiella burnetii

Es ist ebenfalls ein Erreger, der zur Gruppe der *Rickettsien* gehört und nur innerhalb der Zelle leben kann (obligat intrazellulär). Er ist besonders widerstandsfähig gegen Licht und Austrocknung, wodurch er sehr lange in Staub, Heu oder Erde überleben kann. Die natürlichen Wirte für Coxiella burnetii sind Rehe, Füchse, Rinder, Pferde, Ziegen, Katzen und Hunde, aber vor allem Schafe, die meistens bei den Infektionen eine wesentliche Überträgerrolle spielen. Von den Schafen erfolgt die Übertragung der Coxiellen auf die Schafzecke Dermacentor marginatus und von dort durch deren Stich auf den Menschen. Auch die zunehmend häufiger werdende Auwald-Zecke überträgt Coxiellen. Der Erreger gelangt auch durch die Ausscheidungen infizierter (Haus-)Tiere, vorrangig wiederum der Schafe, in den Bodenstaub. Durch das Einatmen dieser coxiellahaltigen Stäube wird diese Rickettsienspezies auf den Menschen übertragen, was zu lokalen Epidemien führen kann. Zuletzt zwischen Juni und August 2005 in Jena mit 300 infizierten Personen.

Krankheitsbild des Q-Fiebers

Die durch Coxiella burnetii ausgelöste Erkrankung heißt Q-Fieber (Q = Queensland), da sie 1937 das erste Mal in Brisbane in Queensland, Australien, beobachtet und beschrieben wurde.
20–30 Tage nach dem Einatmen eines erregerinfizierten Staubes kommt es zu einem fieberhaften Infekt mit grippalen Symptomen und starken Kopfschmerzen, aber auch einer atypischen, virusähnlichen Lungenentzündung (Pneumonie). Betroffene können ebenso Symptome des Herzens, der Leber oder der Hirnhäute (Meningitisform) entwickeln.
Bei der *chronischen* Form stehen Herzklappenentzündungen im Vordergrund, die mitunter erst nach 3–20 (!) Jahren auftreten können.
Coxielleninfektionen sind namentlich meldepflichtig an das Gesundheitsamt (§ 6 Abs. 1 IfSG), im Jahre 2006 wurden 204 Infektionen an das Robert-Koch-Institut gemeldet.

Nachweismethode

Der Erregernachweis gelingt durch Immunfluoreszenztest oder Komplementbindungsreaktion.

Ehrlichiose durch Anaplasmen

Ehrlichien oder nach neuerer Namensgebung »Anaplasmen« für die granulocytäre Krankheitsform sind ebenfalls ausschließlich intrazellulär lebende Bakterien, die wie die Coxiellen nahe mit den Rickettsien verwandt sind. Sie leben in den verschiedenen Blutzellen - in Monocyten, Granulocyten oder Thrombocyten - ihrer Wirte, wie Schafe, Mäuse, Rehe und Hirsche. Das Rotwild ist in Europa zu 80 Prozent mit Ehrlichien/Anaplasmen infiziert. Für den Menschen ist das Bakterium Anaplasma phagocytophilum (vorher Ehrlichia phagocytophila genannt) pathogen. Es besiedelt die *Granulocyten* des Menschenblutes und führt zum Krankheitsbild der humanen granulocytären Ehrlichiose (HGE) bzw. »Anaplasmose«. Anaplasmen werden von Ixodes-Zecken übertragen, in deren Speicheldrüsen sie sich vermehren, nachdem die Zecke selbst damit infiziert worden ist. Derzeit sollen etwa 4 Prozent der Ixodes-Zecken in Deutschland und 15 Prozent in Österreich mit Anaplasmen infiziert sein. Die Infektion des Menschen erfolgt unmittelbar nach dem Zeckenstich, nicht erst Stunden später wie bei der Übertragung von Borrelien.

Der erste Fall von HGE-Infektion beim Menschen wurde 1997 in Slowenien dokumentiert, aber seitdem nehmen die Infektionsfälle (nicht Erkrankungsfälle!) stetig zu. In epidemiologischen Studien hat man z.B. bei 14 Prozent von süddeutschen, klinisch gesunden Forstarbeitern HGE-Antikörper gefunden und bei 11 Prozent von Borreliosekranken zusätzlich auch Antikörper gegen HGE. Inzwischen sollen die Doppelinfektionen von Borrelien mit HGE/Anaplasma phagocytophilum weiter zugenommen haben. Nach mündlicher Mitteilung aus dem Labor

Ettlingen-Karlsruhe zeigten 2007 schon um die 36 Prozent (!) aller borrelienpositiven Blutuntersuchungen eine Doppelinfektion mit Anaplasmen.
Die monocytäre und thrombocytäre Form der Ehrlichiose spielen in Deutschland keine Rolle, da erstere bisher nur in Amerika vorkam und von einer anderen Zeckenart übertragen wird und die zweite nur Hunde krank macht.

Krankheitsbild der Ehrlichiose/Anaplasmose (HGE)

Zwei bis maximal 30 Tage nach der erfolgten Infektion tritt Fieber auf mit grippeähnlichen Symptomen wie Kopfschmerzen, Übelkeit, Durchfall, Erbrechen, Schweißausbrüchen und Muskelschmerzen. Es kommt auch zu Husten, Leberenzym- und Entzündungswerterhöhungen und zu einer Verminderung der weißen und roten Blutkörperchen sowie der Thrombocyten. Durch die Verminderung all dieser Blutkörperchen ist bei sehr akutem Verlauf auch Lebensgefahr gegeben. Circa 5–10 Prozent der akut Erkrankten sterben, vor allem wenn sie ein schon geschwächtes Immunsystem haben.
Bei *chronischen* Verlaufsformen kommt es als typisches Merkmal immer wieder zu Fieberschüben. Die Fieberschübe sind ja auch vielen Borreliosepatienten vertraut, was möglicherweise auf diese Co-Infektion hindeuten könnte.

Nachweismethoden

Der Erregernachweis erfolgt durch manuell ausgewertete Blutausstriche (typische Morula finden sich in neutrophilen Granulocyten), einer PCR und dem Ehrlichien-LTT (z. B. durchgeführt im Labor Ettlingen-Karlsruhe). Serologische Methoden zeigen wegen Kreuzreaktivitäten pathogene und weniger pathogene Ehrlichien/Anaplasmen-Spezies gleichermaßen an und erlauben deshalb keine artspezifische Diagnose.

Da die Anaplasmen auf Doxycyclin ansprechen, ist dies ein wichtiger Grund, bei der Borreliose im Frühstadium *Doxycyclin als Mittel der ersten Wahl* einzusetzen. Mögliche Co-Infektionen mit Anaplasmen würden so gleich mitbehandelt werden.

Rickettsiose

Coxiella und Bartonella gehören – wie bereits erwähnt – auch zur großen Familie der Rickettsien, die *obligat intrazelluläre* Erreger sind und sich nur dort vermehren können. Sie befallen alle die Gefäßwandzellen (Endothelzellen) der kleinsten Gefäße und führen zu einer lokalen wie auch systemischen Vaskulitis. Unter einer Vaskulitis versteht man Erkrankungen, bei denen es zu Entzündungen von Arterien, Arteriolen, Kapillaren, Venolen und Venen kommt, wodurch das von diesen Gefäßen versorgte Organ ebenfalls geschädigt werden kann. Neben direktem Erregerbefall als Ursache der Gefäßentzündungen können auch autoimmunologische Prozesse eine Vaskulitis auslösen und aufrechterhalten.

Rickettsien umfassen bisher zwölf Spezies, die nochmals in drei große Gruppen aufgeteilt werden, nämlich die Fleckfiebergruppe, die Zeckenbissfiebergruppe und die Scrub-Typhus-Gruppe. In Deutschland ist von all diesen meines Wissens derzeit nur *Rickettsia helvetica* nachweisbar, diese Spezies aber in zunehmender Häufigkeit. Die meisten anderen Rickettsienarten werden nicht vom Gemeinen Holzbock, sondern von anderen Überträgern (von Milben, Flöhen, Läusen und amerikanischen Zeckenarten) weitergegeben. Deshalb kommen bei uns Erkrankungen wie das Mittelmeerfleckfieber, das Rocky-Mountain-Fleckfieber oder das hämorrhagische Krim-Kongo-Fieber auch nicht vor. Diese Erkrankungen finden sich nur in den USA, in Südafrika, Asien und dem Mittelmeerraum.

Krankheitsbild der Rickettsiosen

Rickettsieninfektionen verursachen akutes Fieber, Hautausschläge, Gliederschmerzen sowie Schweißausbrüche, so dass man sie bei leichter Verlaufsform auch mit einer banalen Grippe verwechseln kann. Aber es kommt auch zu entzündlichen ZNS- und auch Herzerkrankungen (Perimyocarditis) und atypischen Lungenentzündungen (Pneumonien).
2006 wurden schon in 9 Prozent der Ixodes-Zecken die DNA von Rickettsia helvetica nachgewiesen (Prof. Reisinger, Rostock). In einer Untersuchung von Risikogruppen für Zeckensticherkrankungen hat Prof. Talaska, Brandenburg, noch höhere Prävalenzen für Rickettsia helvetica durch Serum-Antikörper-Untersuchungen gefunden: 27 Prozent in der Gruppe der untersuchten Waldarbeiter, 21 Prozent in der Gruppe der untersuchten Rentner (Waldspaziergänger) und 25 Prozent aller untersuchten Borreliosepatienten wiesen IgG-AK gegen Rickettsia helvetica auf (Vortrag von Prof. Reisinger im März 2007 bei der Deutschen Borreliose-Gesellschaft).

AUF EINEN BLICK:
Therapiemöglichkeiten der Co-Infektionen

Die Therapiemöglichkeiten erwähne ich nur kursorisch, da diese meist eine sehr individuelle Abstimmung der notwendigen Antibiotika erfordern. Hier werden nur die für jede Erregerart wirksamen und prinzipiell möglichen Antibiotika angeführt.

FSME: Da es sich um eine Virusinfektion handelt, ist nur eine symptomatische Behandlung möglich, entsprechend dem klinischen Befund. Eine dreimalige Grundimmunisierung und alle drei Jahre eine Auffrischimpfung als Prophylaxe für Risikoberufe und bei Risikofreizeitverhalten in den ausgewiesenen Risikogebieten, v. a. in Baden-Württemberg und Bayern, sind sinnvoll.

Bartonella: Azithromycin, Doxycyclin in Kombination mit Gentamycin oder Rifampicin, Minocyclin, Ciprofloxacin. Fluorchinolone, Penicillin, Cotrimoxazol (z. B. Cotrim, Bactrim), Erythromycin.

Babesien: Clindamycin, Telithromycin (z. B. Ketek), Clarithromycin oder Azithromycin (z. B. Zithromax, Ultreon) in Kombination mit Atovaquone 2 × 750 mg, zusätzlich Metronidazol, Cotrimoxazol (z. B. Cotrim, Bactrim) und als pflanzliches Präparat das Artemesia, das auch gegen Malaria eingesetzt werden kann.

Francisella tularensis: Ciprofloxacin, Aminoglycosid, Doxycyclin.

Coxiella burnetii, Rickettsia helvetica: Für die akute Form Doxycyclin 200 mg für 20 Tage oder alternativ Tetracyclin oder Minocyclin, auch in Kombination mit Rifampicin oder TMP. Chinolone, v. a. Ciprofloxacin und Ofloxacin, Chloramphenicol, aber auch Chloroquin. Die Behandlung der chronischen Form des Q-Fiebers mit Doxycyclin, eventuell in Kombination mit Gyrasehemmern, kann bis zu vier Jahren dauern!

Ehrlichien/Anaplasmen: Doxycyclin oder Minocyclin, eventuell zusätzlich Rifampicin 600 mg, Fluorchinolone, Makrolide. Penicillin und Cephalosporine sind *nicht* wirksam.

8.
Erschwerte Borreliosebehandlung durch andere Erreger

Die Symptomatik der chronisch-persistierenden Borreliose setzt sich oft aus dem Zusammenwirken mehrerer Erreger mit ihrem jeweiligen Symptomenspektrum zusammen. Dies sollte durch die Anamnese erfasst und möglichst mit den zur Verfügung stehenden Laboruntersuchungen auch nachgewiesen werden, damit es bei der Therapie mit berücksichtigt werden kann.

Intrazelluläre Erreger: Chlamydien, Yersinien, Mycoplasmen

Die im Folgenden beschriebenen *intrazellulären Erreger* sind bei Borrelioseschüben häufig als ebenfalls aktiviert nachweisbar, was nach meinen Erfahrungen die jeweiligen klinischen Symptome verstärkt und eine gezielte Borreliosebehandlung erschwert und langwieriger macht.

Chlamydien

Chlamydieninfektionen sind häufig bei chronisch Borreliosekranken nachweisbar und lassen die Borreliose langwieriger und mit vielfältigeren Symptomen verlaufen.
Es gibt mehrere Arten von Chlamydien:

- *Chlamydophila (früher Chlamydia) pneumoniae,* das durch Tröpfchen übertragen wird und bei der Erstinfektion eine Lungenentzündung verursacht.
- *Chlamydia trachomatis,* das durch sexuelle Kontakte übertragen wird und lange oft unerkannt im Genitalbereich verbleibt. Dieser Erreger ist z. B. eine häufige Ursache für die ungewollte Unfruchtbarkeit junger Frauen.
- *Chlamydophila psittaci,* die von Papageien und anderen Ziervögeln übertragen werden können. Es besteht vonseiten des Labors bei nachgewiesener Infektion eine namentliche Meldepflicht nach § 6 Abs. 1 IfSG. Für Borreliosekranke haben sie wahrscheinlich keine größere Bedeutung, auch da sie nur recht selten zu finden sind (200 Fälle/Jahr) und auf Risikogruppen (Tierhändler, Ziervogelhalter, Geflügelbetriebemitarbeiter u. Ä.) beschränkt sind.

Chlamydophila pneumoniae

1999 wurde die Gensequenz von Chlamydophila pneumoniae vollständig entschlüsselt und beschrieben. Es ist ein gramnegatives Bakterium, das andere Zellen benötigt, um sich zu vermehren. Dafür durchläuft es mehrere Transformationen. Als sogenanntes *Elementarkörperchen* (EB = elementary body) mit nur 0,2 µm wird es in kleinen Tröpfchen von einem infizierten

Menschen zu einem nicht infizierten Menschen weitergetragen. In dieser EB-Form ist es sehr unempfindlich gegen Umweltveränderungen und auch nicht stoffwechselaktiv. Im neu infizierten Individuum wird es von den Epithelzellen der Lunge aufgenommen und verwandelt sich in das 1 µm große *Retikularkörperchen* (RB = reticular body). In dieser Form kann es sich in der Wirtszelle vermehren, wofür es die Organellen der Wirtszelle verwendet. Danach wandelt es sich in das EB zurück, infiziert die nächste Zelle oder den nächsten Wirt, während die bisherige Wirtszelle stirbt.

Krankheitsbild der Chlamydophila-pneumoniae-Infektion

Symptome der frischen Infektion sind Halsschmerzen und oft nur gering ausgeprägte Zeichen einer Lungenentzündung. Für Borreliosepatienten besonders wichtig ist, dass es *vier bis sechs Wochen nach der Erstinfektion mit Chlamydophila pneumoniae zu postinfektiösen Beschwerden in Gelenken und Sehnen* kommen kann, die Borreliensymptome vortäuschen können. Sehnen(scheiden-)Entzündungen an Achillessehnen, Handgelenks- oder Ellenbogensehnen, die klinisch ein Carpal*t*unnel*s*yndrom (CTS) oder einen Tennisellenbogen vortäuschen, sowie Schmerzen in den verschiedensten Gelenken sind für dieses Stadium typisch. Aber auch für viele andere Erkrankungen, wie z.B. Herzinfarkt durch entzündliche Veränderung der Herzkranzgefäße, Asthma, für Fibromyalgie und chronisches Erschöpfungssyndrom, wird Chlamydophila pneumoniae heute als mitschuldig angesehen. Da 50–70 Prozent der Bevölkerung mit Chlamydien infiziert ist, ist eine kausale Verursachung dieser Erkrankungen allein durch Chlamydia pneumoniae schwer nachzuweisen, eine irgendwie geartete Mitverursachung ist aber anzunehmen.

Nachweismethoden

Der Erregernachweis erfolgt über die serologische Bestimmung von Antikörpern (ELISA) und einem Immunoblot, auch PCR-Untersuchungen sind möglich.

Chlamydia trachomatis

Chlamydia trachomatis ist ein gramnegatives, *intrazellulär* lebendes Bakterium, das als »Energieparasit« vom *A*denosin*tri*-*p*hosphat *(ATP)*, der Energiequelle seiner Wirtszelle, lebt. Es ist mit 0,5 µm das kleinste bekannte Bakterium und wird sexuell oder durch Schmierinfektionen übertragen.

Krankheitsbild von Chlamydia trachomatis (Reiter-Syndrom)

Frühsymptome treten meist nur bei Frauen auf mit Jucken, Brennen und Ausfluss aus der Scheide. Der Erreger verbleibt aber im Urogenitalsystem und löst immer wieder Entzündungen an Harnröhre (bei Mann und Frau), aber bei der Frau auch an Muttermund und Eileiter aus. Als unerkannter Dauerkeim führt er so zu ungewollter Unfruchtbarkeit der Frau. Man rechnet in Deutschland mit 100 000 ungewollt kinderlosen Frauen, die schon als junge Frauen infiziert wurden. Bei einer Chlamydieninfektion muss deshalb auch immer der Sexualpartner mitbehandelt werden.

Ein bis sechs Wochen nach der – meist unbemerkt gebliebenen – Erstinfektion treten systemische Symptome auf. Sie gehen einher mit Fieber, Abgeschlagenheit und Entzündungen an Gelenken, am Auge und am Genitale, was in dieser Kombination als *Reiter Syndrom* schon lange in der Medizin bekannt ist.

Typisch ist dabei auch die Tatsache, dass weder der Rheumafaktor noch die *a*nti*n*ukleären *A*ntikörper (ANA) erhöht sind, aber häufig der sogenannte *HLA-B-27-Wert* als positiv nachgewiesen wird. Dieser scheint eine besondere »Krankheitsbereitschaft« für die Entwicklung eines Reiter-Syndroms anzuzeigen.
Neben Chlamydia trachomatis können aber auch noch einige andere Erreger, die über die Nahrung aufgenommen werden, zu einer sogenannten Reiter-Trias – Entzündungen an Genitale, Auge und Gelenken – führen: Campylobacter, Clostridien, Mycoplasmen, Shigellen, Salmonellen oder Yersinien.
Da *Borreliosekranke* häufig ebenfalls gleichzeitig *Beschwerden an den großen Gelenken sowie Augenentzündungen* haben und oft auch über häufig wiederkehrende *urogenitale Entzündungen* und Blasenbrennen klagen, sollten bei dieser Symptomenkombination neben den Borrelien auch immer diese anderen Erreger mit überprüft werden.

Nachweismethoden

Der Nachweis auf Chlamydien gelingt direkt durch eine PCR von Abstrichmaterial oder durch die Serologie mit Antikörpernachweis.
Da aber eine hohe Durchseuchung der Bevölkerung mit Chlamydien besteht, kann zum Nachweis einer aktuell *aktiven* Entzündung durch Chlamydia trachomatis als Aktivitätsparameter ein *L*ymphocyten*t*ransformations*t*est (LTT) durchgeführt werden (den es leider für Chlamydophila pneumoniae nicht gibt).

Yersinia enterocolitica

Yersinien sind kokkoide (kugelähnliche) gramnegative Bakterien, die 1938 erstmals beschrieben wurden und inzwischen genetisch völlig sequenziert sind. Sie können mit und – bei Bedarf – auch ohne Sauerstoff leben und vermehren sich selbst noch bei 0 °Celsius. Sie haben Geißeln und bewegen sich damit aktiv, am besten bei 28 °Celsius.
Es gibt elf Spezies, aber nur drei schaden dem Menschen. Das sind neben *Yersinia enterocolitica* die Spezies *Yersinia pestis*, der Erreger der Pest, und *Yersinia pseudotuberculosis*, die hier aber nicht näher beschrieben werden sollen. Sie existieren weltweit in vielen Tieren, vor allem in den Schweinen, von wo aus die Übertragung auf den Menschen am häufigsten erfolgt. Die Yersinienübertragung erfolgt entweder direkt durch verunreinigtes Wasser oder Milch oder indirekt durch z.B. unzureichend erhitztes Schweinefleisch.

Krankheitsbild der Yersiniose

Die Krankheitssymptome sind je nach Lebensalter unterschiedlich:
Bei Säuglingen und Kleinkindern kommt es zu einer Magen-Darm-Infektion (Gastroenteritis) mit Erbrechen und auch blutigen Durchfällen.
Bei Kindern und Jugendlichen kommt es zu einer mesenterialen Lymphadenitis, d.h., die Lymphknoten im Darmgekröse, durch das der Darm an der inneren Bauchwand aufgehängt und mit Blut versorgt wird, schwellen schmerzhaft an. Klinisch kann das eine Blinddarmentzündung vortäuschen und leider auch irrtümlicherweise zu einer Blinddarmentfernung (Appendektomie) führen.

Bei Erwachsenen äußern sich die Yersiniosen eher mit Gelenkschmerzen, was bei einer Co-Infektion mit Borrelien die arthritische Symptomatik erheblich verstärken kann.

Nachweismethoden

Der Nachweis erfolgt durch Stuhluntersuchungen im akuten Stadium, eventuell auch durch eine Lymphknotenbiopsie. In allen Stadien nachweisbar ist der Erreger Yersinia enterocolitica durch die Serologie (ELISA) mit Immunoblot und auch mit einem LTT als Aktivitätsparameter.
Yersinia enterocolitica ist namentlich meldepflichtig beim Gesundheitsamt nach § 6 Abs. 1 des IfSG. Im Jahre 2006 wurden dem Robert-Koch-Institut 1153 frische Yersiniosefälle gemeldet, womit diese Infektion nicht ganz selten ist.

Mycoplasmen

Mycoplasmen sind zellwandlose *intra- und extrazellulär* lebende Erreger aus der Familie der Mollicutes, die als kleinste selbständig vermehrungsfähige Bakterien gelten. Für ihr Wachstum aber benötigen sie Substanzen ihres Wirtes wie Cholesterin, Aminosäuren und Fettsäuren. Sie verursachen in ihrem Wirt eine chronische Erkrankung, töten ihn aber nicht.
Es gibt viele verschiedene Arten. Das Mycoplasma genitalium z. B. ist neben Chlamydia trachomatis die häufigste Ursache einer nicht durch Gonokokken verursachten Harnröhrenentzündung.

Krankheitsbild der Mycoplasmeninfektion

Die Symptome, die von Mycoplasmen verursacht werden, sind in vielem denen der *chronischen Borreliose* ähnlich, vor allem die Müdigkeit und Erschöpfung. Am häufigsten fand man bei Borreliosekranken Mycoplasma fermentans und Mycoplasma hominis als Co-Infektionen.
In einem hohen Prozentsatz (40–60 Prozent) wurde auch bei anderen chronischen Erkrankungen eine Mycoplasmen-Co-Infektion gefunden, wie z.B. bei der Fibromyalgie, dem Golfkrieg-Syndrom, HIV und dem chronischen Müdigkeitssyndrom, was die Beteiligung von Mycoplasmen als Co-Faktor bei all diesen Erkrankungen unterstreicht.

Nachweismethode

Die Diagnostik erfolgt über den serologischen Nachweis und eventuell durch eine PCR aus Leucocyten.

AUF EINEN BLICK: *Therapiemöglichkeiten*

Therapie von Chlamydieninfektionen

Chlamydophila pneumoniae: Doxycyclin, Azithromycin, Clarithromycin, Minocyclin, Clindamycin.

Chlamydia trachomatis: Tetracycline, Minocyclin, Clarithromycin, Clindamycin, Moxifloxacin, Levofloxacin, Azithromycin. Neuentwicklungen speziell für Chlamydieninfektionen sind

Sparfloxacin und Grepafloxacin, die beide in den USA, aber nicht in Deutschland zugelassen sind.

Therapie von Yersinieninfektionen

Yersinia enterocolitica: Chinolone (z.B. Tavanic, Avalox, Gemifloxacin), Minocyclin, Tetracyclin, Cotrimoxazol, Augmentan, Gentamycin sowie für hartnäckige Fälle Netilmicin i.v. 200 mg/Tag.

Therapie der Mycoplasmen

Mycoplasmen: Rifampicin, Minocyclin, Clarithromycin, Azithromycin, Roxithromycin.

Pilz- und Wurmbefall als immunschwächende Faktoren

Candida-Überwucherung

Nehmen die Candidapilze im Organismus überhand, gibt es dafür viele Namen, wie Candidiasis, Monoliasis oder Soor. Das besagt eigentlich nur, dass die im Körper bereits vorhandenen und zur normalen Darmflora gehörenden Hefepilze sich aus irgendwelchen Gründen übermäßig vermehrt haben. Drei Viertel aller gesunden Menschen tragen den nur gelegentlich krankheitsverursachenden (d.h. fakultativ pathogenen) Candidapilz in sich.
Denn normalerweise besteht ein Gleichgewicht zwischen den

Mikroorganismen des Darmes, zu denen die Candidapilze gehören, und dem Immunsystem. Kommt es aber zu einer Pilzüberwucherung, bei der weiße Candidapilzrasen dann an den Schleimhäuten von Mund, Rachen und Speiseröhre, an der Genitalschleimhaut und sogar zwischen den Zehen, Fingern und an den Nägeln mit Belägen nachgewiesen werden, wird aus den »guten«, zur Normalflora gehörenden Pilzen eine »lästige Plage«.
Erfahrungsgemäß gibt es dafür mehrere Gründe: Schwächung der Immunitätslage durch eine Infektion oder einem Diabetes sowie durch schlechte Ernährung mit zu viel Zucker und vor allem *nach antibiotischer Behandlung* mit Verschiebungen der Darmflora. Letzteres dürfte bei den Borreliosepatienten die häufigste Ursache sein. Die Korrektur dieses bestehenden Ungleichgewichtes erfolgt durch eine zuckerarme Diät und (zuckerfreie!) Antimykotika, die die Zellwand der Hefepilze »durchlöchern« und so eine weitere Vermehrung von Candida verhindern.

Heimische Wurmarten

Auch bei uns gibt es häufiger unerkannte Wurminfektionen, die ich an dieser Stelle deshalb erwähnen möchte, da sie dazu beitragen, den Wirt »Mensch« immunologisch zu schwächen. An eine Wurm-Co-Infektion wird in Deutschland kaum gedacht, und deshalb soll es an dieser Stelle erwähnt werden, da man bei Borreliosepatienten öfter einmal auch daran denken sollte.
Es gibt viele Wege, wie sich der Mensch mit Würmern infizieren kann: durch von Wurmeiern verseuchtes Wasser oder Milch, infizierte Pflanzen, Fleisch- und Fischprodukte, Tierkot oder aber auch durch Schmierinfektionen. Besonders gefährdet dafür sind

Landwirte mit Tierhaltung, Tierpfleger und Forstarbeiter, um nur einige Berufsgruppen zu nennen. Aber auch jeder Hunde- oder Katzenbesitzer ist gefährdet, denn *Hunde und Katzen* sind für die meisten der dem Menschen gefährlich werdenden Wurmarten die *Zwischen- oder Endwirte* (z.B. für den Hunde-, Fuchs- und Fischbandwurm). Sie lösen im Menschen die zystische und alveoläre *Echinococcose* aus, die Leber, Gehirn und Lunge befällt und oft erst nach vielen Jahren Symptome macht. Es ist eine oft schwer verlaufende Krankheit, die durch die Finnen von Bandwürmern ausgelöst wird. Da z.B. die Bandwurmeier 180 Tage lebensfähig bleiben und extrem widerstandsfähig gegenüber Umwelteinflüssen sind – sie sind erst bei über 60 °Celsius Erhitzung abtötbar und sterben erst bei unter −80 °Celsius ab –, haben sie gute Chancen, sich weiter zu verbreiten. Insbesondere der Hundebandwurm nimmt in Westeuropa derzeit stark zu. Aber seine Erkennung ist schwierig, denn es zeigen sich keine Symptome beim infizierten Hund. Nur regelmäßige »Wurmkuren« für Hunde und Katzen könnten die Weiterverbreitung verhindern.
Von erfahrenen Borrelioseärzten wird jedenfalls immer wieder beobachtet, dass *nach einer »Entwurmung«*, d.h. einer mehrtägigen Gabe von Wurmmitteln, viele der ansonsten *allein der Borreliose zugeschriebenen Symptome sich bessern* (z.B. Gelenkschmerzen, Magen-Darm-Probleme oder Müdigkeit), so dass man eine vorher unerkannte Wurm-Co-Infektion als Ursache annehmen darf.

Nachweismethode

Der Wurmnachweis kann aus dem Stuhl erfolgen oder auch serologisch.

AUF EINEN BLICK:
Therapiemöglichkeiten

Therapie der Candida/Monilia albicans:

Erste Wahl ist Amphotericin B (Ampho-Moronal) vor Nystatin (z.B. Moronal, Candiohermal, Nystaderm, Mycoderm) wegen des (ungünstigen) Zuckeranteiles Saccharose (synonym Sucrose) in den Nystatin-Präparaten. Man nimmt 3 × 1 ml Suspension oder Lutschtabletten oral und für die gynäkologische Infektion vaginale Tabletten.

Therapie bei Wurmbefall

Zur Verfügung stehen mehrere Präparate, die alle nur kurzzeitig eingesetzt werden müssen, in der Regel drei Tage. Nur die Echinococcose benötigt eine längere Behandlung. Allerdings ist es günstig, nach der 3-Tagestherapie für weitere sechs Wochen 1 × wöchentlich 1 Tablette des Wurmmittels einzunehmen, um ein Überleben der Würmer zu verhindern: Albendazol (Eskazole), Mebendazol (Surfont, Vermox), Praziquantel (Cesol, Biltricide, Cysticide), Pyrantel (Helmex), Pyrviniumembonat (Molevac) heißen die Präparate, je nach der Wurmart. Auch *Doxycyclin* (für 6 Wochen 100 mg täglich) ist zusätzlich wirksam gegen die Wohlbachien als infektiöse »Untermieter« (Endosymbionten) von Filarien.

9.
Krankheitsschübe durch Viren

Reaktivierte Virusinfektionen suchen

Die nachfolgend beschriebenen Virusinfektionen, die meist schon lange vor der Borrelieninfektion erworben worden sind, können bei Borreliosekranken bei Krankheitsschüben oder bei einer Therapieresistenz häufiger als *reaktiviert* beobachtet werden. Dies kann man aus dem Blut mit dem jeweils erregerspezifischen Lymphocytentransformationstest (LTT) als Aktivitätsmarker nachweisen.

Meine persönliche Erfahrung ist, dass es sinnvoll ist, zunächst die Aktivitäten der möglichen Co-Erreger im Applied-Kinesiology-Testverfahren zu überprüfen. Mit Labormethoden werden dann nur die untersucht, die als »aktiv« ausgetestet worden sind. Das ist sehr kostensparend.

Auch die Auswahl der Immunmodulatoren richtet sich nach dem Ansprechen im Applied-Kinesiology-Testverfahren. Während der Therapie lässt sich durch diese Untersuchungsmethode das Ansprechen auf die gewählten therapeutischen Präparate sehr gut »beobachten«. Da dies auch der Patient während der Testung spürt, ist seine weitere Mitarbeit und sein Durchhaltevermögen für die weitere Therapiezeit gesichert.

Da ich selbst bereits vor über 20 Jahren in Malaysia erste Erfahrungen mit der Akupressur gemacht habe und gesehen habe, welche erstaunlichen Effekte dadurch auslösbar sind, war ich auf der Suche nach einer ähnlich einfachen und wirksamen Methode als Diagnosehilfe für die Borreliose. Ich habe sie in der ärztlich gelehrten Applied-Kinesiology-Methode gefunden, die ich seitdem als Screening-Methode für das Vorhandensein von Borrelien und Co-Infektionen (intrazelluläre Erreger und Viren) einsetze. (Näheres zu der Methode s. Literaturverzeichnis.)

Die häufigsten Herpesviren

Die im Folgenden beschriebenen Viren gehören alle zur Gruppe der humanen Herpesviren und können Menschen krank machen. Sie können über sehr lange Zeiträume in bestimmten Körperzellen ihres Wirtes verbleiben, ohne irgendwelche Symptome zu machen. Erst bei einer Schwächung des Immunsystems werden sie wieder aktiviert und verstärken dann Krankheitsgefühl und Symptome des Borrelieninfizierten.

Lippenherpes – Herpes labialis

Das Herpes-simplex-Virus 1 heißt auch *Herpes labialis* oder *H*umanes *H*erpes *V*irus 1 (HHV 1), da es an den Lippen auftritt. Bei Borreliosekranken zeigt sich das Wiederauftreten von Herpesbläschen häufig als *Vorbote* und Indikator eines neuen *Bor-*

relioseschubes. Da die HHV 1 (und HHV 2 und 3) in den Ganglien der Nervenzellen ruhen, können sie vom Immunsystem nicht erkannt und deshalb im ruhenden (latenten) Stadium auch nicht von Abwehrzellen bekämpft werden. Nur nach dem Verlassen dieses »Schutzplatzes«, d.h., wenn die Viren von den Nervenzellen zur Haut auswandern, können sie vom Immunsystem erkannt und attackiert werden. Dieser Vorgang dauert in der Regel sieben bis zehn Tage, dann klingen bei intaktem Immunsystem die Hautveränderungen auch wieder ab. Bei einem mit Borrelien belasteten Immunsystem jedoch können derartige Herpesausbrüche viel länger andauern. Herpesbläschen vor und während der Regelblutung oder nach starker Sonneneinstrahlung – z.B. beim Skifahren – sowie im Rahmen von anderen Infekten sind allgemein bekannt und zeigen dadurch, dass HHV 1 immer bei einer immunschwächenden Situation aktiv werden kann.

Herpes genitalis

Das Herpes-simplex-Virus 2 heißt auch *Herpes genitalis* und tritt überwiegend im Genitalbereich auf, kann aber genauso wie der Lippenherpes für Lippenbläschen bis zu Vereiterungen verantwortlich sein. Diese beiden Herpestypen werden zusammengefasst als *H*umanes *H*erpes*v*irus 1 und 2 (HHV 1/2) oder synonym *H*erpes-*s*implex-*V*irus (HSV) 1/2.

Nachweismethoden

Eine reaktivierte Herpesaktivität lässt sich mit einem Herpes-1/2-LTT nachweisen, während die Herpesserologie (IgM- und IgG-Antikörper) in Liquor und Blut nur anzeigen kann, dass eine Infektion überhaupt stattgefunden hat. Das ist bei drei Vierteln der gesamten Menschheit der Fall! Selbst wenn bei klinischem Verdacht auf eine Herpesreaktivierung keine IgM-Antikörper nachweisbar sind, lässt sich im LTT (und mit der Applied-Kinesiology-Methode) dann oft doch noch die Reaktivierung des entsprechenden Virus nachweisen, was in Analogie zur Borrelienserologie bedeutet, dass IgM-Antikörper bei einer frischen bzw. wieder aktiven Virusinfektion nicht immer nachweisbar sein müssen.

Windpocken und Gürtelrose

Das Varicella-Zoster-Virus oder HHV 3 kommt meist schon in der Kindheit durch Tröpfchen oder infizierte Luft, also durch Wind übertragen – daher »Windpocken« – in den menschlichen Organismus.

Krankheitsverlauf der Windpocken und der Gürtelrose

Nach der Aufnahme der virusinfizierten Tröpfchen kommt es zu den typischen Hautveränderungen bei *Windpocken.* Der ganze Körper ist dabei mit juckenden Pusteln unterschiedlicher »Reifegrade« übersät – ein sogenannter »Sternenhimmel« mit großen und kleinen Pusteln, die teils mit Flüssigkeit gefüllt und teils auch wieder eingetrocknet sind. Diese Erkrankung machen die meisten im Kindesalter durch, denn Windpocken sind eine typische Kinderkrankheit.
Nach dem Abheilen der Hautveränderungen verlässt das Virus jedoch den Menschen keineswegs, sondern bleibt so lange in den Zellkernen der Spinalnerven (Ganglien) ruhend versteckt, bis sich

durch eine Schwächung des Immunsystems für die Viren erneut die Chance ergibt, wieder aktiv zu werden. Dann bildet sich die sogenannte Gürtelrose (Zoster = Gürtel) aus, wobei den schmerzhaften Bläschen oft ein Hautbrennen in derselben Körperregion vorausgeht. Die Pusteln müssen aber trotz des Namens keineswegs nur als »Gürtel« am Körperstamm auftreten, sondern können sich an jedem Körperteil einschließlich des Kopfes ausbilden. Ein Zoster an Augen oder Ohren ist besonders gefürchtet wegen seiner Schmerzhaftigkeit. Normalerweise ist eine Zosterentwicklung immer einseitig auftretend, kann aber auch beidseitig (tatsächlich gürtelförmig) den Körper umfassen oder sich über mehrere Hautsegmente (Dermatome) ausdehnen. Auch nach dem Abklingen der Hautveränderungen bleibt oft lange der Brennschmerz in diesem Hautbereich bestehen (sog. Post-Zoster-Neuralgie).
Von Borreliosepatienten im Spätstadium wird immer wieder einmal berichtet, dass sie in den Körperbereichen, wo vorher einmal ein Zoster bestanden hatte, unter einem ständigen latenten Brennschmerz leiden, der sich zeitweise auch verstärkt. Überprüft man in einer solchen Phase dann die VZV-Aktivität mit einem VZV-LTT, zeigen sich hohe Aktivitäten, was die Reaktivierung der Varicella-Zoster-Virus-Infektion abbildet und bestätigt. Dies ist wiederum im Zusammenhang mit der bestehenden chronischen Borrelieninfektion zu sehen, die durch eine ständige Immunschwächung die Reaktivierung anderer Viren erst ermöglicht. Das zu erkennen, ist wichtig, denn die VZV-Infektion kann mit spezifischen virushemmenden Mitteln (Virustatika) zurückgedrängt werden. Dadurch bessern sich dann z.B. die Brennschmerzen, die ansonsten als »Borreliosesymptom« nur symptomatisch mit schmerzdämpfenden Medikamenten behandelt werden würden und nicht kausal mit einem Virustatikum (z.B. Aciclovir).

Nachweismethoden

Antikörpertiter für IgG und IgM sowie LTT zum Aktivitätsnachweis.

»Pfeiffersches Drüsenfieber«

Das Epstein-Barr-Virus (EBV) oder HHV 4: Dieses Virus ist gefürchtet, da meist lange Erholungszeiten nach einer Infektion und Erkrankung mit Epstein-Barr-Virus erforderlich sind.
Die akute Erkrankung hat viele Namen, der bekannteste ist wahrscheinlich *Pfeiffersches Drüsenfieber*, aber auch Mononucleosis infectiosa, Monocytenangina, Studentenfieber, Usskrankheit, Kissing disease oder Honeymoon disease. Die Bezeichnungen deuten schon darauf hin, in welchem Alter und wie die Viren meistens übertragen werden. Aber auch Schmier- und Kontaktinfektionen kommen vor durch virushaltige Flüssigkeiten, z.B. an Biergläsern auf Festen. 95 Prozent aller Menschen sind bis zum Alter von 30 Jahren mit EBV infiziert. Bei Kindern unter 10 Jahren macht die Infektion keine Symptome. Wird bei einer floriden EBV-Infektion als Antibiotikum ein Penicillin wie Ampicillin oder Amoxicillin verordnet, kommt es in 90 Prozent der Fälle zu einem juckenden Hautausschlag am ganzen Körper, was umgekehrt aber auch auf EBV als Ursache, z.B. eine Rachenentzündung, hinweist.

Krankheitsbild der EBV-Infektion

Bei Erkrankung von Jugendlichen oder jungen Erwachsenen treten nach einer Zeit von vier bis sieben Wochen nach der Infektion die ersten Symptome auf, wie schwere grippeähnliche Allge-

meinsymptome sowie Fieber, Nachtschweiße und typische Blutbildveränderungen (Vermehrung der Monocyten = Mononukleose). Es kann zu einer Rachenentzündung kommen mit Lymphknotenschwellungen am Hals und einem »fauligen« Mundgeruch. Aber auch die Lymphknoten unter den Achseln und in den Leisten können anschwellen, zusammen mit mehreren anderen Drüsenorganen (Milz, Leber und Pankreas). Die starke Erschöpfung, die bereits in der Akutphase der Erkrankung besteht, kann noch viele Monate danach bestehen bleiben.
Das Epstein-Barr-Virus kann für die Borrelien wie ein »Türöffner« wirken, da das Immunsystem von der EBV-Infektion her schon geschwächt ist. Im chronischen Stadium ist dieses »unheilvolle Duo« oft gemeinsam dafür verantwortlich, dass die Borreliosekranken an ständiger Erschöpfung und fehlender Belastbarkeit leiden.

Nachweismethoden

Die Diagnostik erfolgt mit EBV-AK-Nachweis, EBV-PCR und mit EBV-LTT, um die Reaktivierungen vorher latenter Infektionen abbilden zu können.

Therapiemöglichkeiten bei Re-Infektionen durch Herpesviren

Die vorhandenen Co-Infektionen mit intrazellulären Bakterien oder Viren sind meiner Erfahrung nach nur dann spezifisch therapierbar, wenn sie eine Aktivierung zeigen. Diese lässt sich – wie gesagt – mit einer LTT-Untersuchung nachweisen für HSV

1/2, VZV, EBV. Auch die intrazellulären Erreger Yersinia enterocolitica und Chlamydia trachomatis (aber nicht Chlamydophila pneumoniae) sind in einem LTT als aktiviert erkennbar. Die Therapiemöglichkeiten sind allerdings gut für die HSV-Gruppen 1–3. Die intrazellulären Erreger lassen sich mit Makroliden und Chinolonen therapieren.

Therapie bei humanen Herpesviren (HSV 1/2, HSV 3 = VZV) und EBV

Bei reaktivierter, im LTT bestätigter Herpesinfektion Typ 1–3 ist Aciclovir 400–800 mg täglich zur Therapie einsetzbar. Bei häufigen Rezidiven empfiehlt sich 200–400 mg täglich als Prophylaxemaßnahme für 1–2 Monate, da sie unbehandelt bei chronischer Borreliose dem Immunsystem »zu viel Kraft nehmen«. Bei akuten Infektionen, eventuell auch mit Gehirnbeteiligung (Enzephalitis), stehen weitere Virustatika zur Verfügung (z.B. Brivudin, Valaciclovir, Foscarnet-Natrium). Für die Haut und bei Lippenveränderungen gibt es Aciclovir-Lippenstifte und Salben frei verkäuflich im Handel.
Ergänzend setze ich bei meinen Patienten bei aktivierten Virusinfektionen das Katzenkralle-Präparat Samento TOA-free ein, da es sich im Applied-Kinesiology-Test bei fast allen betroffenen Patienten als sehr wirksam gezeigt hat. Schon kurz nach Behandlungsbeginn kam es bei vielen meiner Patienten zu einer spürbaren Verbesserung des Allgemeinzustandes und einem Rückgang der Virusaktivität im LTT wie auch bei der direkten Testung mit Applied Kinesiology.
Dasselbe gilt für die Epstein-Barr-Virus-Infektionen, die sich ansonsten nur schwer medikamentös behandeln lassen.

10.
Die Zwischenphase der Borreliose

Das Frühstadium oder auch das Stadium I der Borreliose kann völlig unbemerkt bleiben, wenn der Zeckenstich vom Betroffenen gar nicht wahrgenommen wird und auch keine Wanderröte aufgetreten ist, was ja für weit über die Hälfte aller an Borreliose Erkrankten zutrifft. Der Patient bemerkt erst Wochen bis Monate, manchmal sogar erst Jahre nach dem für ihn unbemerkt gebliebenen Zeckenstich und der anschließenden Erregerstreuung (Disseminisation im Frühstadium) erstmalig Krankheitszeichen.

Andererseits kann ein Infizierter sich *nach* einem Erythema migrans oder einer »Borreliosegrippe« für Wochen bis Monate auch wieder völlig gesund fühlen, bevor erneut Borreliosesymptome auftreten.

Diese auch als *disseminiertes Frühstadium* oder Stadium II bezeichnete Zeitspanne, die eine *Zwischenphase zwischen Frühstadium und chronischem Stadium* darstellt, kann aber auch schon mit wechselnden und vielfältigen Symptomen einhergehen, die oft nicht als zur Borreliose gehörend erkannt werden.

Symptome in der Zwischenphase

Diese Symptome zeigen sich an verschiedenen Organsystemen, manchmal auch an mehreren gleichzeitig, und sind, für sich allein gesehen, nicht borreliosetypisch. Auffallend sind lediglich der Wechsel der Symptome und der betroffenen Organe und Gelenke sowie das Kommen und Gehen der meisten Symptome ohne jede Therapie – ähnlich wie beim Erythema migrans, das mit und ohne Therapie nach Tagen bis Wochen wieder abklingt.

Gelenk- und Muskelschmerzen

Am häufigsten zeigen sich Muskel- und Gelenkschmerzen, die sehr irritierend sind, da die jeweils betroffenen Gelenke immer wieder wechseln. Sie können demnach nicht durch eine Strukturveränderung des Gelenkes, wie z.B. durch eine Arthrose – wie oft vermutet –, verursacht werden. Schmerzt z.B. für eine Woche der Ellenbogen rechts, so kann es in der nächsten Woche schon das linke Knie sein. Betroffen sind von den Schmerzen meist nur die größeren Gelenke (Hüfte, Sprunggelenke, Handgelenke, Ellenbogen, Schultern und vor allem die Kniegelenke). Auch Schwellungen der Gelenke – mit oder auch ohne Schmerzen – können plötzlich auftreten und über Nacht genauso schnell wieder verschwinden. Insbesondere die meist einseitigen Kniegelenksschwellungen können sehr ausgeprägt sein, mit Rötung und Überwärmung einhergehen und dabei relativ wenig schmerzen, was einen auffälligen Unterschied zu einer arthrotischen Kniegelenksentzündung darstellt. Auch sollte es auf-

merksam machen, wenn nachts die heftigsten Schmerzen auftreten, der Schmerz also nicht bei Belastung, sondern in Ruhe zunimmt.
Es kann nach einem Zeckenstich in ein Bein zu sofortigen Lymphknotenschwellungen in der Leiste kommen. Noch Monate und Jahre später treten dann in diesem Bein oft diffuse Schmerzen auf. Medizinisch nicht erklärbar ist dabei die Tatsache, dass fast alle Infizierten übereinstimmend berichten, dass ihre muskulo-skelettalen Symptome überwiegend in *der* Körperhälfte auftreten, die vom Zeckenstich betroffen war. Der Stich in ein Bein verursacht später also auch oft Schmerzen im Arm und der Gesichtsseite derselben Körperseite. Und dies bleibt oft über viele Jahre gleich. »Bei mir schmerzt immer alles nur links, auch die Zecke saß in der linken Kniekehle.«
Die Patienten berichten außerdem immer wieder von muskelkaterähnlichen Schmerzen, vor allem in den Oberschenkeln und Oberarmen, ohne dass eine entsprechende körperliche Betätigung vorausgegangen ist. Die Muskelschmerzen können auch schnell einschießend sein »wie bei einem Messerstich« und dann wieder verschwinden. Untersuchungen der Muskelenzyme (vor allem CK-MM, LDH, Aldolase) können Erhöhungen als Hinweis auf eine begleitende Muskelentzündung (Myositis) zeigen.

Vegetative Beschwerden und erhöhte Anfälligkeit für Infekte

Patienten berichten von neu auftretenden Nachtschweißen, die so heftig sein können, dass sie den Schlafanzug nachts mehrfach wechseln müssen. Auch können immer wieder leicht er-

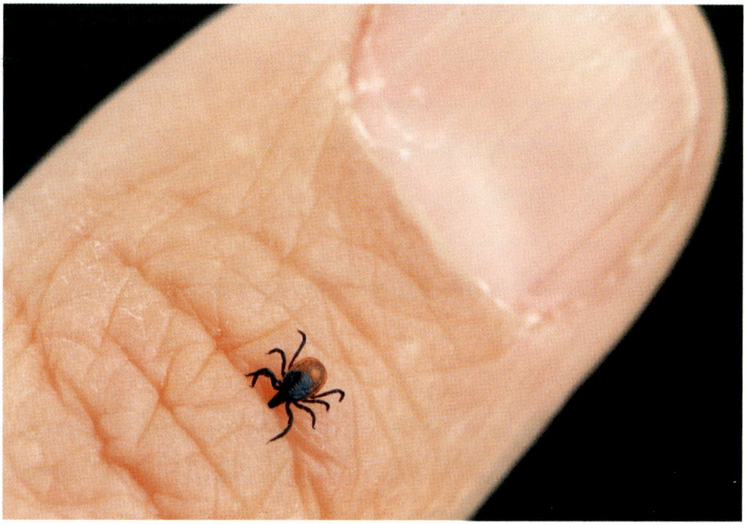

Abb. 6: Weibliche Adulte auf Fingerkuppe © www.zecken.de

Abb. 7: »Entwicklungsstadien im Größenvergleich« © www.zecken.de

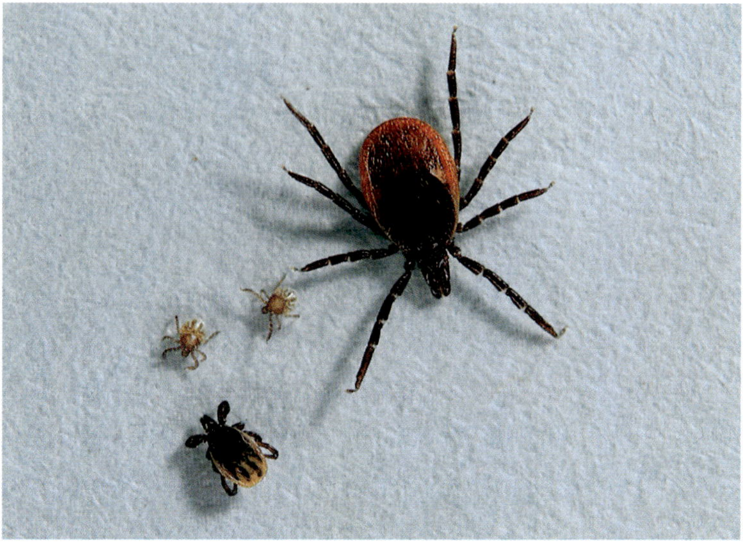

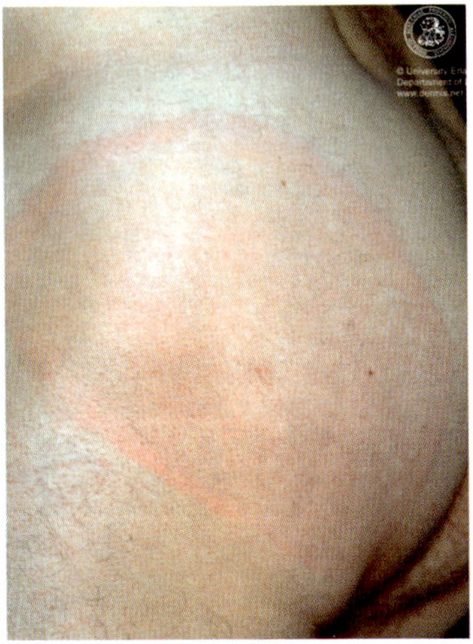

Abb. 15: Unbehandeltes Erythema migrans (EM)
© www.dermis.net

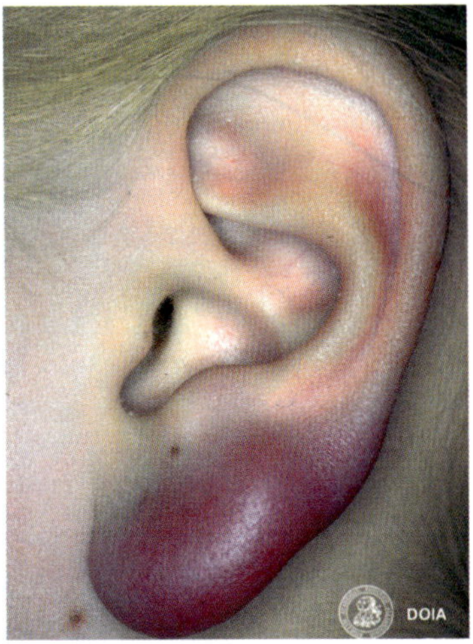

Abb. 17: Typisches Lymphocytom des Ohrläppchens
© www.dermis.net

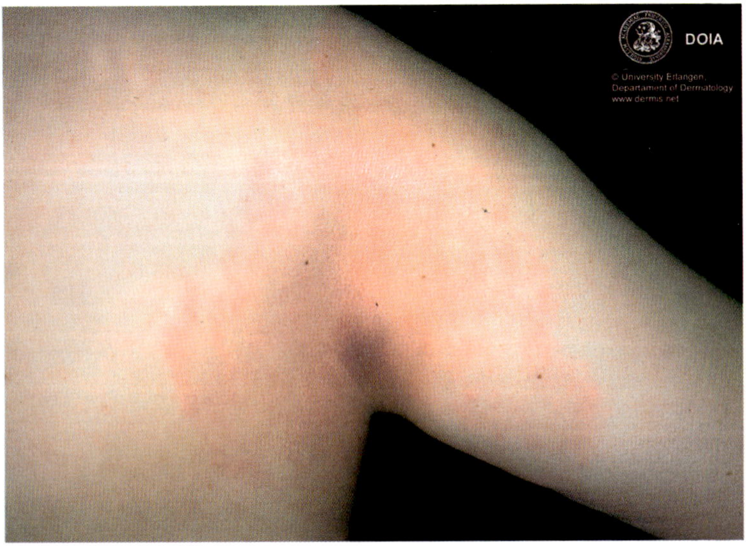

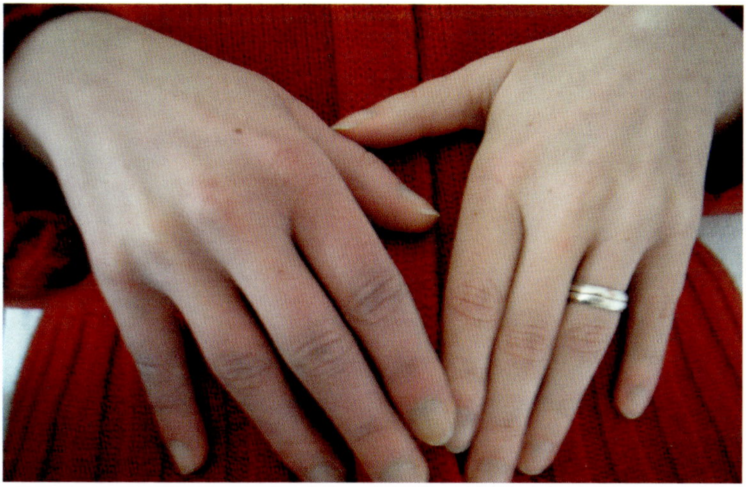

Abb. 18: Beginnende Acrodermatitis chronica atrophicans (ACA) der rechten Hand
(Foto privat)

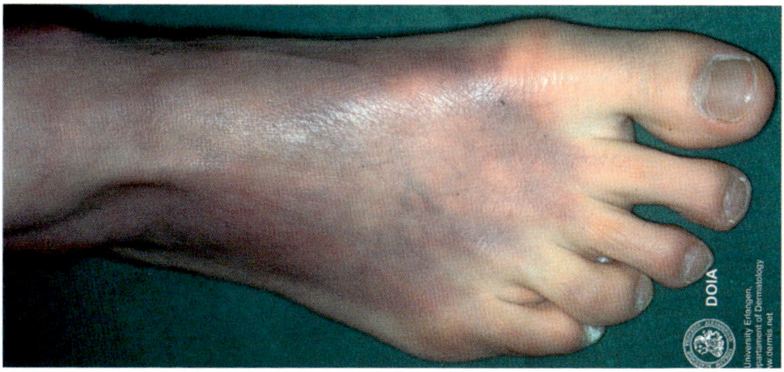

Abb. 19: Acrodermatitis chronica atrophicans des rechten Unterschenkels © www.dermis.net

Gegenüberliegende Seite unten *Abb. 16: Unbehandeltes Erythema migrans (EM) © www.dermis.net*

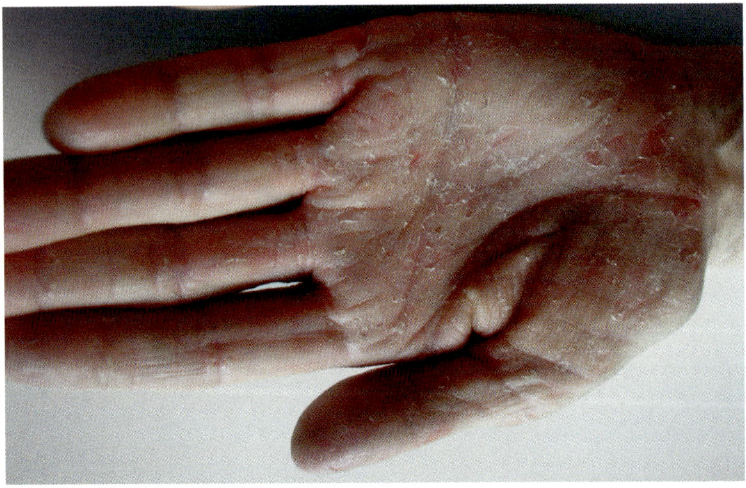

Abb. 20: Handflächenschuppungen bei Borreliose (Foto privat)

Abb. 21: Herxheimer-Reaktion mit Schwellung des rechten Zeigefingers, der vorher nur geschmerzt hatte (Foto privat)

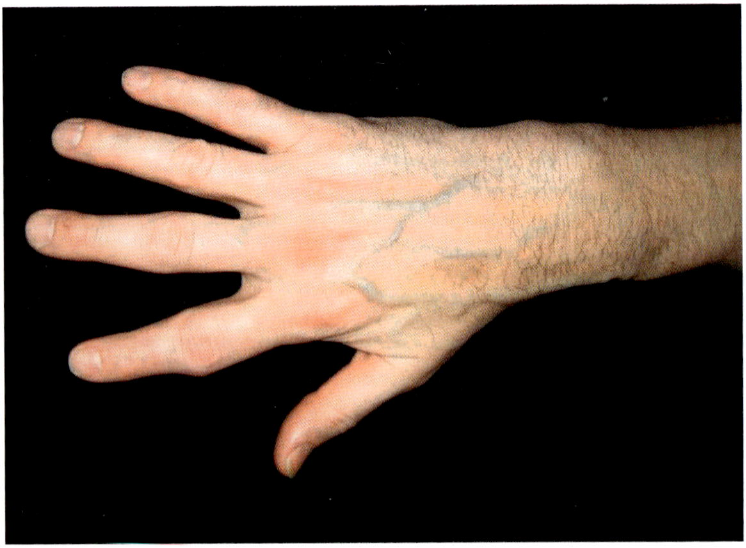

höhte Temperaturen bis 38,5 °C auftreten, ohne dass sie irgendwelche sonstigen Zeichen einer Erkrankung haben. Die Fieberschübe haben oft eine gewisse Regelmäßigkeit und treten in bestimmten Zeitintervallen, oft im Vierwochenrhythmus und bei Frauen auch um die monatliche Regelblutung herum auf (perimenstruell).
Die Betroffenen erleben sich auch als viel krankheitsanfälliger seit der Borrelieninfektion. Sie leiden an ständig anderen und sich dabei abwechselnden Beschwerden. Besonders häufig wird von lang anhaltenden Nasennebenhöhleninfektionen (Sinusitis maxillaris und frontalis) berichtet.
Allen Patienten gemeinsam in dieser Krankheitsphase ist das Gefühl einer starken Müdigkeit und Erschöpfung, unabhängig von körperlicher Belastung und auch unabhängig von ihrem Nachtschlaf. Sie fühlen sich einfach nicht mehr leistungsfähig, sondern irgendwie kränklich, ohne aber richtig krank zu sein.

Urologische Beschwerden

Es gibt Patienten, die erstmals in den Wochen nach einem Zeckenkontakt über Blasenbrennen klagen oder über Schmerzen beim Wasserlassen. Auch Blasenentleerungsstörungen können sich neu entwickeln (Urinverhalt oder unwillkürlicher, unfreiwilliger Harnabgang) sowie sehr häufiger Harndrang mit nur kleinen Harnmengen (Pollakisurie).
Im Urin kann sich in dieser Phase eine erhöhte Ausscheidung von Eiweiß und roten Blutkörperchen (Proteinurie und Mikrohämaturie) zeigen.

Herz-Kreislauf-Beschwerden

Andere bemerken in dieser Zeit erstmals Herzrhythmusstörungen, meist mit sehr schnellem und oft unregelmäßigem Herzschlag. Die schnellen Rhythmusstörungen (Tachyarrhythmien) treten überwiegend nachts auf und gehen oft mit panischer Angst einher, so dass diese Herzanfälle häufig als Panikattacken fehlgedeutet und die Patienten demzufolge mit angstlösenden Psychopharmaka behandelt werden.

Von Patienten wird auch immer wieder davon berichtet, dass sich ab dem Infektionszeitpunkt ihre Blutdruckwerte verändert hätten und sie neuerdings Medikamente gegen erhöhten Blutdruck (Antihypertensiva) einnehmen müssten. Nach erfolgreicher Borreliosebehandlung sinkt der erhöhte Blutdruck sehr oft, und die Antihypertensiva können wieder weggelassen werden.

Borrelienassoziierte Reizleitungsstörungen zwischen Vorhof und Herzkammer können ebenfalls vorübergehend auftreten, sogenannte passagere AV-Blockbildungen (AV = atrio-ventrikulär) Grad I–II, was sich mit einer Pulsverlangsamung oder auch Vorhofflimmern zeigt. Die Unregelmäßigkeiten des Herzschlages (Herzrhythmusstörungen oder Arrhythmien) sind häufig und verursachen als körperliches Symptom Schwindel. Die Herzfunktionsveränderungen lassen sich im Elektrokardiogramm (EKG) nachweisen und sind Wochen später oft ebenso plötzlich, wie sie gekommen sind, wieder verschwunden. Es kann aber auch zu schwerer wiegenden Herzsymptomen kommen, wie z.B. einem Herzbeutelerguss (Perikarderguss) oder einer Herzmuskelentzündung (Myokarditis), für die dann die schon länger im Körper vorhandenen Viren (z.B. der Epstein-Barr-Virus = EBV) verantwortlich gemacht werden. Denn nach

Borrelien als Ursache kardialer Störungen wird im Krankenhaus meist (noch nicht) routinemäßig gesucht. Auch die Chance, aus einer Ergussflüssigkeit (die bei einer Perikarditis mit Erguss durch Absaugen dieser Flüssigkeit aus dem Herzbeutel sowieso gewonnen wird) mit Hilfe einer PCR-Untersuchung Borrelien-DNA nachzuweisen, wird oft vergeben, da einfach nicht daran gedacht wird (»Was ich nicht suche, finde ich auch nicht!«).

BEACHTEN SIE:

Informierte Patienten könnten sich mit ihrem ausdrücklichen Wunsch, dass die abgesaugte Flüssigkeit auf eine Borrelien-DNA-PCR untersucht wird, manches Leidensjahr abkürzen. Denn dadurch könnte frühzeitig die eventuell infektiöse Ursache der Beschwerden erkannt und eine gezielte antibiotische Behandlung begonnen werden.

Augensymptome

Ein ebenfalls häufig betroffenes Organ ist das Auge. Es kann zu Entzündungen *aller* Augenabschnitte von der Bindehaut (Konjunktivitis) bis zur Netzhaut (Retinitis) kommen. Die Entzündungen klingen nach meist kurzer Zeit von allein wieder ab, kehren aber häufig auch wieder. Auch von lästigen morgendlichen eitrigen Verklebungen der Augen wird immer wieder berichtet. Die Patienten legen sich dafür die verschiedensten Erklärungen zurecht – vermuten Zugwind, irgendwelche Fremdkörper oder Allergien –, da ihnen der mögliche Zusammenhang mit einer Borrelieninfektion nicht bekannt ist. Von den Augenärzten wird meiner Erfahrung nach auch zu selten danach gefragt und folglich auch nicht daraufhin untersucht.

Leberveränderungen und Magen-Darm-Beschwerden

Unklare Leberwerterhöhungen in dieser Zeit können ebenso auf das Konto der Borreliose gehen.
Beobachtet wird häufig von den Betroffenen nach einer Borrelieninfektion eine *neu* aufgetretene Unverträglichkeit für oft nur kleine Mengen Alkohol. Das ist möglicherweise durch eine borrelienbedingte Funktionsbeeinträchtigung der Enzyme bedingt, die zum Abbau von Alkohol benötigt werden.
Viele Patienten berichten ab dem Zeitpunkt der Borrelieninfektion von zunehmenden Nahrungsmittelunverträglichkeiten, die mit Durchfällen und Blähungen (Meteorismus) einhergehen, so dass auch dies zum allgemeinen Unwohlsein der Betroffenen beiträgt.

Neurologische Funktionsstörungen

Besonders häufig betroffen ist in diesem Zwischenstadium, dem Stadium II (genauso wie im Stadium III), das Nervensystem, das sowohl zentral, d. h. im Zentralnervensystem, als auch peripher, d. h. an Armen und Beinen, zahlreiche Funktionsstörungen entwickeln kann.

Zentralnervöse Symptome

Neurologische Funktionsstörungen bei Borreliose kann man auch unter dem Begriff der »Neuroborreliose« zusammenfassen. Sie treten nach einer epidemiologischen Studie aus dem Jahre 2006 (s. K. Munkelt im Literaturanhang) als sogenannte akute Neuroborreliose bei fast 12 Prozent aller Borreliosekranken auf und betreffen vor allem Kinder um das 10. Lebensjahr sowie Erwachsene zwischen 40 und 50 Jahren.

Schwere Verlaufsformen der Neuroborreliose äußern sich überwiegend an den Extremitäten. Es kommt dabei zu Lähmungen, Zittern, spastischen Muskelveränderungen, d.h., die Grundspannung der Muskulatur (Muskeltonus) erhöht sich, und die Gliedmaßen werden dadurch steifer. Auch spontane Verkrampfungen, Zuckungen oder merkwürdige Gefühlsveränderungen, häufiger an den Beinen als an den Armen, treten auf, wie z.B. eine Art »Eisenringgefühl« oder das Gefühl »kalter Nässe«. Je nach der Symptomenkombination ergeben sich klinische Bilder wie bei einer beginnenden Parkinsonerkrankung, *m*ultipler *S*klerose (MS), *a*myotropher *L*ateral*s*klerose (ALS) oder cerebellärer Ataxie. Aber auch *t*ransitorisch *i*schämische *A*ttacken (TIA) und schlaganfallähnliche Bilder mit vorübergehender Lähmung einer Körperhälfte (sogenannte Halbseitensymptomatik) können auftreten. Das lässt sich durch eine borrelienbedingte Gefäßentzündung (Vaskulitis) in den kleinen Gefäßen des Gehirns erklären beziehungsweise durch vorübergehende Durchblutungsstörungen. Die Borrelien verursachen die entzündlichen Infiltrate um die Gefäße herum entweder direkt, oder sie lösen einen Autoimmunprozess aus.

Auch epileptische Anfälle mit Verkrampfungen aller Extremitäten (sogenannte Grand-Mal-Anfälle) wurden beschrieben, die vor allem bei Kindern während borreliosebedingter Fieberschü-

be häufiger sind. Aber auch bei Erwachsenen können Anfälle auftreten, vor allem unter einer Penicillintherapie, da diese die Anfallsbereitschaft durch Senkung der Krampfschwelle erhöhen kann.
Die Borrelieninfektion kann für diese Patienten eine bleibende Körperbehinderung (Invalidität), oft bis zur Rollstuhlpflichtigkeit, verursachen, was besonders tragisch ist, wenn die borrelienbedingte Auslösung nicht anerkannt bzw. bekannt ist. Denn wenn die Infektionskrankheit Borreliose als Ursache der neurologischen Veränderungen rechtzeitig erkannt wird, besteht eine wesentlich bessere, nämlich eine ursächlich wirksame Behandlungschance. Auch finanziell wäre es für die Betroffenen einfacher, wenn die Borrelieninfektion als Ursache bekannt wäre. Denn der Zeckenstich erfolgt ja nicht selten während der Ausübung des Berufes, was auch den Weg von oder zur Arbeit mit einschließt. Dadurch würden die Infizierten unter die soziale Absicherung durch die Berufsgenossenschaften fallen, die nach der Anerkennung als »BG-Fall« – was meist sehr schwer zu erreichen ist – alle »Unfallkosten« und in diesem Fall »Borreliosestich-Folgekosten« tragen.

Kopfschmerzsyndrome

Sehr häufig klagen Patienten über starke, periodisch wiederkehrende Kopfschmerzen, die oft mit Übelkeit sowie ausstrahlenden Schulter- und Nackenschmerzen verbunden sind. Sie können ähnlich einer Migräne Stunden bis Tage anhalten, sprechen aber sehr schlecht auf die üblichen Schmerzmittel an und auch nicht auf Triptane, die spezifischen Migränemittel. Sie sind unabhängig von körperlichen Belastungen und beginnen oft schon morgens vor dem Aufstehen. Sie gehen manchmal auch mit leichtem Fieber einher.

Zur diagnostischen Abklärung wird oft ein konventionelles Röntgenbild oder ein Computer-*T*omogramm (CT) veranlasst, das aber meist keine wegweisenden Auffälligkeiten zeigt. Lediglich in einem Kernspin (oder synonym *M*agnet*r*esonanz*t*omogramm [MRT]) können die manchmal vorhandenen kontrastmittelanreichernden entzündlichen Veränderungen an den Hirnhäuten (Meningen) nachgewiesen werden und damit auch die zugrundeliegende Borrelien-Meningitis. Diese gründliche und kostenintensive Abklärung erfolgt leider zu selten, und selbst wenn, sind diese entzündlichen Veränderungen auch nur sehr selten zu finden.
In der weißen Hirnsubstanz lassen sich gelegentlich auch Veränderungen nachweisen, die bei fehlender Kontrastmittelanreicherung als »Narben nach Durchblutungsstörungen« (sogenannte ischämische Narben) oder als »Glianarben« – was es auch bei völlig Gesunden geben kann – beschrieben werden.
Selbst eine Untersuchung des Nervenwassers (Liquoruntersuchung) würde nur für einen Teil der Fälle Klarheit über die erfolgte Borrelieninfektion bringen, da inzwischen bekannt ist, dass nur bei etwa 5–30 Prozent aller Liquoruntersuchungen bei der frühen Neuroborreliose die typischen entzündlichen Veränderungen gefunden werden (Näheres s. a. S. 103 ff.).

Hirnnervenstörungen

Funktionsstörungen der Hirnnerven bis hin zu Lähmungen treten in diesem Zwischenstadium ebenfalls auf und sind die Symptome einer frühen Neuroborreliose. Am häufigsten betroffen ist der 7. Hirnnerv (N. facialis). Seine Funktionsstörung zeigt sich in einer halbseitigen Gesichtslähmung mit fehlendem

Lidschluss und hängendem Mundwinkel auf der betroffenen Seite und wird deshalb auch kaum übersehen. Diese sogenannte periphere Facialisparese gilt als typisch bei einer Borrelieninfektion, vor allem bei Kindern und Jugendlichen, so dass bei diesem Symptom am ehesten nach Borrelien gesucht wird. In einer Studie vom Robert-Koch-Institut über die Jahre 2002 bis 2006 traten bei 2,3 Prozent der Borrelieninfizierten bis zum 19. Lebensjahr eine Hirnnervenlähmung auf, aber nur bei circa 1 Prozent der über 20-Jährigen. Bei Kindern unter 10 Jahren sind 33 Prozent aller Facialislähmungen borrelienbedingt.

Aber auch die anderen Hirnnerven können betroffen sein, wenn auch vielleicht weniger spektakulär.

So wird immer wieder von halbseitigen Gesichtsschmerzen mit Gefühlsveränderungen berichtet, deren Ursache eine Beteiligung des 5. Hirnnervs (N. trigeminus) am Infektionsgeschehen ist. Manche klagen auch über diffuse Schmerzen um Nase und Mund, die einer Beteiligung des zentralen Trigeminuskernes entsprechen. Auch können Störungen der Pupillenreaktion auftreten – meist betont auf einer Seite – mit verzögerter Verengung (Miosis) und anschließender »wellenförmiger«, paradoxer Erweiterung (Mydriasis) bei direktem Lichteinfall. Weiterhin kommt es zu kurzfristigen Augenmuskellähmungen mit der Folge von Doppelbildern, schmerzhaften Augenbulbusbewegungen, Zungenbrennen und Geschmacksveränderungen oder Hörverlust mit oder ohne Tinnitus, um nur einige zu nennen.

Nervenfunktionsstörungen der Arme und Beine

Es kann auch zu peripheren Nervenfunktionsstörungen kommen. Peripher werden die Nerven in der »Peripherie« des Körpers, also in den Armen und Beinen, genannt, im Gegensatz zu den Strukturen des Zentralnervensystems wie dem Gehirn und dem Rückenmark.

Vereinfacht ausgedrückt, sorgen die langen Nervenbahnen in die Arme und die Beine dafür, dass wir Wärme, Kälte, Druck und Schmerz auf der Haut wahrnehmen können. Diese sensiblen Wahrnehmungen sind bei der chronischen Borreliose in einem Großteil der Fälle beeinträchtigt, sogar oft, ohne dass der Betroffene zunächst etwas davon bemerkt. Eine gezielte neurologische Untersuchung kann aber nachweisen, dass eine sogenannte periphere Neuropathie oder eine *P*oly*n*euro*p*athie (PNP, d. h. wörtlich übersetzt »viele Nerven leiden«) vorliegt. Die periphere Nervenfunktionsstörung äußert sich in verminderter oder vermehrter Wahrnehmung von Oberflächenreizen wie z. B. spitzen Reizen (bei der klinischen Prüfung die Stiche eines Nadelrades) oder – wenn es weiter fortgeschritten ist – in spontan auftretenden sensiblen Missempfindungen wie Brennen, Ameisenlaufen, Taubheitsgefühlen oder Juckreiz. Diese Symptome werden von den Patienten oft erst auf Nachfragen erwähnt, da sie von ihnen nicht mit den anderen vorhandenen Beschwerden der Borreliose in Zusammenhang gebracht werden. Mit der richtigen Therapie (s. Kap. 14, S. 254) bilden sich diese PNP-Veränderungen meist wieder gut zurück und sind so auch ein Verlaufsparameter für den Gesundungsprozess.

Diese Störungen des peripheren Nervensystems können auch andere Erkrankungen imitieren. Beispielsweise können die Borrelien ein Carpaltunnelsyndrom (CTS) vortäuschen, das überwiegend *nachts* Schmerzen und Taubheitsgefühle in einer Hand – meist vom Daumen bis zum Mittelfinger – auslöst. Auffallend ist nur, dass die elektrophysiologischen Messungen diese Diagnose meist nicht bestätigen, sondern sich meist noch normale Messwerte ergeben. Trotzdem werden wegen der oft sehr heftigen Beschwerdesymptomatik die Patienten in typischer Weise am Handgelenk durch Spaltung des Querbandes (Ligamentum transversum) operiert, ohne dass aber durch die mechanische Entlastung des N. medianus die erhoffte Beschwerdefreiheit erreicht werden kann. Denn da es eine *entzündliche* Veränderung ist, halten die Schmerzen an, bis die durch Borrelien bedingte Entzündungsreaktion abgeklungen ist. Und das wäre auch ohne jede Operation der Fall gewesen!

Lähmungen von Muskeln eines Armes oder Beines können ebenfalls auftreten, die sich aber meist relativ schnell wieder zurückbilden. Nur bei einigen Betroffenen bleiben dauerhafte Behinderungen zurück.

Eine Besonderheit scheint es bei der Borreliose noch zu geben, die immer wieder berichtet wird: das plötzliche schmerzlose Einknicken eines Beines im Kniegelenk ohne jede Vorwarnung, so dass die Patienten hinstürzen.

Starke Schmerzen: Bannwarth-Syndrom

Treten Wochen bis Monate nach einer Borrelieninfektion plötzlich heftige, nachts betonte Schmerzen in einem Arm oder Bein auf wie bei einem Bandscheibenvorfall, und sind diese Schmerzen nicht von körperlicher Belastung oder Bewegung abhängig, handelt es sich mit großer Wahrscheinlichkeit um ein sogenanntes Bannwarth-Syndrom. Das ist eine durch Borrelien verursachte Entzündung einzelner Spinalnervenwurzeln. Die Schmerzen können auch nur in der Nackenregion oder in der unteren Lendenwirbelsäule lokalisiert sein und nicht bis in die Extremitäten ausstrahlen. Diese werden häufig als Halswirbelsäulen- oder Lendenwirbelsäulenschmerzen behandelt und dem Älterwerden zugeschrieben, also als degenerative Veränderungen fehlinterpretiert. Daher unterbleibt eine wirklich ursächliche Therapie. Statt Antibiotika werden Massagen, Krankengymnastik oder Akupunktur verordnet, die in diesem Fall zwar nicht gerade schaden, aber eben auch nicht helfen.

Haut- und Gefäßveränderungen

Ein in dieser Phase häufig übersehenes bzw. diagnostisch falsch eingeordnetes Symptom ist eine beginnende *A*crodermatitis *c*hronica *a*trophicans (ACA) im entzündlichen Frühstadium. Sie geht noch nicht mit den typischen Hautveränderungen des Spätstadiums einher, deren bekannteste die sogenannte Zigarettenpapierhaut ist, sondern mit diffusen schmerzhaften, teigigen Schwellungen und blauroten (lividen), meist einseitig beginnenden Verfärbungen der Finger, des Handrückens, der Streckseiten des Unterarmes, der Kniescheibe oder des Schienbeines bis zum Fußrücken. Dem können streifenförmige, fleckige oder auch netzartige Hautveränderungen in anderen Körperregionen vorausgehen. Unangenehme Gefühlsveränderungen wie Brennschmerzen und Störungen der Durchblutung sind häufig damit verbunden. Die betroffene Gliedmaße ist oft kälter als die anderen, und der Patient friert leicht. Wie bei einem Morbus Raynaud, einer anderen Gefäßerkrankung, kann es zu krampfartigen Gefäßverengungen (Gefäßspasmen) mit einem schmerzhaften Weißwerden, vor allem einzelner Finger (sogenannter toter Finger = digitus mortuus) und der Zehen kommen. Daneben treten zeitweise aber auch regelrechte Blauverfärbungen der Hände und Füße auf (s. Abb. 18 und 19 im Farbteil).

Die obige Aufzählung der in dieser Zwischenphase möglichen Symptome ist sicher nicht vollständig, da es wahrscheinlich viele Beschwerden gibt, die (noch) nicht als Vorläufer der chronisch-persistierenden Verlaufsform der Borreliose – des sogenannten Stadiums III – erfasst und erkannt sind. Es gibt aber auch Krankheitsverläufe, die ohne diese »Vorläufersymptome« sofort mit der Symptomatik einer Spätborreliose beginnen können. Auch das Zeitraster kann, je nach individueller Immunitätslage, anders aussehen mit längeren, teils sogar jahrelangen beschwerdefreien Phasen, in denen der Patient glaubt, die Infektion sei schon völlig überwunden. Da aber die Borrelien – wie auch viele andere humanpathogene Erreger (s. a. Kap. 7 und 8) – intrazellulär sehr lange Zeiträume unbemerkt überdauern können, ist es interessant, sich darüber Gedanken zu machen, was das Wiederauftreten von Symptomen auslösen könnte.

Was begünstigt das (Wieder-)Auftreten von Symptomen?

Wenn das Immunsystem geschwächt ist

Erste Krankheitssymptome können nach einer anderen immunschwächenden Erkrankung wie z. B. einem Virusinfekt auftreten. Bekannt ist in diesem Zusammenhang das »Aufbrechen« von Borreliosesymptomen z. B. nach oder auch mit dem Auftreten einer Gürtelrose, der Zweiterkrankung durch den Varicella-Zoster-Virus nach einer (meist) in der Kindheit durchgemachten Windpockenerkrankung (s. a. Kap. 9, S. 153).

Die bekannte zweiphasige Erkrankungsform – erst Windpocken, dann Gürtelrose – nach einer Varicella-Zoster-Infektion kann sehr gut als Modell für den Verlauf einer Borreliose dienen. Denn auch die Borrelien werden oft nur dann symptomatisch, wenn das Immunsystem durch irgendwelche weiteren Faktoren geschwächt wird.
Ähnlich wie bei den Windpockenviren können auch nach einer Erstinfektion mit Borrelien viele Jahre symptomlos verlaufen, bis durch eine weitere – virale oder bakterielle – Infektion, eine Tumorerkrankung oder eine externe Immunsuppression (z.B. Strahlentherapie, intensive UV-Bestrahlung) das Immunsystem geschwächt wird und es wieder zu Borreliosesymptomen kommt.
Das Immunsystem eines mit Borrelien infizierten Menschen wird z.B. durch eine Zoster- oder andere Virusinfektion so »beschäftigt«, dass die bis dahin in verschiedenen Gewebezellen – z.B. in den Sehnen, den Lymphknoten, den Binde- und Knorpelgewebezellen sowie den Endothelzellen – ruhenden Borrelien (sogenannte Persister) die Bedingungen bekommen, die sie brauchen, um sich wieder vermehren zu können. Sie verteilen sich anschließend wieder über die Blutbahn, die Lymphbahnen und die Haut im gesamten Organismus. Klinisch zeigen sich dann die Symptome, die einer chronischen Borrelieninfektion zuzuschreiben sind. Dasselbe gilt auch für das Wiederauftreten von Symptomen bei einem Krankheitsschub. Auch das Erythema migrans kann sich an der Ursprungsstichstelle in dieser Phase erneut zeigen.
Werden zu diesem Zeitpunkt gezielte Laboruntersuchungen zu Co-Infektionen, beispielsweise mit einem Lymphocytentransformationstest (LTT), durchgeführt, lassen sich häufig reaktivierte Infektionen von Herpes-simplex-, Epstein-Barr- oder Varicella-

Zoster-Virus nachweisen (s.a. Kap. 9). Ebenso lassen sich bakterielle Begleitinfektionen feststellen, am häufigsten von Chlamydien, Ehrlichien/Anaplasmen und Yersinien (s.a. Kap. 8).
Dieses Nebeneinander von mehreren potenziell pathogenen Erregern erklärt, warum das Immunsystem oft nicht mehr mit den Erregern fertig wird und sich chronisch-rezidivierende Krankheitssymptome entwickeln.

Wenn die Belastung mit Umweltgiften hoch ist

Dieses gilt umso mehr, je stärker ein Mensch bereits vorher mit aufgenommenen Schadstoffen belastet ist. Dazu zählen an erster Stelle die Quecksilberbelastungen und Sensibilisierungen nach Amalgamfüllungen der Zähne, oft schon seit dem Kindesalter, Schwermetalle aus der Umgebung, wie Blei, Cadmium und Arsen, Herbizide, Lacke oder Lösungsmittel.
Kommen zu diesen Umweltgiften noch genetisch fixierte Störungen der Entgiftungsenzyme hinzu, haben die Borrelien ideale Voraussetzungen, sich »einzunisten«, denn das Immunsystem ist nicht mehr in der Lage, sich mit voller Kraft gegen eine weitere neue Belastung zur Wehr zu setzen. Diese Kombination an möglichen Ursachen muss – zumindest nach meinem Verständnis der Entstehung der Krankheit – immer mitberücksichtigt werden. Deshalb sollte bei chronischen Krankheitsverläufen immer gezielt danach gesucht werden, denn nur so können die einzelnen Faktoren, die zur Chronifizierung beitragen, auch entschlüsselt und behandelt werden. Dies ist wichtiger, als die Krankheitsintensität bei Borreliose nach der Höhe von Antikörpertitern beurteilen zu wollen und deshalb immer wieder Antikörperbestimmungen zu veranlassen. Dies ist nur teuer und

letztlich ohne Bedeutung für das Krankheitsbild, da es eigentlich immer nur die erfolgte Infektion bestätigt, aber nichts über begleitende Risikokonstellationen aussagen kann.

BEACHTEN SIE:

Entscheidend ist immer *das Krankheitsgefühl des Patienten,* das die subjektive Beeinträchtigung am besten widerspiegelt. Denn viele Betroffene sind subjektiv schwer krank, obwohl die üblichen Routinelaborparameter einschließlich der üblicherweise geprüften Entzündungswerte (CRP, BKS, Leucocyten) normal sind. Andere Laborparameter wie Zytokine, Muskelenzyme, Borrelien-LTT u.a. sind hingegen bei aktiver Borreliose immer auffällig.

Labordiagnostik in der Zwischenphase

Da Borrelien nach ihrer Verteilung (Dissemination) im Organismus bereits einige Monate im Organismus überlebt haben, ist die Wahrscheinlichkeit relativ hoch, dass sich auch Antikörper gegen sie entwickelt haben. Die meisten Infizierten zeigen in diesem Stadium erhöhte IgG-Antikörper-Titer und oft (noch) erhöhte IgM-Antikörper-Titer als Zeichen der fortbestehenden Auseinandersetzung ihres Immunsystems mit den Borrelien. Als Bestätigungstest kann dann der Western- oder Immunoblot durchgeführt werden, der die »zweite Stufe« der derzeit gültigen Stufendiagnostik darstellt (s. a. Kap. 6, S. 92).

Ist er ebenfalls positiv mit einem oft breiten Bandenmuster, ist die erfolgte Infektion mit Borrelien eindeutig nachgewiesen. Wird bei zweifelhaften Ergebnissen der Screeningtests anschließend ein positiver Borrelien-LTT (Lymphocytentransformationstest) gefunden, der als Aktivitätsparameter die *fortbestehende Borrelienaktivität* belegt, besteht bei einer entsprechenden Beschwerdekonstellation an der noch aktiven Infektion kein Zweifel, und eine antibiotische Behandlung sollte erfolgen.

Dies ist allerdings der Idealfall!
Es gibt leider auch viele andere Fälle, in denen die Laborergebnisse nicht so eindeutig sind. So kann zwar ein erhöhter IgG-Titer vorliegen, aber kein IgM-Titer (mehr). Auch können im Blot nur wenige spezifische Banden vorhanden sein, so dass – entsprechend den Testkit-Herstellervorgaben – der Blot vom Labor als negativ oder grenzwertig beurteilt wird, obwohl er vielleicht schon 1–2 spezifische Banden aufweist. Dies ist selbst dann der Fall, wenn z.B. die hochspezifische VlsE-Bande als einzige nachweisbar ist, obwohl sich das VlsE im Wirtsorganismus Mensch nur entwickeln kann, *nachdem* dieser Kontakt mit Borrelien hatte. Eine derartige Befundkonstellation mit vorhandenem IgG und fehlendem IgM wird vom Labor beurteilt als »Z.n. Infektion«. »Zustand *n*ach« bedeutet in diesem Fall abgeschlossene, nicht mehr behandlungsbedürftige Infektion, wofür es auch den genauso irreführenden Begriff der »Seronarbe« gibt.
Das ist jedoch fatal für die Patienten, die noch Symptome unterschiedlichster Art haben. Denn diese werden wegen der nicht eindeutigen serologischen Befunde in der Regel nicht einer Borrelieninfektion zugeordnet. Die Betroffenen werden deshalb auch nicht antibiotisch, sondern bei Gelenkschmerzen

z. B. antirheumatisch oder symptomatisch mit Schmerzmitteln behandelt. Die fortbestehende Borrelieninfektion bei diesen Patienten mit den gängigen Labormethoden nachzuweisen, gelingt oft nur schwer und erfordert bei den derzeitigen Vorgaben des diagnostischen Stufenprogrammes vor allem für die gesetzlich Versicherten einen privat zu leistenden finanziellen Einsatz. Denn auf eigene Kosten könnte der Betroffene beispielsweise sein Blut in verschiedene Labore schicken lassen, da wegen der von Labor zu Labor unterschiedlichen Testkits die Wahrscheinlichkeit für einen positiven Befund steigt, wenn auch klinisch aufgrund der Symptome und Befunde der Verdacht auf eine noch aktive Borrelieninfektion besteht. Auch der Borrelien-LTT als möglicher Aktivitätsparameter ist seit Juli 2007 keine Kassenleistung mehr und muss vom Patienten selbst bezahlt werden.
Wie bereits ausgeführt kann auch noch versucht werden, durch andere direkte oder indirekte Untersuchungsmethoden die Erregerpersistenz (= fortbestehende Vitalität und Aktivität der Borrelien) nachzuweisen (s. a. Kap. 6, S. 99 f.). So kann man versuchen, außer aus Blut auch noch aus einigen anderen Körperflüssigkeiten Borrelien nachzuweisen, was erfahrungsgemäß aber leider nur selten gelingt. Ein direkter Borreliennachweis im Blut kann auch durch eine Dunkelfeldmikroskopie versucht werden, die aber eine Bakteriämie, d. h. zahlreiche Borrelien in Spirochätenform im Blut voraussetzen würde. Dies ist im Stadium II aber schon nicht mehr anzunehmen, denn die meisten Borrelien liegen bereits intrazellulär vor, d. h. *in* den verschiedenen Körperzellen.

Liquordiagnostik in der Zwischen- und Spätphase

Zur Liquordiagnostik ist die Durchführung einer Untersuchung des Nervenwassers erforderlich. Diese Untersuchung wird bei klinischem Verdacht auf chronische Borreliose, insbesondere bei Verdacht auf Vorliegen einer Neuroborreliose, von den behandelnden Ärzten in aller Regel vorgeschlagen werden. Dazu zählen Hirnnervenausfälle (z.B. Facialisparese), eine Entzündung der Spinalnervenwurzeln (Radikulitis) oder auch eine entzündliche Reizung der Hirnhäute (Meningitis). Dies kann bereits kurz nach der Borrelieninfektion, aber auch erst sehr viel später auftreten, so dass dann der Zusammenhang zu dem Zeckenstich oft nicht mehr hergestellt wird.

Eine Liquoruntersuchung ist bei unklarem Krankheitsbild auch sinnvoll, da man aus dem Nervenwasser einiges über den aktuellen Zustand des Patienten ablesen kann. Außerdem ist die Liquorpunktion (LP) meist weit weniger belastend, als dies von den Betroffenen oft befürchtet wird. Da die Entnahme des Nervenwassers zwischen dem 4. und 5. Lendenwirbel erfolgt, ist die befürchtete »Verletzung des Rückenmarkes« anatomisch überhaupt nicht möglich, da das Rückenmark (Medulla spinalis) bereits im sogenannten Conus medullaris auf der Höhe des 1. oder 2. Lendenwirbels endet. Die »Rückenmarkspunktion«, wie die Liquorentnahme von vielen Patienten oft fälschlicherweise und angsteinflößend auch genannt wird, wird *immer unterhalb des Rückenmarkes* durchgeführt. Es kann nach der Liquorpunktion zu Kopfschmerzen kommen durch das Fehlen der kleinen Menge von entnommener Liquorflüssigkeit aus dem abgeschlossenen (intrathekalen) Liquorraum. Striktes Liegen und viel Trin-

ken kann diese häufige Nachwirkung der Liquorentnahme verhindern bzw. mindern.
Aus der entnommenen Flüssigkeit lässt sich ablesen, ob eine akute Entzündung im gesamten vom Duralschlauch umschlossenen inneren Liquorraum – dem sogenannten intrathekalen Raum –, und damit auch im Gehirn besteht.
Haben sich die erwarteten typischen entzündlichen Veränderungen im Nervenwasser nachweisen lassen, wird der Patient meist ohne größere Probleme mit intravenösen bakterizid wirkenden Antibiotika (den Cephalosporinen der 3. Generation) behandelt werden, was in diesem Stadium auch sicher noch recht gut helfen kann. Zu beachten sind jedoch auch die nicht zu seltenen ernsthaften Nebenwirkungen einer Ceftriaxon- oder Cefotaxim-Infusion (s. a. Kap. 14, S. 245). Finden sich die erwarteten entzündlichen Veränderungen im Liquor jedoch trotz der auffälligen neurologischen Symptome nicht, sinkt für den Infizierten die Wahrscheinlichkeit, antibiotisch behandelt zu werden, sofort erheblich. Denn diese Konstellation ist in den derzeit geltenden Leitlinien nicht vorgesehen. Trotzdem sollte eine Untersuchung des Nervenwassers immer angestrebt werden, um andere zentralnervöse Erkrankungen auszuschließen.
So ist bereits im Zwischenstadium, im Stadium II, das Dilemma erkennbar, das auch für die Labordiagnostik des Stadiums III gilt: Die Laborwerte sind selten alle so passend, dass die Behandlungsnotwendigkeit sofort erkennbar wird. Hinzu kommt oft noch, dass das Labor durch fehlende Angaben des einsendenden Arztes zur Vorgeschichte und zur derzeitigen Symptomatik eine Auswahl verschiedener Interpretationsmöglichkeiten anbietet, bei denen fast immer der Passus: *Z. n.* erfolgter Infektion = *Seronarbe* mit aufgeführt wird. Der mit der Krankheit nicht im Detail vertraute Arzt wird dann sicher diese Interpre-

tation bevorzugen, bedeutet sie doch, dass keine teure, budgetbelastende und potenziell mit Nebenwirkungen behaftete (Infusions-)Therapie in seiner Praxis durchgeführt werden muss.
Bei einer *anamnestisch eindeutigen* Borrelieninfektion, z.B. durch eine sichtbare Wanderröte oder ein Lymphocytom, und einem entsprechenden klinischen Verlauf ist *bei einer chronischen Borreliose die Liquorpunktion meist unnötig*, da sich in diesem Stadium kaum (mehr) entzündliche Veränderungen im Liquor zeigen.

BEACHTEN SIE:

Ein positiver, d.h. entzündlich veränderter Liquorbefund wird derzeit noch als Voraussetzung für die Diagnosestellung einer Neuroborreliose angesehen. Deshalb wird dies auch von den neurologischen Krankenhausabteilungen und von niedergelassenen Neurologen so umgesetzt. Das bedeutet aber in der Praxis, dass ein Patient mit neurologischer kognitiver oder psychischer Symptomatik, der einen *unauffälligen* Liquorbefund hat, *nicht* als an Neuroborreliose erkrankt diagnostiziert und behandelt wird. Dabei haben gerade zwei neuere Studien nochmals eindringlich aufgezeigt, wie selten im chronischen Stadium der Borreliose eine entzündliche Liquorveränderung nachweisbar ist.
Neben der bereits erwähnten Studie des Robert-Koch-Institutes aus den Jahren 2002 bis 2006 über frühe Neuroborreliosen wurden auch in einer anderen Studie mit Borreliosepatienten ähnliche Liquorbefunde dokumentiert. Die Patienten waren im Durchschnitt neun Jahre an Borreliose erkrankt und gaben schwere Gedächtnisstörungen an. Auch von diesen hatten nur

»7 Prozent eine leichte Pleocytose (Zellzahlvermehrung), 12 Prozent eine leichte Proteinerhöhung (Eiweißerhöhung), 3 Prozent eine Gamma-Globulinvermehrung und 13 Prozent eine intrathekale Antikörperbildung« (Fallon, 10/07). Angesichts der stets geforderten Liquorveränderungen bei Neuroborreliose sind dies die ernüchternden Zahlen der Realität!

Was ist ein entzündlicher Liquorbefund?

Ein sogenannter *positiver Liquorbefund* liegt definitionsgemäß vor bei:

- deutlich erhöhter Zellzahl (zwischen 30–300 Zellen pro mm^3, maximal 1000 Zellen pro mm^3) von Monocyten und Lymphocyten, d. h., es liegt eine sogenannte mononukleäre Pleocytose vor.
- einer Erhöhung des Eiweißgehaltes auf > 0,5 g/l (normal < 0,45 g/l), auch ausgedrückt als »Pandy-positiv«, wenn es nur qualitativ gemessen wird.
- eine Erhöhung des Albumins auf > 0,3 g/l. Das ergibt den Hinweis auf die bestehende Blut-Hirn-Schranken-Störung, eine entzündlich bedingte erhöhte Durchlässigkeit zwischen den zerebralen Blutgefäßen und der Hirnsubstanz, die die Gefäße umgibt (Glia perivascularis).
- eine Erniedrigung des Glucosegehaltes im Liquor auf < 50 Prozent des Glucosewertes im Serum. Zur korrekten Bestim-

mung erfordert dies immer eine *gleichzeitige* Abnahme von Blut und Liquorproben, ein sogenanntes Liquor/Serum-Paar.

- wenn die Globuline der Klasse IgM deutlich vor IgA- und IgG-Globulinen überwiegen, d. h., es besteht eine sogenannte IgM-Dominanz (IgM > IgA > IgG). An der Verteilung dieser Globulinklassen lassen sich klinische Bilder voneinander unterscheiden, die im Anfangsstadium für mehrere Erkrankungen ähnlich sein können. So gibt es bei Neurosyphilis z.B. keine IgA-Synthese, und bei multipler Sklerose besteht eine IgG-Dominanz!
- einem erhöhten intrathekalen Antikörperindex (AK-Index) > 1,5 (–2).

Der AK-Index ist die Borrelien-Antikörper-Menge im Liquor, die ins Verhältnis gesetzt wird zur zeitgleich bestimmten AK-Menge im Serum (auch dafür ist das Liquor/Serum-Paar erforderlich!). Aus dieser Verhältniszahl, dem Index zwischen Liquor- und Serum-AK-Menge, wird abgelesen, ob im Liquorraum, dem sogenannten intrathekalen Raum, selbst eine AK-Bildung stattfindet. Dies wird angenommen ab *einem Borrelien-AK-Index von > 1,5*. Dieselbe Untersuchung wendet man bei Verdacht auf Vorliegen einer Neurosyphilis an und bestimmt den Treponema pallidum-AK-Index.

Zusätzlich kann man noch den Borrelien-Immunoblot aus Liquor und Serum miteinander vergleichen. Mehr spezifische Banden im Liquor als im Serum würden ebenfalls auf eine eigenständige Produktion im Liquorraum hindeuten und die Diagnose Neuroborreliose nach sich ziehen.

Alternativ gilt als gleichwertig zu einem nachgewiesenen erhöhten AK-Index als Zweitkriterium neben der lymphocytären

Pleocytose der Nachweis von *positiver Borrelien-DNA* aus dem Liquor durch eine PCR-Untersuchung oder die *kulturelle Erregerisolierung.* Das gelingt aber nur ganz selten.

BEACHTEN SIE:

Nach den derzeitigen Leitlinien der Fachgesellschaften liegen die erforderlichen entzündlichen Veränderungen des Liquors, die eine Neuroborreliose bestätigen können, bei folgenden Werten:

- Zellzahlerhöhung von Lymphocyten und Monocyten auf 30 bis 300/mm^3–300 (max. 1000/mm^3)
- Erhöhung von Eiweiß (> 0,5 g/l) und Albumin (> 0,3 g/l)
- Erniedrigung der Glucose auf < 50 Prozent der Blutglucosewerte (meist < 48 mg/l)
- Intrathekale Synthese von Borrelien-Antikörpern, ablesbar an einem AK-Index >1,5–2

11.

Das Spätstadium oder das chronische Stadium der Borreliose

Das Spätstadium (Stadium III) entwickelt sich nach der primären Infektion in einem Zeitraum, der zwischen mehreren Monaten und Jahren variieren kann. Ob es überhaupt zur Ausprägung des Spätstadiums kommt, hängt von vielen Faktoren ab, wie z. B. der Funktionsfähigkeit des Immunsystems, möglichen Belastungsfaktoren wie weiteren Infektionen oder toxischen Vorbelastungen und der genetischen, individuellen Entgiftungsfähigkeit des Menschen. Die wichtigste Ursache ist jedoch die nicht erfolgte oder unzureichende antibiotische Behandlung in der Frühphase der Borreliose.

BEACHTEN SIE:

Aufgrund seiner klinischen Vielfalt wird das Spätstadium der Borreliose oft nicht als Krankheitseinheit und als Folgekrankheit nach Borrelieninfektion wahrgenommen, so dass auch keine kausale, den Erreger als Ursache berücksichtigende, adäquate antibiotische Therapie erfolgt.

Was ist eine chronisch-persistierende Borreliose?

Die chronische, *noch aktive* Krankheit Borreliose, d.h. die chronisch-persistierende Borreliose, ist dadurch gekennzeichnet, dass eine Vielzahl von verschiedenen klinischen Symptomen *nebeneinander* bestehen können, die den Betroffenen stark beeinträchtigen und die in der Regel erst *nach* einem Zeckenstich aufgetreten sind. Dieser Zeckenstich kann schon Monate bis Jahre davor stattgefunden haben. Ein derartiger Zustand kann sich nach einer Wanderröte (Erythema migrans), aber genauso gut auch ohne dieses sichere Zeichen einer erfolgten Infektion entwickeln. Die Beschwerden können sich langsam über die Zeit verstärkt haben oder aber auch ganz plötzlich aus scheinbar völliger Gesundheit auftreten. Häufig berichten die Patienten auch, dass sie sich nach einer Erkrankung nicht mehr richtig erholt haben, wie z.B. nach einer Grippe oder einer anderen Virus- oder Bakterieninfektion, einer Impfung, einer Operation mit Narkose oder auch nach einer schweren psychischen oder sozialen Belastungssituation.

Es gibt keine Regel für den Erkrankungsverlauf außer der, dass alle nur möglichen Varianten vorkommen können.

Eine chronische Borreliose kann auch dann auftreten, wenn nach einem Zeckenstich anfangs eine Antibiose – d.h. eine Antibiotikumtherapie, wie sie die derzeit gültigen Behandlungsrichtlinien vorschlagen – erfolgte. Denn auch wenn nach diesen Vorgaben frühzeitig die empfohlene medikamentöse Behandlung erfolgte, kann später daraus doch noch eine schwere chronische Erkrankung entstehen. Das liegt an den zahlreichen »Tricks« der Borrelien, mit denen sie sich in ihrem Wirtsorganismus einnisten und sich für dessen Immunsystem unangreifbar

machen, bzw. am ineffektiven Immunsystem des infizierten Menschen.
Oft genug schaffen es die Borrelien, sich in der Frühphase rechtzeitig in schwer zugängliche Gewebe des Körpers zurückzuziehen, selbst wenn Antibiotika gegeben werden. Sie machen sich erst dann wieder bemerkbar, wenn das Milieu für sie günstiger ist, z.B. wenn kein Antibiotikum mehr im Blut ist oder das Immunsystem von anderen Erregern oder Umständen geschwächt wurde. So können Borrelien auch noch nach langer Latenzzeit wieder teilungs- und stoffwechselaktiv im menschlichen Körper werden. Sie verbleiben (persistieren) im Körper in schlecht durchbluteten Geweben oder Zellen wie z.B. in Lymphknoten, Endothelzellen oder Sehnen und sind bei günstigen Bedingungen dann in der Lage, sich wieder zu vermehren und aktiv zu bewegen. Oft sind in diesem späten Stadium die Blutuntersuchungen auf Antikörper nicht (mehr) eindeutig positiv, was die Erkennung der Erkrankung erschwert. Denn wenn z.B. durch eine sehr frühzeitig erfolgte Antibiotikumbehandlung die Antikörperbildung abgeschwächt wurde, entwickeln sich oft keine IgG-Antikörper (mehr). Oder wenn in der Frühphase Medikamente gegeben wurden, die das Immunsystem insgesamt schwächten (sogenannte Immunsuppressiva wie z.B. Cortison), dann sind die immunologischen Reaktionen des menschlichen Organismus und damit auch seine Antikörperbildung ebenfalls nur schwach ausgeprägt. Außerdem ist nicht jeder Organismus gleichermaßen in der Lage, mit den Erregern fertig zu werden.

AUF EINEN BLICK:
Sinnvolle Maßnahmen in der Spätphase

Haben Sie weder einen Zeckenstich noch ein Erythema migrans jemals an sich selbst beobachet, kann sich die Suche nach der Ursache für vielfältige und oft auch merkwürdige Symptome schwierig gestalten. Vermuten Sie und Ihr Arzt aufgrund einer bestimmten Symptomkonstellation eine Borreliose – meist ist es das gleichzeitige Auftreten von starker Erschöpfung und Müdigkeit, springenden Gelenkschmerzen und kognitiven Störungen –, sollten folgende Überlegungen und Untersuchungen erfolgen:

1. Ab wann haben sich die derzeit bestehenden Symptome entwickelt? Ging dem ein bestimmtes Ereignis voraus: Impfung, Narkose, Operation, schwere Virusinfektion? Oder entwickelten sich die Beschwerden nach einem Aufenthalt im Grünen bzw. einem engen Kontakt mit Tieren?
2. Sind die Symptome ständig vorhanden, oder treten sie in Schüben auf? Gibt es immer wiederkehrende Fieberphasen mit Symptomverstärkung?
3. Haben sich bei Ihnen grundsätzliche Änderungen ergeben für die Verträglichkeit von Alkohol oder bestimmter Lebensmittel? Hat sich Ihr Appetit gewandelt oder das Körpergewicht deutlich geändert?
4. Zeigen sich in den serologischen Untersuchungen erhöhte IgM- und/oder IgG-Titer als Hinweis auf eine erfolgte Borrelieninfektion?
5. Zeigen sich im Immunoblot/Westernblot spezifische frühe oder späte Banden (z.B. als frühe: OspC, VlsE, oder als späte: p39, p18, p83/100)?

6. Zeigen sich im Borrelien-LTT SI-Werte über 3,0 als Hinweis auf eine noch floride Borrelieninfektion?
7. Bestehen Muskelschmerzen, sollten die Laborwerte CPK, LDH und Aldolase mit ihren jeweiligen Isoenzymen bestimmt werden. Außerdem sollten die Autoantikörper gegen quergestreifte Muskulatur, Ganglioside, Myelin, MBP, Herzmuskelzellen sowie Anti-TPO überprüft werden zum Ausschluss einer autoimmunen Folgekrankheit nach Borrelieninfektion (s.a. Kap. 16, S. 278).
8. Eine Liquorpunktion in diesem Stadium ist meines Erachtens entbehrlich, da bei weniger als einem Viertel der Neuroborreliosen im chronischen Spätstadium (noch) entzündliche Liquorveränderungen gefunden werden. Auch ergeben sich therapeutisch daraus keine Konsequenzen. Denn in diesem Stadium würde man nicht mehr mit Cephalosporin-Infusionen behandeln, sondern mit intrazellulär wirksamen und gleichzeitig liquorgängigen Antibiotika, wie z.B. dem Minocyclin und dem Quensyl als »Verstärker« des Antibiotikums, da dies ein alkalisches Milieu in der Zelle schafft und den Säuremantel des Borrelien-Persisters angreift.

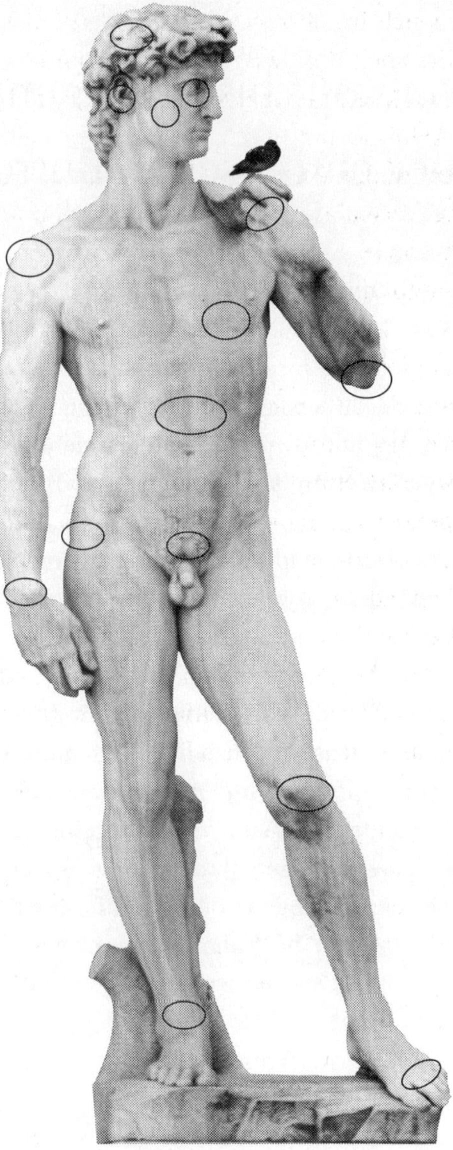

Symptome der chronischen Borreliose von Kopf bis Fuß

12.
Von Kopf bis Fuß: Symptome der chronischen Borreliose

Die folgende Übersicht ist eine Zusammenstellung von Beschwerden und körperlichen Veränderungen, die häufig bei der chronischen Borreliose gefunden werden. Sie sind – jede für sich allein genommen – nicht typisch oder wegweisend für die Diagnose »Borreliose«. Aber in ihrem gemeinsamen Auftreten nach einem Zeckenkontakt formen sie doch das Bild der chronisch-persistierenden Borreliose.

Einige wenige Symptome aber halte ich für typisch bei einer Spirochäteninfektion – sei sie verursacht durch Treponema pallidum, den Syphiliserreger, oder durch Borrelia burgdorferi –, da diese *nur bei der Syphilis wie auch bei der Borreliose* vorzukommen scheinen. Das sind z. B. kurzzeitig einschießende messerstichartige Schmerzen (lanzierende Schmerzen), meist einseitige Pupillenstörungen (Pupillotonie) oder Schienbein- und Fersenschmerzen in der Ruhe und im Liegen.

Bei der folgenden Zusammenstellung der Symptome stütze ich mich in erster Linie auf die Schilderungen und Untersuchungen von circa 600 chronisch an Borreliose Erkrankten, die ich persönlich in den letzten Jahren in meiner Praxis behandelt habe. Ich berücksichtige aber auch die Erfahrungen anderer, auf die Behandlung der chronischen Borreliose spezialisierter Kollegen, die in der Deutschen Borreliose-Gesellschaft zusammenarbeiten, sowie auf die internationale Literatur zu diesem Thema. Trotzdem bleibt diese Auflistung sicher unvollständig angesichts der Vielfalt der *möglichen* Symptome dieser Multiorganerkrankung und der dadurch oft auch sehr individuellen Krankheitsverläufe und Symptome.

Das Vorhandensein von noch teilungsfähigen und stoffwechselaktiven Borrelien zeigt sich für den Patienten zum einen im Vorhandensein von ständig wechselnden, subjektiv meist als sehr stark beeinträchtigend empfundenen Symptomen, die mit einem allgemeinen Krankheitsgefühl einhergehen. Bei der Laboruntersuchung lässt sich bei einer chronisch-persistierenden Borreliose zusätzlich zu den Borrelien-Antikörpern und spezifischen Banden im Blot in der Regel ein (noch/wieder) positiver Borrelien-LTT nachweisen, der erfahrungsgemäß aber nur so lange positiv bleibt, solange die T-Lymphocyten des Patienten durch vorhandene Borrelienantigene stimuliert werden können. Der Test wird negativ, wenn sich die Borrelien in Milz, Lymphknoten, Sehnen, Muskulatur oder andere Gewebe zurückgezogen haben, oder nach erfolgreicher antibiotischer Behandlung.

In der Regel lassen sich bestimmte Kombinationen von Symptomen beobachten, die – ohne dass von einem früheren Zeckenkontakt oder einer Wanderröte etwas bekannt sein muss – schon für sich allein den *Verdacht* auf das Vorliegen einer *Zeckenstichfolgekrankheit* wecken können.

Dieser Verdacht ergibt sich beispielsweise, wenn ein Patient über wechselnde Schmerzen in vielen verschiedenen Gelenken klagt, die aber *immer nur phasenweise* auftreten und deshalb nicht von einer gelenkbezogenen anatomischen Veränderung verursacht sein können. Bestehen bei diesem Patienten dann *gleichzeitig* noch Gedächtnisstörungen sowie eine ständige (Ta-

ges-)Müdigkeit, liegt der Verdacht auf eine chronische Borreliose sehr nahe. Oder ein anderer Patient berichtet von plötzlich einschießenden, heftigen stichartigen Muskelschmerzen, nächtlichen Schweißausbrüchen mit Herzrasen und »Herzstolpern« sowie Schmerzen in den Schienbeinen und Fersen im Liegen. Dies sind nur zwei Beispiele für mögliche Symptomenkombinationen, die bei einer chronischen Borreliose typischerweise auftreten können und immer einen »Anfangsverdacht« auf das Vorliegen einer aktiven Borreliose wecken sollten.
Im Folgenden führe ich die Symptome der chronisch-persistierenden Borreliose zur schnelleren Orientierung nach Körperregionen geordnet auf.

Allgemeine Symptome

Allen chronisch Borreliosekranken gemeinsam ist eine oft bleierne Müdigkeit, die schon morgens das Aufstehen zur Qual machen kann. Auch können die Betroffenen selten einen ganzen (Arbeits-)Tag »durchstehen«, ohne einen Mittagsschlaf oder eine andere Pause zu machen, in der sie sich hinlegen. Auch abends endet der Tag meist vor dem Fernseher bei den Abendnachrichten. Gleichzeitig ist der Nachtschlaf nicht erholsam, so dass sich das ständige Gefühl von Erschöpfung und Müdigkeit nicht mehr »abschütteln« lässt.
Viele Patienten berichten, dass sie *nach* der Borrelieninfektion anfälliger für Krankheiten jeder Art geworden sind. Vor allem grippale Infekte und Nasennebenhöhleninfektionen ziehen sich viel länger hin als noch vor der Borrelieninfektion. Auch wer-

den Impfungen schlechter vertragen (meiner Erfahrung nach vor allem die FSME-Impfung!) und auch Narkosen.
Weiterhin wird von sehr vielen Betroffenen beobachtet, dass sich die Durchblutung ihrer Hände und Füße ändert. Sie bekommen sehr kalte Hände und Füße und frieren »bis auf die Knochen von innen heraus«, wie sie es nennen. Die Hautfarbe ändert sich und ist einmal weiß, dann wieder rot bis rot-blau/lila im ständigen Wechsel. Oft bleiben beim Über-die-Haut-Streichen mit einem Spatel längere Zeit weiße Striche sichtbar, was auf eine Störung der autonomen Regulation der Gefäßnerven (Vasomotoren) hinweist. Diese sogenannte neurovegetative Regulationsstörung heißt auch weiße »Hautschrift« (lat.: Dermographismus albus) und ist nicht borreliosespezifisch, da sie auch beim Sonnenbrand oder allergischen Ekzemen beobachtet werden kann. Es zeigt jedoch wie viele andere klinische Zeichen auch (wie z. B. die vermehrte Neigung zum Schwitzen und die Pupillenreaktionsstörung), dass das autonome Nervensystem und seine Steuerung bei der Borrelioseerkrankung mitbetroffen sind.
Manchmal verändert sich die Haut auch mit blau-rötlichen Schwellungen, dem Beginn des entzündlichen (infiltrativen) Stadiums einer borreliosetypischen Veränderung der Finger und Füße, der Acrodermatitis (Akren = Enden, nämlich von Armen und Beinen; Dermatitis = entzündliche Hautveränderung).

Neuroborreliose

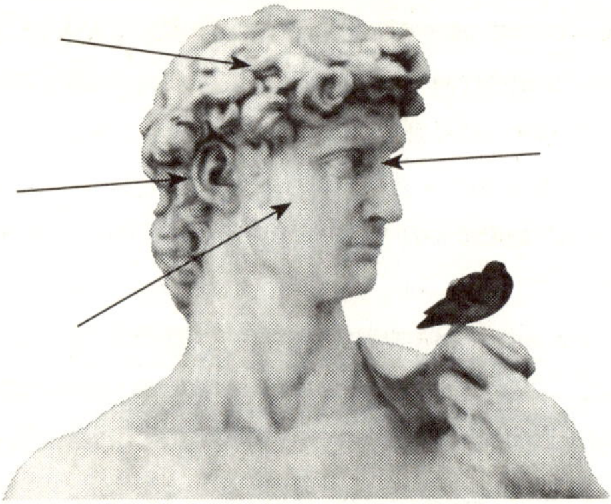

Alle folgenden, die Gehirnfunktionen, Hirnnerven und das periphere Nervensystem betreffende Störungen können unter dem Oberbegriff einer *Neuroborreliose* zusammengefasst werden. Denn eine Borreliose ist meinem Krankheitsverständnis nach immer dann als Neuroborreliose zu bezeichnen, wenn sich klinisch erkennbare *neurologische kognitive und/oder psychische Veränderungen nach und aufgrund* einer Borrelieninfektion ergeben haben. Die Einengung dieses Begriffes auf schwerere neurologische Defizite und nur auf Fälle, die typisch veränderte entzündliche Liquorbefunde aufweisen, halte ich für nicht gerechtfertigt. Denn diese Einengung führt bei den Betroffenen dazu, dass sie nicht adäquat behandelt werden.

Die Borreliose ist vor allen Dingen eine *klinische* Diagnose, die oft genug laborchemisch nicht sicher feststellbar ist. *Aufgrund der oft fehlenden typischen Liquorveränderungen werden Borreliosekranke* trotz ihrer oft zahlreichen neurologischen, psychischen und auch kognitiven Beschwerden nicht diagnostiziert. Denn diese werden mangels Erfahrung der Ärzte mit diesem Krankheitsbild nicht dem Symptomenkomplex der akuten oder chronischen Borreliose zugeordnet. Stattdessen werden sie als rein psychisch verursacht – meist als sogenannte Somatisierungsstörung – angesehen, da für die Ärzte die infektiösen und damit auch organisch-körperlichen Ursachen für die Schmerzen, Stimmungsveränderungen oder sensiblen Missempfindungen oft nicht erkennbar sind. Nach Borrelien als einer möglichen Ursache wird aber offenbar nicht immer mit der gebotenen Gründlichkeit gesucht – trotz der heute zur Verfügung stehenden zahlreichen Testverfahren (wie Antikörpertests, Immunoblot sowie LTT-Untersuchung). Diese Tests könnten *in ihrer Kombination* eine erfolgte Infektion in einem hohen Prozentsatz der unklaren Fälle aufdecken. Auch wird meines Erachtens immer noch viel zu selten der Versuch unternommen, durch eine *PCR-Bestimmung* aus geeignetem Körpermaterial wie der Gelenkinnenhaut (Synovia), Hautbiopsie aus dem Randbereich einer auch ehemaligen Wanderröte, aber auch aus Urin u.Ä. in darauf spezialisierten Laboren (s. Anhang) die Erreger-DNA nachweisen zu lassen.

Auf die Schwierigkeiten, sich bei der Diagnosestellung einer frühen Neuroborreliose auf die Liquorbefunde zu verlassen, geht auch das bereits erwähnte epidemiologische Bulletin des Robert-Koch-Institutes ein, das über die ihm gemeldeten frühen Neuroborreliosefälle aus den Jahren 2002–2006 aus den sechs östlichen Bundesländern berichtet. Von den 799 seit Januar 2002 gemeldeten Fällen entsprachen nur 42 (!!) den (von den Leitlinien der Fachgesellschaften) aufgestellten liquordiagnostischen Kriterien. Diese fordern nämlich, dass im Liquor *sowohl* eine Vermehrung von Lymphocyten (lymphcytäre Pleocytose) vorliegen müsse *als auch* ein erhöhter Borrelien-AK-Index als Beweis, dass im Liquorraum Borrelien-AK gebildet werden (intrathekale AK) (s.a. S. 178). *Alternativ* zum Antikörperindex würde auch eine Erregerisolierung aus dem Liquor nach kultureller Anzüchtung als gleichwertig anerkannt werden oder ein positiver Borrelien-DNA-Nachweis aus dem Liquor mit der PCR-Methode.

Diesen engen Kriterien entsprachen aber nur 5,25 Prozent (!) der dem Robert-Koch-Institut gemeldeten, klinisch eindeutig diagnostizierten Neuroborreliosefälle, was zeigt, wie wenig die derzeitig aufgestellten Forderungen nach »typischen« Liquorveränderungen der Realität gerecht werden. Oder wie es im Bulletin 38/2007 des Robert-Koch-Instituts wörtlich heißt:

»Der in der zurzeit gültigen Form der Falldefinition geforderte labordiagnostische Nachweis der frühen Neuroborreliose wird nur bei einem sehr kleinen Anteil der übermittelten Neuroborreliose-Fälle erfüllt, eine Problematik, auf die schon in einem früheren Bericht hingewiesen wurde.«

Die chronische Form der Neuroborreliose wäre – wenn nur Fälle nach dieser engen leitlinienkonformen Definition anerkannt werden – mit 1,7 Prozent aller Borrelieninfektionen überaus selten (s.a. K. Munkelt, 2006). Dies ist aber in der Realität nicht der Fall, sondern sie ist unter den chronischen Borrelioseformen häufig vertreten und hat für die Betroffenen die größten wirtschaftlichen und persönlichen Konsequenzen, nicht zuletzt wegen der Invalidität, die oft die Folge sein kann.

Klinische Zeichen der Neuroborreliose

Neuroborreliose ist die chronische Infektion des Gehirnes mit Borrelien. Diese geht einher mit Veränderungen der Denkfähigkeit (Kognition) und der Stimmung. Ob diese Symptome direkte

Wirkungen der Bakterien sind oder eher die Folgen der durch die Borrelien angestoßenen entzündlichen und immunologischen Veränderungen, ist noch nicht abschließend geklärt.
Am häufigsten kommt es zu einer Störung des Kurzzeitgedächtnisses und der Merkfähigkeit. Die Patienten berichten von ihrer Unfähigkeit, Neues oder gerade Gelesenes aufzunehmen und zu verarbeiten. Daneben leiden sie auch unter Wortfindungsstörungen. Sie würden sich sehr häufig versprechen oder falsche, ähnlich klingende Wörter sagen (z. B. Raum statt Baum). Hinzu kommt bei manchen Patienten ein plötzlich auftretendes Stottern. Weiterhin klagen sie über eine lähmende Denkhemmung und Verlangsamung sowie die Unfähigkeit, ihnen gut bekannte Personen mit deren Namen anzusprechen: Symptome, die dem Bild einer beginnenden *Demenz* sehr ähnlich sind. Diese Ähnlichkeit kann vor allem bei Älteren schnell diese Verdachtsdiagnose ergeben, mit der Folge, dass diese Menschen eine falsche Medikation – nämlich Antidementiva – bekommen.
Es kommt auch zu ausgeprägten Konzentrationsstörungen und einer verlangsamten Auffassungsgabe. Das erschwert es vor allem Kindern und Jugendlichen, in der Schule mitzuhalten und zu lernen. Auch Schreibschwierigkeiten, vor allem am PC, weniger bei Handgeschriebenem, sind häufig und gehen einher mit Buchstabenverdrehungen und -verwechslungen. Insgesamt klagen die Patienten über eine beeinträchtigte Klarheit ihres Denkens. Sie fühlen sich, als hätten sie einen »Nebel im Kopf«. Weiterhin wird geklagt über gelegentliche kurzzeitige Orientierungsstörungen für Ort und auch Zeit, nicht jedoch zur eigenen Person oder zur Situation.

Psychische Veränderungen bei der Neuroborreliose

Bei chronisch-persistierender Borreliose kommt es fast regelhaft auch zu psychischen Veränderungen: Die meisten Betroffenen beklagen eine starke Erschöpfung und Müdigkeit, die sie zwinge, sich mehrmals tagsüber auszuruhen. Die Stimmung sei sehr schwankend zwischen depressiven und unruhig getriebenen Phasen mit eher gehobener Stimmung. Die Stimmungslage ist labil und wechselt schnell. Überwiegend kommt es jedoch zu meist länger anhaltenden depressiven Verstimmungen. Treten solche phasenhaft wechselnden Stimmungen erstmalig nach einem Zeckenkontakt auf, ist der Verdacht gerechtfertigt, dass sie von der Borrelieninfektion mit ausgelöst worden sind. Auch Angstzustände, Panikattacken, Zwangsgefühle und Alpträume können im Rahmen einer Borrelieninfektion erstmals auftreten. Die Betroffenen berichten auch von einer für sie oft ungewohnten, neu auftretenden Aggressivität, von Interessenverlust sowie von einem Rückzug von bisherigen Hobbys, Freunden, Gewohnheiten und Freizeitaktivitäten. Es kann aber auch zu einer massiven Antriebsstörung und Lustlosigkeit kommen, was für viele Betroffene eine weitere Bürde im Alltag bedeutet, da sie sich zu allem mühsam aufraffen müssen.

Für medizinisch Interessierte

Eine Erklärung für diese psychischen Veränderungen ergibt sich aus der Tatsache, dass die Borrelien eine Entzündung im Wirtsorganismus auslösen und dass die dabei gebildeten Entzündungsmediatoren (Zytokine) für ihre Aktivität das Tryptophan (5-Hydroxytryptophan = 5-HTP) verbrauchen, dieses aber die notwendige Vorstufe für die Bildung von Serotonin ist. Fehlt Tryptophan, kann somit auch nicht ausreichend Serotonin gebildet werden, und das ist der Hauptgrund für das Auftreten von depressiven Gefühlen bei chronischen Entzündungen. Dieser biochemische Zusammenhang gilt für alle chronisch entzündlichen Erkankungen. Denn Depressionen sind in erster Linie organisch bedingte Serotoninmangelerkrankungen.

Durch die Borrelieninfektion kann es aber auch zu einer Hyperaktivität, bei Kindern häufig auch zusätzlich zu Aufmerksamkeitsstörungen kommen. Diese diagnostizierte »Aufmerksamkeitsdefizit-Hyperaktivitäts-Störung« (ADHS) sollte dann besser nicht wie üblich mit einem Methylphenidat (z.B. Ritalin), sondern – natürlich erst nach entsprechender Diagnosestellung als Borrelienfolgezustand – viel erfolgversprechender mit Antibiotika behandelt werden.

Schwere neurologische Symptome bei Infektionsherden im Gehirn und im Rückenmark

Viele Patienten, deren Borrelieninfektion zu einer Beteiligung der weißen Substanz des Gehirnes oder zu einem Herd im Rückenmark geführt hat, weisen schwere neurologische Defizite auf. Sie leiden an Lähmungen meist eines Beines, das auch noch einen deutlich erhöhten Muskeltonus haben kann, also spastisch verändert ist. Auch können ausgeprägte Schmerzsyndrome im Brust- und Bauchbereich auftreten oder Sensibilitätsstörungen ab einer bestimmten Höhe des Brustkorbes, was auch gleichzeitig die Lokalisation des entzündlichen Herdes anzeigt (sogenannte Querschnittsmyelitis). Häufiger sind eine einseitige Schwäche der Oberschenkelmuskulatur eines Beines, was sich besonders beim Treppensteigen bemerkbar machen kann.

Findet sich ein frisch entzündlicher oder auch ein »alter« Glioseherd im Gehirn, kann sich – je nach Lokalisation – eine große Vielfalt an möglichen Symptomen einstellen. Von schlaganfallähnlichen Ereignissen bis hin zu M.-Parkinson- oder MS-ähnlichen klinischen Bildern reicht die Palette. Deshalb ist neben einer gründlichen neurologischen und elektrophysiologischen Untersuchung in solchen Fällen auch eine gezielte Bildgebung durch ein Kernspintomogramm mit Kontrastmittel erforderlich.

Neben den genannten neurologischen Störungen gibt es noch eine Vielzahl anderer, wie z.B. Gleichgewichtsstörungen, Störungen der Koordination, Schwindelanfälle oder Zittern (Tremor), die sich je nach Ort der Entzündung ergeben.

Vegetative Symptome bei einer Neuroborreliose

Ständige Müdigkeit und Erschöpfung sind die häufigsten Symptome aller an chronischer Borreliose Erkrankten, die die anderen Symptome immer begleiten. Sie äußern sich in einer bleiernen Schwere der Glieder und dem Gefühl von Müdigkeit unmittelbar nach dem Aufwachen. Das Gefühl, Schwung und Energie für die Aufgaben des täglichen Lebens zu haben, stellt sich nur noch ganz selten ein. Meist sind damit auch Schlafstörungen mit sowohl Ein- wie auch Durchschlafproblemen verbunden. Die chronisch Borreliosekranken wachen mehrfach nachts auf, haben dann Harndrang, heftige Schweißausbrüche, Angstgefühle oder Herzrhythmusstörungen, so dass sie ihren Schlaf nicht mehr als erholsam empfinden, aber gleichzeitig ein übergroßes Schlafbedürfnis besteht. Zu den vegetativen Störungen zählen aber auch Verstopfungs- oder Durchfallneigung und Veränderungen des Blutdrucks. Meist werden vorher normale Blutdruckwerte zu hoch.

Epileptische Anfälle bei Neuroborreliose

Im Zusammenhang mit der chronischen Entzündung von Teilen des Gehirnes kann es auch – vor allem bei Kindern – zu epileptischen Anfällen kommen. Diese können sich zeigen als »große« Anfälle (Grand-Mal-Anfälle) mit Hinstürzen unter Verkrampfungen der Arme und Beine und einer Bewusstlosigkeit. Es kann aber auch zu »kleinen« Anfällen kommen (Petit-Mal-Anfälle oder fokale Anfälle) ohne Bewusstseinsverlust. Sie sind verbunden mit Zuckungen in einzelnen Muskelgruppen und zum Teil auch ungewöhnlichen Sinneswahrnehmungen (z.B. bestimmte Gerüche, Geräusche, Farben).

Akute oder chronisch wiederkehrende Kopfschmerzen

Häufig treten halbseitig betonte Kopfschmerzen auf, die zu unregelmäßigen Tageszeiten auftreten und nicht von körperlichen Belastungen abhängen. Sie können Stunden oder Tage anhalten und einen brennenden, pochenden, stechenden oder dumpfen Schmerzcharakter haben. Leider werden diese Halbseitenkopfschmerzen oft mit Migräneanfällen verwechselt und eine ent-

sprechende »Migräne«-Therapie veranlasst. Es gibt auch einen stirnbetonten Kopfschmerz, der die Augenpartie mit einschließt und der als ständig dumpf drückend beschrieben wird. Diese Kopfschmerzen werden als Dauerkopfschmerzen, »wie wenn man ein zu enges Stirnband anhat«, beschrieben und sprechen sehr schlecht auf die üblichen Schmerzmittel, Antirheumatika oder Migränemittel (Triptane) an.
Hilfreich seien bei diesen Schmerzen nach Auskunft der Patienten oft nur die Acetylsalicylsäurepräparate (z.B. ASS, Aspirin) in einer Dosis von 500–1000 mg, die als peripher wirkende Schmerzmittel sehr gut auch bei anderen entzündlichen Veränderungen wirksam sind.

Schulter-Nacken-Schmerzen durch Entzündungen der Hirnhäute

Mit chronischen Kopfschmerzen häufig verbunden sind auch Nackenschmerzen mit Ausstrahlung bis in die Schulterregion. Sie können von milder Ausprägung sein wie bei einem Schulter-Nacken-Syndrom, können aber auch so heftig werden, dass sogar eine Nackensteife auftritt als Hinweis auf eine Entzündung der Hirn- und Rückenmarkshäute, der Meningen. Lässt man in diesem akuten Zustand ein Kernspintomogramm des Nackens mit einem Kontrastmittel durchführen, sieht man manchmal eine Kontrastmittelanreicherung an den Hirn- und Rückenmarkshäuten als Abbild der entzündlichen Reizung der Hirnhäute (entzündliche *Borrelien-Meningitis*), die ja die eigentliche Ursache der Schmerzen ist.

Hirnnervensymptome bei Neuroborreliose

Das bekannteste neurologische Symptom der Borreliose im Kopfbereich dürfte die Lähmung einer Gesichtshälfte durch Befall des 7. Hirnnervs sein, die Facialisparese. Diese Lähmung kann ein-, selten auch einmal beidseitig auftreten - wie auch bei der Syphilis - und ist bei Kindern das häufigste neurologische Symptom der Borreliose.

Eine Facialisbeteiligung ist für den Patienten insofern von Vorteil, weil sie wie ein »Leuchtturm der Borrelieninfektion« auffällt und deshalb bei diesem klinischen Zeichen meist nach Borrelien gefahndet und so die Borrelieninfektion des Patienten auch erkannt wird.

Meist handelt es sich um einen sogenannten peripheren Lähmungstyp, bei dem der 7. Hirnnerv (N. facialis) außerhalb des Hirnstammes geschädigt wird. Die entzündliche Schädigung zeigt sich durch einen fehlenden Lidschluss mit der Folge, dass ein Auge ständig offen bleibt, dem dadurch die Austrocknung droht (sogenanntes Hasenauge oder Lagophthalmus). Außerdem ist der Erkrankte unfähig, die Stirn auf der betroffenen Seite zu runzeln. Zudem wird die Lähmung deutlich, weil ein Mundwinkel hängt und der Wangen- und Mundmuskulatur die Beweglichkeit fehlt.

Tritt diese Facialisparese in der Frühphase der Borrelieninfektion auf und wird sie als infektionsbedingt erkannt, führt die umgehende antibiotische Behandlung mit intravenös verabreichten Cephalosporinen (z.B. Cefotaxim, Ceftriaxon) zu den besten Ergebnissen, weil diese im entzündlichen Zustand die Grenze zwischen Hirngefäßen und Gehirn, die sogenannte Blut-Hirn-Schranke, durchdringen können. Sie bauen so im Gehirn selbst (intrazerebral) einen Antibiotikumwirkspiegel auf, durch den die Borrelien an ihrer weiteren Vermehrung gehindert werden.

Sensible Missempfindungen des Kopfes

Häufig wird von den Patienten berichtet, sie fühlten sich, als hätten sie ein Stirnband um, das teilweise auch schmerzhaft sei, oder sie hätten das Gefühl, ständig eine Schirmmütze zu tragen. Auch ein schwer zu beschreibendes Kribbeln unter dem Schädeldach oder ein plötzliches Zusammenziehen der Kopfhaut sei zu spüren, was sich ganz merkwürdig anfühle – wie eine »Gänsehaut«. Andere Betroffene haben das Gefühl, als durchfahre sie ein »Blitz im Kopf«, oder es komme zu einer Art »Wellenbewegung« im Kopf.

Auch im Gesichtsbereich kommt es häufig zu Gefühlsstörungen, die Reizsymptome wie Ameisenlaufen, Bizzeln, Brennen oder einschießende Stiche sein können, aber auch Taubheitsgefühle und unangenehme Missempfindungen (was im Wesentlichen einer meist einseitigen Irritation des N. trigeminus V,1–3 entspricht). Dazu gehören Schmerzen in den Kiefergelenken und dem Jochbein genauso wie Schmerzen im Ober- oder Unterkieferbereich. Die Schmerzen an den Zähnen werden häufig als »Zahnschmerzen« fehlgedeutet, deren Ursache von einem Zahnarzt – ohne entsprechenden Erfolg – gesucht werden. Auch dabei handelt es sich meist um projizierte Schmerzen, die durch die entzündliche Irritation des zentralen oder peripheren 5. Hirnnervs, des N. trigeminus, entstehen, und nicht etwa um Probleme der Zähne, der Kieferknochen oder der Kiefergelenke selbst.

Halsschmerzen und Stimmveränderungen

Einseitige Halsschmerzen oder ein diffuser, meist einseitiger Zungengrundschmerz ohne erkennbare lokale Rötung, Lymphknotenschwellungen oder Eiterentwicklung können durch eine Irritation des 9. Hirnnervs (N. glossopharyngeus) verursacht sein. Heiserkeit und Veränderungen der Stimme können durch eine Stimmbandteillähmung verursacht sein, wenn der 10. Hirnnerv (N. vagus) betroffen ist. Oder es kommt sogar zu Schluckstörungen aufgrund einer teilweisen Lähmung des Gaumensegels. Abweichungen der Zunge und dadurch bedingte Sprechschwierigkeiten für bestimmte Laute (d, t, s, n) sind bei einer Irritation des 12. Hirnnervs (N. hypoglossus) möglich, in der täglichen Praxis aber sehr selten. Dasselbe gilt für den 11. Hirnnervs (N. accessorius), dessen Beteiligung bei der Borreliose ich noch nicht gesehen habe. Unklar ist, wie oft sich aber hinter manchem Schulter-Nacken-Schmerzsyndrom eine borrelienbedingte Nervenentzündung des N. accessorius verbergen mag mit Auswirkungen auch auf die Muskulatur (M. sternocleidomastoideus, M. trapezius).

Nasennebenhöhlen

Von hartnäckigen Schwellungszuständen der Stirn- oder Kieferhöhlen, die sich trotz einer antibiotischen und lokalen Behandlung nur sehr langsam zurückentwickeln, berichten viele chronisch Borrelioseerkrankten. Dabei werden bei einem Nasenabstrich selten Bakterien nachgewiesen. Stattdessen berichten die Patienten von einer ständigen lästigen »Schleimstraße« an der Rachenhinterwand, deren Ursache eine chronische Entzündung der Keilbeinhöhle zu sein scheint. Von den chronischen Schwellungszuständen der Nasennebenhöhlen sind besonders Voroperierte betroffen, die Nasenscheidewand-Korrekturen oder Nasennebenhöhlen-»Fensterungen« hinter sich haben.

Sinnesorgane

Augensymptome

Es werden häufig Entzündungen der Bindehaut, der Hornhaut, auch der Netzhaut und des Sehnervs, des N. opticus, berichtet. Das kann bei erstmaligem Auftreten sogar zu Verwechslungen mit einer multiplen Sklerose (MS) führen, da deren typisches Erstsymptom eine Entzündung des Sehnervs hinter dem Augapfel sein kann (sogenannte Retrobulbärneuritis). Rötungen und brennende Missempfindungen der Bindehaut mit vermehrtem Tränenfluss treten bei vielen Betroffenen immer wieder auf (rezidivierende Konjunctivitiden). Sie sprechen auf eine lokale symptomatische Behandlung oft nur schlecht an. Auch über eitrige Verklebungen, vor allem am Morgen, wird immer wieder geklagt.
Die Haut um die Augen herum kann geschwollen und rötlich verändert sein. Diese Schwellungen der Lidsäcke und der Lider treten auch oft während der Borrelioseschübe auf. Es wird aber auch häufig über ein Trockenheits- und Fremdkörpergefühl der Augen geklagt, sodass vom Augenarzt häufig künstliche Tränenflüssigkeiten für Borreliosekranke verordnet werden.
Weiterhin schmerzen die Augen oft bei Augenbewegungen, beziehungsweise sprechen die Patienten von einem dumpfen Schmerz *hinter* den Augäpfeln. Gelegentlich kommt es zur Schwäche eines

Lidmuskels, so dass das Lid nicht mehr vollständig angehoben werden kann (Lidptose durch Störung des N. oculomotorius).

Manche Patienten leiden unter Doppelbildern oder schielen wegen Lähmungen einzelner Augenmuskeln (Irritationen des N. abducens und N. trochlearis). Häufig geben die Betroffenen an, dass sie plötzlich an manchen Tagen verschwommen sehen, oder sie sprechen von »Schlierensehen«. Die meisten haben auch Schwierigkeiten mit dem Sehen in der Dämmerung.

Dies ist mit bedingt durch eine weitere, meiner Beobachtung nach sehr häufige und oft übersehene *Störung der Pupillen*, die sich – oft auch nur einseitig – nicht mehr prompt auf direkten Lichteinfall verengen können. Statt auf den Lichteinfall mit sofortiger Verengung der Pupillen zu reagieren, kommt es zu einer wellenförmigen Wiedererweiterung und gleichzeitigen Entrundung der betroffenen Pupille (eine Art *ondulierende paradoxe Mydriasis mit Pupillenentrundung*). Dadurch ist die Lichtadaptation, d.h. die schnelle Anpassung an die jeweils wechselnden Lichtverhältnisse, empfindlich gestört. Das gesamte Phänomen entsteht wahrscheinlich durch eine Mitbeteiligung des autonomen Nervensystems bei der chronischen Borreliose und ist auch als immer wieder einfach überprüfbarer Verlaufsparameter während der Therapie geeignet, da sich diese Störung nach adäquater Behandlung mit intrazerebral und intrazellulär wirkenden Antibiotika wieder normalisieren kann. Diese sogenannte Pupillotonie ist eine Störung des parasympathischen Anteiles des N. oculomotorius im Ganglion ciliare, wie es das auch bei der Syphilis und bei Polyneuropathien gibt. Die beiden anderen einfach prüfbaren Pupillenreaktionen (konsensuelle Lichtreaktion und Konvergenzreaktion) bleiben bei dieser Störung jedoch völlig unbeeinträchtigt und laufen normal ab.

Weitere, aber eher seltene Augensymptome sind Störungen des räumlichen beidäugigen Sehens mit Verzerrungen der Raumwahrnehmung. Dies führt dann oft auch zu einem Gefühl des Schwindels oder zu Unsicherheit beim Gehen, mehr aber noch beim Autofahren.

Schmecken und Riechen

Geruchs- und Geschmacksveränderungen sind nicht ganz selten, und Patienten bemerken es oft als frühes Symptom einer sich anbahnenden Veränderung. So werden oft Gerüche intensiver wahrgenommen, auch unangenehmer oder verändert gegenüber vorher (Irritation des N. olfaktorius). Manche empfinden einen metallischen oder bitteren Geschmack im Mund, der unabhängig von jedem aufgenommenen Nahrungsmittel sei. Diese Veränderungen gehen auch öfter einher mit Gefühlsveränderungen an der Zunge, z.B. Taubheitsgefühlen oder Brennen an einer Zungenhälfte. Hierbei kann es sich um mögliche Irritationen des 5., 7. und 9. Hirnnervs handeln.

Hören und andere Ohrensymptome

Es kommt nicht selten zu einseitigen Hörstürzen mit Hörverlust oder zu einer einseitigen Hörminderung. Ebenfalls häufig wird von einer starken Überempfindlichkeit auf Geräusche berichtet, so dass normale Umgebungsgeräusche zur Tortur werden können (Ausfall des Stapediusreflexes im Fallop-Kanal, dem peripheren Anteil des N. facialis). Ein- oder beidseitige Ohrgeräusche (Tinnitus) können ebenso auftreten wie Schwindelgefühle (Irritation des N. stato-acusticus). Das gemeinsame Auftreten der Symptome von heftigen (Dreh-)Schwindelattacken mit Übelkeit und Erbrechen, Ohrgeräusche und meist einseitiger, vorübergehender Hörverlust wird üblicherweise als M. Menière bezeichnet. Auch wenn diese Anfälle normalerweise durch eine starke Vermehrung der Innenohrflüssigkeit (Endolymphe) ausgelöst werden, können sie vereinzelt auch immer wieder bei Borreliosekranken auftreten. Dies könnte seine Ursache in Gefäßentzündungen (vaskulitischen Prozessen) oder immunologischen Veränderungen des Innenohres aufgrund der Borreliose haben.

Brustkorb

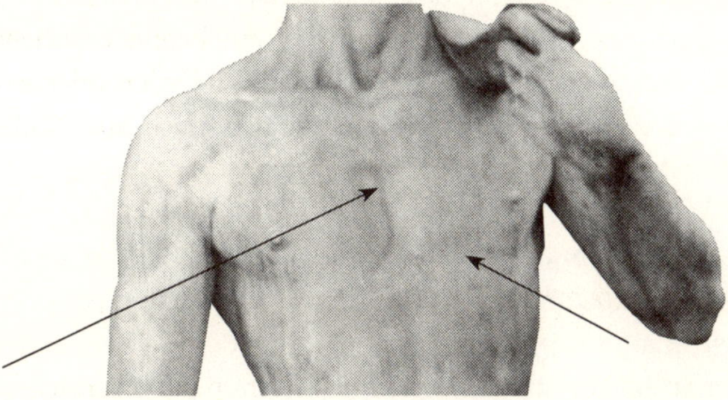

Herzsymptome

Tritt erstmalig nach einem Zeckenkontakt ein unregelmäßiger, meist schneller Herzschlag ohne vorherige Anstrengung auf (tachycarde Herzrhythmusstörungen), liegt der Verdacht nahe,

dass die Funktionsstörung des Herzens durch die Borrelien ausgelöst wird. Diese meist nächtlichen, aus dem Schlaf heraus auftretenden, unregelmäßigen Herzschlagfolgen können zu schnell (tachyarrythmisch), aber auch zu langsam (bradyarrhythmisch) sein. Die »Attacken« treten ohne jede Vorankündigung auf und gehen oft einher mit einem meist intensiv wahrgenommenen Herzklopfen (Palpitationen).
Diese Zustände erzeugen auch eine intensive Angst, so dass sie vom Arzt leicht als Panikattacken fehlgedeutet werden können. Meist normalisiert sich der Puls nach einiger Zeit wieder von ganz allein. Es kommt aber auch zu vorübergehenden Verzögerungen der Reizleitung des Herzens, einer (atrio-ventrikulären) Blockbildung mit gestörter Überleitung des elektrischen Impulses vom Herzvorhof auf die Herzkammer. Oder es tritt eine nur teilweise Leitungsverzögerung (Rechts- oder Linksschenkelblock) auf. Diese Veränderungen sind zwar relativ häufig, werden aber oft nicht als Borreliosesymptom erkannt. Sie lassen sich im Elektrokardiogramm problemlos und eindeutig dokumentieren. Spätere EKG-Kontrollen sind dann – zur Verblüffung der Patienten und Untersucher – aber wieder völlig unauffällig.
Eine schwerere und seltenere borrelienbedingte Folge am Herzen ist eine Entzündung des Herzmuskels selbst (Myokarditis). Dies ist in aller Regel beim Lebenden nicht direkt nachweisbar. Aber man hat bei im Mutterleib mit Borrelien infizierten und abgestorbenen Föten Borrelien histologisch direkt im Herzmuskel nachweisen können. Auch Entzündungen des Herzbeutels (Perikarditis) können vorkommen, die eventuell zusätzlich noch mit einer Ergussbildung (Perikarderguss) einhergehen. Auch die Herzklappen können von Borrelien befallen und von ihnen zerstört werden. Bei Herzklappenersatz-Operationen sollten des-

halb meines Erachtens öfter PCR-Untersuchungen auf Borrelien erfolgen, damit die Häufigkeit derartiger Borreliosefolgen besser erfasst wird.

Studien zur Häufigkeit der Herzsymptome bei Borreliose haben gezeigt, dass zunächst grippeähnliche Symptome auftreten, danach zu 69 Prozent Palpitationen, zu 19 Prozent Reizleitungsstörungen und zu 10 Prozent eine Myokarditis. Nur 5 Prozent entwickeln das lebensbedrohende Bild einer dilatativen Kardiomyopathie, meist in Kombination mit arthritischen und neurologischen Symptomen.

Blutdruckveränderungen

Auffallend häufig ist *nach* einer Borrelieninfektion auch die Veränderung eines vorher normalen Blutdrucks. Insbesondere erhöht sich der zweite Blutdruckwert, der diastolische Wert, auf Werte von über 90 mmHg. Dieser Bluthochdruck (Hypertonie) spricht zwar auf blutdrucksenkende Medikamente (Antihypertonika) an. Nach einer antibiotischen Behandlung der Borreliose sind diese aber oft gar nicht mehr nötig, da sich die Blutdruckerhöhung allein durch die Antibiose wieder normalisiert hat.

Lungen- und Rippensymptome

Viele Patienten klagen über eine »Brustenge« und eine Art Beklemmungsgefühl beim tiefen Einatmen. Auch fühlen sie sich kurzatmig, was sich besonders beim Treppensteigen zeigt. Immer wieder wird auch von Reizhusten berichtet, der längere Zeit besteht, ohne dass gleichzeitig ein grippaler Infekt oder eine Allergie besteht. Auch mechanische Ursachen wie z. B. eine Schilddrüsenvergrößerung lassen sich oft nicht finden.

Weiterhin wird häufig von einem »Wundgefühl« an den Rippen berichtet, das diffus über lange Zeit das Atmen beeinträchtige, ohne dass eine Verletzung wie z. B. eine Rippenprellung dem Schmerz vorausgegangen ist.

Bei einem meiner Patienten kam es zu einem wochenlangen unstillbaren Schluckauf durch eine unnatürliche gegenläufige Bewegung des Zwerchfelles (unphysiologische paradoxe Peristaltik), der sich erst durch die Behandlung der zugrundeliegenden Borreliose bessern ließ.

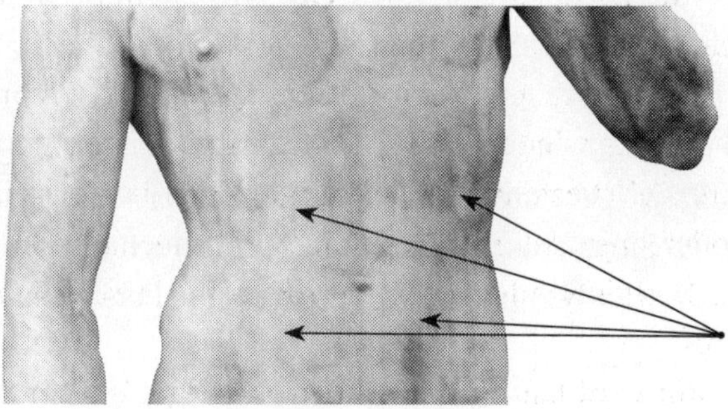

Leber

Durch die Borrelieninfektion kann es zu einer vorübergehenden oder auch länger anhaltenden Erhöhung der Leberenzyme kommen (z.B. häufig die GPT, weniger häufig die GGT und selten die GOT). Das ist die sogenannte *Borrelien-Hepatitis.* Besteht gleichzeitig eine Infektion mit dem Epstein-Barr-Virus, ist diese Leberwerterhöhung besonders häufig zu beobachten. Durch histologische Untersuchungen wurden in Gewebeproben (Leberbiopsien) Spirochäten gefunden. Der ursächliche Zusammenhang zwischen den Leberwerterhöhungen mit der zuvor erfolgten Borrelieninfektion konnte so eindrucksvoll bestätigt werden.

Viele Betroffene klagen über eine für sie unerklärliche Alkoholunverträglichkeit, die neu nach dem Zeckenstich aufgetreten ist. Die Ursache liegt möglicherweise an einer Enzymveränderung in der Leber durch die Borrelieninfektion, wodurch der Alkohol nicht mehr wie vorher abgebaut werden kann. Dies ist ein häufiges Symptom, auch wenn Patienten oft nicht von selbst davon berichten, da ihnen der Zusammenhang mit der Borrelieninfektion nicht klar ist.

Milz

Die Milz ist bei chronischer Borreliose öfter vergrößert (Splenomegalie). Sie gilt als Speicherorgan – wie auch alle Lymphknoten – für die zeitweise inaktiven Borrelien (die Persisterformen).

Störungen des Magen-Darm-Traktes und Nahrungsmittelallergien

Immer wieder berichten Patienten von unklaren Oberbauchbeschwerden mit Aufstoßen, Blähungen, Schmerzen und Druck im Magenbereich. Dazu gehören oft auch Durchfälle oder Verstopfung, auch im Wechsel, und ohne erkennbare Auslöser durch Nahrungsmittel (Reizdarmsyndrom). Die Blähungen gehen oft einher mit Veränderungen des Stuhlgangs, der weich bis fettig ist. Auch können im Stuhl noch unverdaute Nahrungsreste vorhanden sein, was die gestörte Verdauungsleistung des Darmes belegt.

Appetitveränderungen und eine unerklärliche Gewichtszunahme – in Einzelfällen von bis zu 20 kg! – ohne Änderung der Essensgewohnheiten werden häufiger von Frauen berichtet. Nur selten scheint es eine Gewichtsabnahme zu geben.

Spezifische Ursachen für die Stuhlunregelmäßigkeiten wie z.B. eine Verschiebung der Darmbakterienflora (Dysbiose) nach der Einnahme von Antibiotika, eine Unverträglichkeit für Milchzucker (Lactoseintoleranz) oder Getreidebestandteile (Gluten- oder

Gliadinunverträglichkeit) sowie eine Helicobacter-pylori-Infektion sollten möglichst immer ausgeschlossen werden.
Auffallend häufig wird von neu auftretenden Nahrungsmittelallergien mit juckenden Hautausschlägen (Urticaria) *nach* einer Borrelieninfektion berichtet. Ebenso entwickeln Betroffene neue Abneigungen gegen bestimmte Nahrungsmittel, die sie bis dahin gern gegessen hatten. Zudem zeigen sich Unverträglichkeiten für vorher problemlos vertragene Speisen, was die Magen-Darm-Reizsymptomatik nochmals verstärken kann.

Blasen- und Genitalbeschwerden

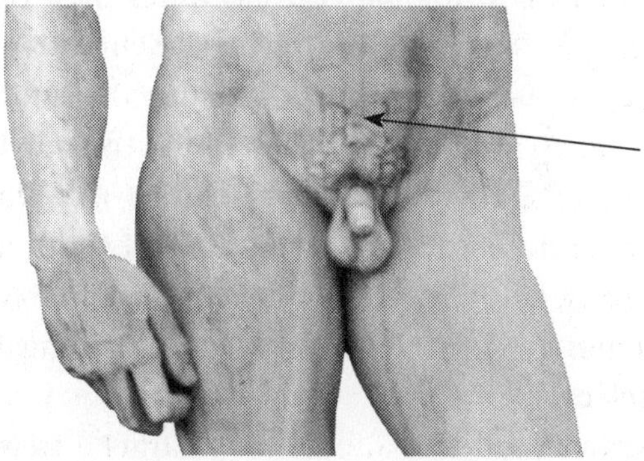

Brennschmerzen der Blase können ein sehr frühes und heftiges Symptom der Borreliose sein. Bei den durchgeführten Urinuntersuchungen finden sich aber oft weder Bakterien noch Blut oder Eiweiß im Urin. Auch eine Blasenspiegelung zeigt keine Auffälligkeiten. Würde man jedoch Blasenschleimhautbiopsien öfter auf Borrelien-DNA mit einer PCR-Untersuchung prüfen, könnte man Borrelien häufig nachweisen.

Im chronischen Stadium leiden die Patienten häufiger unter Blasenproblemen. Sie haben Blasenentleerungsstörungen mit Harnverhalt und erschwerter Urinentleerung. Aber auch das Gegenteil wird berichtet: Sie müssen häufiger Wasser lassen von nur kleinen Urinmengen (Pollakisurie), ohne dass sich irgendwelche Infektionszeichen im Urin feststellen ließen. Manchmal stellt sich auch eine Blasenschwäche (Inkontinenz) mit Urinverlust bei erhöhtem Druck im Bauchraum (z.B. beim Lachen) ein. Noch schlimmer ist es, wenn eine sensible Inkontinenz entsteht, bei der Harn- oder auch Stuhldrang gar nicht mehr wahrgenommen werden können.

Dies hatte bei einem meiner kleinen Patienten zu einer völligen Stuhl- und Urininkontinenz geführt, da er schon im Alter von 2½ Jahren eine Borrelieninfektion mit Wanderröte erlitten hatte, als er noch mit Windeln versorgt war. Aber in nur einer Woche nach Beginn der antibiotischen Therapie mit Clarithromycin ist das Kind dann »sauber« geworden!

Beim Mann kann es zu einer Entzündung der Vorsteherdrüse (Prostatitis) oder der Hoden (Orchitis) kommen und bei der Frau zur Entzündung der Eierstöcke und Eileiter (Adnexitis). Oft wird auch über den Verlust von sexuellem Interesse und Potenz geklagt. Dieser sogenannte Libidoverlust normalisiert sich meist schon unmittelbar nach der antibiotischen Behandlung wieder, ohne dass noch eine weitere Therapie nötig wäre.

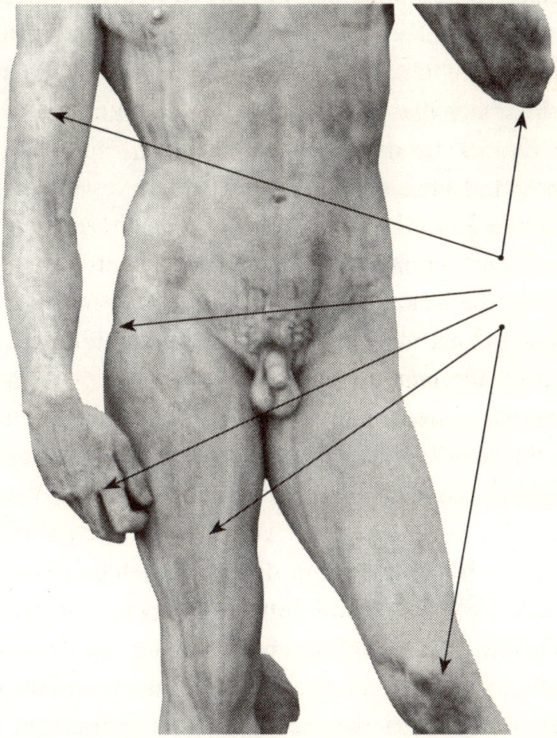

Gelenkbeschwerden

Ständige oder auch häufig wiederkehrende Schmerzen in verschiedenen großen Gelenken, vor allem in den Knien, Hüftgelenken, Schultern, Ellenbogen und Handgelenken, sind dann typisch für eine chronische Borrelieninfektion, wenn die Schmerzen auch *ohne spezifische Therapie plötzlich wieder verschwinden.* Meist sind mehrere Gelenke gleichzeitig betroffen.

Auffallend häufig sind die Gelenke nur einer Körperhälfte beteiligt, und zwar derjenigen, an der die Erstinfektion stattfand. Zum Beispiel führt eine Wanderröte am rechten Vorfuß zu nachfolgenden Schmerzen im rechten Knie, in der rechten Hüfte und Leiste und am rechten Ellenbogen und Handgelenk. Anatomisch erklären lässt sich diese »Seitenlastigkeit« der Beschwerden zwar nicht, wird aber von den Patienten immer wieder berichtet. Die Schmerzen sind oft nachts besonders stark. Sie sind nicht »belastungsabhängig«, was sie z. B. von degenerativen Arthrosen oder bandscheibenbedingten Schmerzen unterscheidet. Das Röntgenbild dieser Gelenke zeigt meist keine Auffälligkeiten. Aber selbst wenn altersbedingte »Umbauvorgänge«, sogenannte degenerative Veränderungen, nachweisbar wären, würden sie die ausgeprägte Schmerzhaftigkeit der Gelenke nicht erklären. Denn die Schmerzen sind durch die borrelienbedingten Entzündungsvorgänge verursacht und nicht durch strukturelle Umbauvorgänge.

Häufig wird von den Borrelieninfizierten noch von einem merkwürdigen Symptom berichtet, für das ich bisher noch keine Erklärung kenne. Sie erwähnen immer wieder, dass sie seit ihrer Infektion mit Borrelien unter lautem *Gelenkknacken* leiden würden. Dies schmerze zwar nicht, sei aber unangenehm wegen der lauten Geräusche, und es mache ihnen deshalb oft sogar Angst. Auch Mütter von Kindern haben dies beobachtet, so dass es sicher nicht mit Ab- und Umbauprozessen, also degenerativen Veränderungen in den Gelenken zu tun haben dürfte. Warnen möchte ich an dieser Stelle vor den sogenannten Chondroprotektiva, den Gelenkschutzpräparaten, wenn man an aktiver Borreliose leidet. Die darin enthaltenen Zuckermoleküle werden von Borrelien direkt verstoffwechselt, was *deren* Wachstums- und Teilungsfähigkeit fördert.

BITTE BEACHTEN SIE:

Borreliosepatienten sollten keine sogenannten »Gelenkschutz-Präparate« wie Hyaluronsäure (z.B. in Hyalart, Suplasyn Visco-seal, Durolane), Chondroitinsulfat oder (N-Acetyl-)Glucosamin (z.B. enthalten in Dona 200-S) verwenden. Nach einer Studie von Dr. Robert Bradford sind diese geradezu »Borrelien-Futter« und fördern das Wachstum von Borrelien in der Synovia der Gelenke. Gleiches gilt für Glucose, Mannose und Maltose.

Einige borreliosetypische Schmerzsyndrome des Bewegungsapparates

Es gibt einige Schmerzsyndrome, die ich aufgrund meiner Erfahrungen mit Borreliosekranken für *borreliosetypisch* halte.
Im Bereich der Gelenkschmerzen gehört dazu der ein- oder beidseitige Fersen- und Schienbeinschmerz, der nachts im Liegen ohne jede mechanische Belastung auftritt.
Auch von plötzlich auftretenden hartnäckigen Kiefergelenkschmerzen wird von Patienten immer wieder berichtet. Diese werden aber noch weniger als andere Schmerzsyndrome als Borreliosesymptom erkannt, da sich Zahnärzte im Allgemeinen viel seltener als Allgemeinärzte mit dem Krankheitsbild der Borreliose befassen.
Belastungsunabhängige Handgelenksschmerzen, häufig auch mit Schwellungen bis in den Bereich der Finger- oder Daumengrundgelenke, behindern die Patienten beim Schreiben oder einfachen Arbeiten mit den Händen.

Muskulatur

Diffuse muskelkaterähnliche Schmerzen großer Muskelgruppen wie die der Oberschenkel oder der Rückenmuskulatur nach nur geringer körperlicher Belastung sind häufig geklagte Beschwerden, die noch Tage nach einer körperlichen Aktivität anhalten können. Von den Betroffenen wird das in der Regel als ungewöhnlich registriert. Aber selbst ohne jede körperliche Anstrengung kommt es zu Schmerzen in der Muskulatur. Ganz plötzlich einschießende, messerstichartige »scharfe« Schmerzen in wechselnden Muskelgruppen sind häufig.

Diese plötzlich einschießenden »Messerstiche« in der Muskulatur sind meines Erachtens ein weiteres typisches Borreliosesymptom. Interessanterweise gibt es meines Wissens ein ähnliches Symptom, nämlich »durchbohrende« (lanzinierende) Schmerzen, ansonsten nur bei der Syphilis, der anderen Spirochätenerkrankung.

Ebenfalls sehr häufig berichtet wird von einem plötzlichen, völlig schmerzlosen Kraftverlust in nur einem Bein. Die Patienten beschreiben, dass ihnen ein Knie beim Gehen und vor allem beim Treppensteigen einfach »wegknickt«. Dadurch kommt es auch öfter zu Stürzen, da diese Beinschwäche die Patienten wie eine »Attacke« völlig unvorbereitet trifft.

Diese ständigen Muskelprobleme begleiten – zusammen mit den Gelenkschmerzen – die Patienten oft über Jahre. Sie werden leider oft missdeutet und nicht selten als »Fibromyalgie« (fehl)-diagnostiziert. Der Begriff bedeutet so viel und so wenig wie »Schmerzen in den Sehnen und Muskeln«. So unterbleibt die gezielte Suche nach Borrelien und dementsprechend auch eine antibiotische Behandlung. Aber ebenso selten wird nach den bei Fibromyalgie als typisch geltenden Laborveränderungen gesucht, wie dem Serotoninmangel wegen erniedrigten L-Tryptophans, dem erniedrigten Somatomedin-C und erhöhter Substanz P im Liquor, erhöhtem Cortisol und erniedrigtem Wachstumshormonspiegel, um nur einige zu nennen.

Sehnen-, Bänder- und Schleimbeutelveränderungen

Ein weiteres typisches und charakteristisches Symptom der Borrelieninfektion ist eine schmerzhafte Veränderung der Bänder (Ligamenta) und Sehnen. An erster Stelle betroffen sind die Achillessehnen, was oft verbunden ist mit Verdickungen. Diese bilden sich nach Antibiotikumtherapie wieder zurück. Auch die Sehnen und Bänder im Handgelenksbereich können entzündlich verändert und geschwollen sein und auf den daumenseitigen Handnerv (N. medianus) drücken, was manchmal ein Carpaltunnelsyndrom vortäuscht.

Außerdem können die Handstreck- und -beugesehnen betroffen sein, was eventuell eine sogenannte Tennisellenbogen- oder Golfarmsymptomatik auslöst. Diffuse, vor allem nächtliche Oberarmschmerzen treten auf, wenn die Bizepssehnenansätze betroffen sind. Bei manchen Patienten schmerzen auch die Sehnenplatten der Fußsohlen (Plantaraponeurose). Das führt zu sogenannten »Anlaufschmerzen« nach dem morgendlichen Aufstehen, während tagsüber dieser Schmerz völlig verschwunden sein kann. Im Gegensatz dazu nimmt der Schmerz beim Laufen bei einem Fersensporn *zu*, was ja auch häufig als Ursache der Fußsohlen oder Fersenschmerzen diagnostiziert wird.

Immer wieder berichten Patienten von Achillessehnenabrissen, die ohne Verletzung spontan auftreten, sogenannte Spontanrupturen. Dies ist möglicherweise durch eine borrelienbedingte entzündliche Veränderung der Sehnenansätze verursacht. Selbst spontane Teilabrisse von Sehnen der sehr kräftigen Oberschenkelmuskeln (M. quadriceps femoris) oder von einem Teil des Oberarmbeugemuskels (M. biceps) habe ich bei einigen Patienten schon gesehen. Die Rupturen, die in der Regel schmerzlos entstanden sind, werden kaum bemerkt. Es waren in der Regel nur Teile des jeweiligen Muskels betroffen, so dass dadurch kein völliger Funktionsausfall des Muskels entstand. Geprüft werden kann dies durch eine aktive Muskelanspannung, bei der sich ein kugelförmiger, harter »Muskelbauch« innerhalb des Gesamtmuskels bildet und eine tastbare Lücke am Sehnenansatzpunkt am Knochen entsteht. Besonders eindrucksvoll zu sehen ist dies am Oberschenkel- und am Oberarmbeugemuskel.

Schleimbeutelentzündungen und Zysten

Eine Borrelieninfektion führt oft auch zu einer Beteiligung der Schleimbeutel, vor allem der Knie, der Ellenbogen und der Hüftköpfe. Es entwickeln sich teigige Schwellungen, die im Verhältnis zu ihrer Größe relativ geringe Schmerzen bereiten. Patienten klagen häufig über nächtlichen Druckschmerz an den Hüftgelenksköpfen, wenn sie auf der Seite liegen. Eine Ultraschalluntersuchung dieser Region kann die Ergussbildung im Hüftkopfschleimbeutel (Bursa subtrochanterica) sichtbar machen.
Zysten können sich ebenfalls entwickeln, so z.B. in der Kniekehle (Baker-Cysten). Nicht ganz selten werden Zysten der inneren Organe bei Borreliosepatienten gefunden, ohne dass sie, nach medizinischem Sprachgebrauch, einen »Krankheitswert« hätten. Hierbei

handelt es sich also um eine sichtbare Veränderung in Organen, deren Funktion dadurch nicht beeinträchtigt wird. Betroffen sind in erster Linie die Nieren, Leber, Eierstöcke und Schilddrüse.

Hautveränderungen

Die meisten Hautveränderungen bei Borreliose werden an den Extremitäten, den Armen und Beinen gefunden, und nur wenige am Körperstamm.

Acrodermatitis chronica atrophicans

Die *A*crodermatitis *c*hronica *a*trophicans (ACA) ist eine typische borrelienbedingte Hautveränderung, die in drei Stadien abläuft. Sie wird zwar bei jeder wissenschaftlichen Borreliosebeschreibung erwähnt, tritt aber nur bei etwa 2 Prozent (!) aller Borreliosekranken in ihrem Vollbild auf. Ältere Frauen sind deutlich häufiger betroffen.
Die ACA ist charakterisiert durch den Umbau und Gewebeschwund (Atrophie) der Haut und Unterhaut, vorwiegend an Händen und Füßen, also den »Enden« der Extremitäten. Acro-Dermatitis heißt übersetzt »entzündliche Hautveränderung an den Akren«, also am Ende der Arme und Beine. Sie tritt *meist einseitig* und nur selten beidseitig auf, findet sich überwiegend an den Händen und den Streckseiten von Unterarmen und im Vorfuß- und Schienbeinbereich, seltener an den Oberschenkeln (s. a. Abb. 18 und 19 im Farbteil).

Häufig werden diese Hautveränderungen mit den Gewebeumbauvorgängen bei einer chronisch-venösen Insuffizienz verwechselt, von der – wie auch von der ACA – meistens ältere Frauen betroffen sind. Denn im fortgeschrittenen Stadium sind sich die beiden Erkrankungen vom Aspekt her recht ähnlich. Die Unterschenkel und Füße sind bläulich verfärbt mit hervortretenden Venen und einer dünn gewordenen, faltigen Haut, die sogenannte Zigarettenpapierhaut, so dass Hautverletzungen nur sehr schwer heilen. Das frühe Stadium der ACA, das sogenannte Stadium infiltrativum, geht allerdings einher mit Schwellungen, rötlich violetter Verfärbung der Haut und Schmerzen wie bei einer rheumatischen Erkrankung. Die Symptome werden deshalb auch oft wie Durchblutungsstörungen oder eine rheumatische Erkrankung behandelt, und ihre eigentlich infektiöse Ursache wird nicht erkannt. Die Hälfte der ACA-Patienten leidet zudem an einer schmerzhaften Nervenreizung, an einer *peripheren Neuropathie*. Auch eine Knochenbeteiligung, vor allem an den Vorfüßen, wird beobachtet. Sie geht einher mit entzündlichen Knochenstrukturauflösungen (Osteolysen) und dadurch starken belastungsabhängigen Schmerzen in den Vorfüßen.

Fleckige Hautverfärbungen

Harmlos sind rote Flecken, die im seitlichen Halsbereich und im Dekolletébereich auftreten. Das kann geschehen, ohne dass vorher eine intensive Sonnenbestrahlung eingewirkt hat und auch ohne vorherige Doxycyclinbehandlung, die ja häufiger UV-Allergien der Haut auslösen kann. Die rötlichen Hautveränderungen machen zwar keinerlei Beschwerden und werden oft eher zufällig entdeckt, aber sie bilden sich – meiner Beobachtung nach – auch nicht wie die meisten anderen durch Borreliose hervorgerufenen Hautveränderungen unter einer wirksamen antibiotischen Borreliosetherapie wieder zurück. Interessanterweise gibt es bei der Syphilis eine ähnliche Hautveränderung am Hals, die nach dem Syphilisausschlag als helle Pigmentstörung zurückbleibt und den bezeichnenden Namen »Collier de Vénus« trägt.

Durchblutungsstörungen der Haut

Auffallend sind bei chronisch Borreliosekranken die Veränderungen der Durchblutung, vor allem der Arme und Beine. Die Füße sind in aller Regel kalt (auch bei Männern!), und die Haut sieht »marmoriert« aus und hat eine scheckige, blassrosa bis bläuliche Farbe. Subjektiv werden die Hände und Füße als »eiskalt von innen heraus« wahrgenommen. Diese offensichtlichen Durchblutungsstörungen beruhen wahrscheinlich auf einer durch Borrelien hervorgerufene entzündliche Veränderung der Gefäßwand der kleinen Arterien (Vaskulitis). Daneben scheint es immer wieder zu Gefäßverkrampfungen mit einem Farbwechsel der Haut bis hin zu einer bläulich violetten Verfärbung zu kommen und zu vorübergehend auftretenden Durchblutungsstörungen durch »Verklumpungen« der Granulocyten, eines Teils der weißen Blutkörperchen. Vom Kopf aus gesehen, sind die Füße die »letzte Wiese«, die mit Blut »gewässert« werden müsste. Ist dies aber nur unzureichend möglich, entwickeln sich Ernährungsstörungen (trophische Störungen) der Haut der Füße und oft auch der Zehennägel. Bei solchen ungünstigen Durchblutungsbedingungen entwickeln sich zusätzlich leicht Nagel- und Fußpilzinfektionen.

Pilzähnliche trockene Hautveränderungen

Juckende, oft sehr trockene Hautveränderungen am ganzen Körper oder nur an den Handinnenflächen oder den Fußsohlen können auftreten und sollten nicht mit einem Hautpilz (Mykose) verwechselt werden (s. Abb. 21 im Farbteil). Diese trockenen Schuppungen entwickeln sich oft phasenweise im Verlauf der chronischen Borreliose und vor allem während der Schübe. An den Fußsohlen kommt es häufiger als an den Handflächen zu schmerzhaften Hauteinrissen (Rhagaden). Es kann aber auch zu regelrechten Ausschlägen kommen mit juckenden Pusteln, die sich durch ständiges Kratzen eitrig infizieren können.

Es können auch schuppige, trockene Hautveränderungen wie bei einer Schuppenflechte (Psoriasis) auftreten, aber eben *nicht* an den für diese Hautkrankheit *typischerweise betroffenen Hautbereichen,* wie z.B. am Ellenbogen, am Knie, am Haaransatz oder an der Gesäßfalte. Bei diesem Symptom ergeben sich ebenfalls Parallelen zur Syphilis. Hier zeigt sich nämlich etwa zwei Jahre nach der Erstinfektion das sogenannte »Palmoplantarsyphilid«, ein fleckförmiger, psoriasisähnlicher Ausschlag an den Handflächen und Fußsohlen.

All diese Hautveränderungen sprechen nicht, bzw. nur vorübergehend, auf die üblichen Hautsalben mit Cortisonbeimischungen an. Wird aber die zugrundeliegende Borreliose adäquat behandelt, verschwinden auch diese oft sehr beeinträchtigenden Hauterscheinungen.

Nägel und Haare

Die Nagelstruktur kann sich ebenfalls verändern. Es kommt zu Rillenbildungen, die Nägel werden brüchiger, und es zeigen sich »Tüpfelungen«: Die Nägel ziehen sich kreisförmig ein. Das Nagelwachstum verlangsamt sich durch die gestörte Durchblutung in den kleinsten Gefäßen (Mikrozirkulation).

Bei manchen Erkrankten kann ein diffuser Haarausfall auftreten, der sich während eines Krankheitsschubes meist verstärkt. Es kann aber auch zu einem kreisrunden Haarausfall (Alopecia areata) kommen. Letzteres kommt vor allem bei Kindern vor. Diffuser Haarausfall ist ein Borreliosesymptom, das überwiegend von Frauen berichtet wird, die sich davon wesentlich stärker beeinträchtigt fühlen als Männer. Bei der Syphilis gibt es übrigens ebenfalls eine entsprechende Veränderung, die sogenannte Alopecia specifica. Weiterhin kommt es zu Aufrauhungen und Rissbildungen in den Fingerzwischenräumen, an den sogenannten »Schwimmhäuten«.

Einen »Haarspitzenkatarrh« mit Schmerzen an den Haaren beim Kämmen oder Berühren, der an das Gefühl bei einer Grippe erinnert, benennen viele Patienten.

Entzündungen des Unterhautfettgewebes

Eine oft sehr schmerzhafte Hautveränderung ist eine entzündliche Veränderung des Unterhautfettgewebes (Pannikulitis), die mit einer tastbaren Knötchenbildung einhergeht. Diese Verdickungen in der Unterhaut sind spontan, vor allem aber auf Druck schmerzhaft und werden als allgemeines Spannungsgefühl der Haut empfunden. Derartige (Mit-)Reaktionen des Unterhautfettgewebes habe ich bei chronischen Infektionen mit Yersinien und Chlamydien ebenfalls gesehen. Diese Veränderung bildet sich nach der Beobachtung von Betroffenen nach einer adäquaten Antibiotikumtherapie langsam wieder zurück.

Hautverhärtungen

Kreisförmige Hautverhärtungen (z. B. Lichen sclerosus und Sclerodermia circumscripta) können sich ebenfalls über die Zeit entwickeln. Sie sind oft schmerzlos und verändern sich in der Regel nur sehr langsam. Durch die feingewebliche Untersuchung der Haut hat man Borrelien-DNA in diesen Hautveränderungen nachweisen können. Ebenso wurden aus Hautbereichen, die von einer Acrodermatitis chronica atrophicans (ACA) betroffen waren, Borrelien-DNA isoliert. Damit wurde auch histologisch bewiesen, dass die Haarverluste im Bereich einer ACA – sogenannte »Hautglatzen« – die Folge einer chronischen Borrelieninfektion sind.

13.
Die Diagnostik der chronischen Borreliose

Die Labordiagnostik des Spätstadiums der Borreliose ist schwierig und birgt zahlreiche Irrtumsmöglichkeiten. Denn es hängt auch ganz entscheidend von der Anamnese und der klinischen Symptomatik ab, wie Laborergebnisse zu deuten sind. Da aber meist keine Angaben des einsendenden Arztes dazu vorliegen, kann dies vom Labor bei seinen Therapieempfehlungen zu den Laborergebnissen nicht mitberücksichtigt werden.

BEACHTEN SIE:

Die gegebenen Therapieempfehlungen der Labore sind deshalb oft regelrecht irreführend, da sie ja für alle eventuellen klinischen Situationen eine Hilfestellung anbieten wollen. So kann es dann heißen: *ein ganz frühes Krankheitsstadium oder Z.n. erfolgreicher Therapie oder kontrollbedürftiger grenzwertiger Befund o.a.*

Ist eine Wanderröte, ein Erythema migrans, mit Sicherheit in der Anfangszeit der Symptomatik vorhanden gewesen, und haben sich *seitdem* weitere für Borreliose typische Symptome ent-

wickelt, die zum Zeitpunkt der Laboruntersuchung immer noch bestehen, dann kann die Suche nach Antikörpern sogar negativ ausfallen – das heißt dann »Seronegativität« –, ohne dass an der Borreliose als Grundkrankheit gezweifelt werden sollte.
Fehlende Antikörper könnten in so einem Fall eine besonders schlechte Immunitätslage widerspiegeln. Oder es waren von Anfang an keine ausreichenden Antikörper gebildet worden aufgrund einer sehr frühzeitigen Antibiotikum- oder auch irrtümlichen Cortisongabe zu Krankheitsbeginn (s. a. S. 92).
Seronegativität kann aber auch bestehen, wenn zum Untersuchungszeitpunkt die Borrelien überwiegend in Persisterformen vorliegen und deshalb nicht (mehr) antigen wirksam sind, so dass keine Antikörper dagegen entwickelt werden (können).
Die Forschung hat zwischenzeitlich noch viele weitere »Tricks« der Borrelien entschlüsselt, wie die bereits erwähnte Bindung von Faktor H an die Borrelienoberfläche, wodurch sie sich als »menschliche Zelle« tarnen. In diesem Bereich wird derzeit intensiv geforscht, um Gegenstrategien entwickeln zu können. Dies ist die Voraussetzung für die Entwicklung eines späteren Impfstoffes.

Laboruntersuchungen und ihre möglichen Fehlerquellen

Die serologische Basisdiagnostik ist in der Spätphase zunächst identisch mit der bereits bei der Frühborreliose beschriebenen. Oft treten erkennbare Borreliosesymptome aber erstmals zu diesem späten Zeitpunkt auf, so dass bis dahin noch nie eine borrelienspezifische Labordiagnostik erfolgt ist.

Skepsis geboten: Antikörper-Suchtests

Es wird zunächst ein ELISA, EIA oder IFT als Antikörper-Suchtest durchgeführt. Danach scheiden sich aber dann schon die Geister.

Denn wenn die Antikörpertiter ausfallen wie erwartet – im Spätstadium wären hohe IgG-Antikörper-Titer und möglichst keine IgM-Antikörper-Titer (mehr) zu erwarten –, dann heißt es in der Regel in der Beurteilung des Labors Folgendes:

- Der Patient habe eine Borrelieninfektion durchgemacht, was einem »Z. n.« = »Zustand nach« Infektion entspricht. Das wird leider oft gleichgesetzt mit einer überwundenen Erkrankung. Dafür gibt es auch den schönen Begiff »Seronarbe«, was leider gleichbedeutend ist mit »keine Behandlungsbedürftigkeit mehr«.

Das stimmt aber bedauerlicherweise in dieser Eindeutigkeit nicht immer, denn entscheidend ist vielmehr – und man kann das nicht oft genug wiederholen! –, ob *klinische Symptome bestehen*, die mit denen einer *chronischen Borrelieninfektion in Zusammenhang* gebracht werden können. Und das gilt vor allem auch für die Menschen, die sich nicht einmal an einen Zeckenstich oder eine Wanderröte erinnern können. Denn diese fallen als Erste durch das diagnostische Netz, da bei ihnen nach Borrelien oft nicht einmal gesucht wird.

Würden sich jedoch bei dem bestehenden klinischen Verdacht

auf eine chronische Borreliose die weiteren möglichen diagnostischen Schritte, nämlich der Immunoblot und der LTT anschließen, könnte in einem hohen Prozentsatz der Fälle die weiter aktive Borreliose entdeckt und diese irrtümliche Beurteilung »Z. n.« korrigiert werden.

Nach meinen persönlichen Erfahrungen – überprüft in einer Untersuchung von 160 chronisch kranken Patienten meiner Praxis zwischen 2004 und 2006 – war bei *fast einem Drittel* der sicher Borrelieninfizierten der *Antikörper-Suchtest im Spätstadium negativ*. In der anschließend durchgeführten Western-/Immunoblot-Untersuchung waren dann aber bei 83 Prozent (!) dieser Patienten doch noch spezifische Banden und damit die erfolgte Borrelieninfektion nachweisbar. Von allen 160 Patienten, die klinisch an chronischer Borreliose erkrankt waren, hatten nur 4 Prozent weder im Antikörper-Suchtest noch im Western-/Immunoblot erkennbare Infektionszeichen. Wurde bei diesen aber dann ein Borrelien-LTT (Lymphocytentransformationstest) durchgeführt, konnte die noch aktive Infektion labormäßig nachgewiesen werden.

BEACHTEN SIE:

Die Probleme mit den Antikörper-Suchtests unterstreichen die Notwendigkeit, wenn möglich, immer *alle* existierenden diagnostischen Möglichkeiten auszuschöpfen, wenn der klinische Verdacht auf Borreliose besteht, um die Infektion wirklich nachzuweisen. Die Borreliosekranken werden so davor bewahrt, wegen der Vielfalt ihrer Symptome für psychosomatisch krank gehalten zu werden, wenn in den Screeningtests allein keine erhöhten Borrelien-Antikörper nachgewiesen werden konnten.

Immunoblot-/Westernblot-Untersuchung

Der nächste Schritt, der sich nach der Suche nach Borrelien-Antikörpern immer anschließen sollte, ist die Suche nach spezifischen Banden im Immunoblot-/Westernblot-Verfahren. Sie können Auskunft geben über das ungefähre Alter der Infektion.

Der IgG-Immunoblot hat sich dabei am aussagekräftigsten gezeigt. Er konnte in meiner Patientenklientel – und auch in vielen anderen Studien – am sichersten eine erfolgte Borrelieninfektion anzeigen, selbst bei den sogenannten »Antikörper-Seronegativen« und auch schon in einem frühen Erkrankungsstadium. Heute gilt der Nachweis der Immunoblot-Banden OspC und VlsE als sehr sicher zum Nachweis einer erfolgten Infektion, da beide erst *nach* Kontakt mit Borrelien vom infizierten Organismus gebildet werden können.

Eine technische Verbesserung des Westernblot-Verfahrens ist die Luminex-Technologie, die mit winzigen antigentragenden Kunststoffkügelchen (»beads«) arbeitet. Da gleichzeitig bis zu 100 verschiedene rekombinante Antigene – frühen und späten Banden entsprechend – getestet werden können, erweitert diese Methode das diagnostische Spektrum und erhöht die Sicherheit, bei Vorliegen einer Borrelieninfektion diese auch nachweisen zu können.

Lymphocytentransformationstest – LTT

Der nächste diagnostische Schritt bei Verdacht auf eine noch aktive Borrelieninfektion ist für mich der Lymphocytentransformationstest (LTT), der auch dann noch die Borrelienaktivität anzeigen kann, wenn sowohl AK-Suchtest als auch Immunoblot negativ geblieben sind. Er beruht auf der Messung der durch Borrelienantigene spezifisch stimulierten Memory-Lymphocyten, ist also ein Verfahren zur Messung der T-zellulären Immunantwort (s.a. Kap. 6, S. 98). Das Blut kann mit der Post versandt werden, da die Zellen 24 Stunden im Heparinröhrchen stabil bleiben.

Der Borrelien-Elispot-Assay (BEA) oder T-Cell-spot-Borrelien

Seit Frühjahr 2006 gibt es als eine neue Methode den Enzyme Linked Immunospot (Elispot-)Assay. Er misst die Freisetzung von Interferon gamma von T-Effektor-Lymphocyten, die vorher Kontakt mit Borrelienantigenen hatten. Diese antigenabhängige Zytokinfreisetzung der T-Lymphocyten ist hochsensitiv und deshalb wie der LTT ebenfalls geeignet zur Erfassung einer Immunreaktion *im Frühstadium* einer Borrelieninfektion *vor* dem messbaren (humoralen) Antikörpertiteranstieg. Weniger zuverlässig scheint er aber im Spätstadium der Erkrankung zu sein, da die Interferonaktivität dann nicht mehr so prompt stimulierbar ist durch den lange schon bestehenden Einfluss der Borrelien auf die Zytokinfreisetzung mit einer ständigen Stimulierung.
Dieser Test ist – wie der LTT – keine Kassen-, sondern eine vom Patienten privat zu zahlende Leistung. Seine Auswertung dauert etwa eine Woche, und damit ist sein Ergebnis etwas schneller verfügbar als das des LTT, das ungefähr zehn bis zwölf Tage dauert. Das Blut kann ebenfalls per Post ins Labor geschickt werden in CPDA-Spezialröhrchen, in denen die T-Zellen drei Tage stabil bleiben. Die Kosten für LTT und Elispot sind in etwa identisch.

Die Menschen herauszufinden, die nach einer Borrelieninfektion noch mit den Borrelien »kämpfen«, und sie von denen zu unterscheiden, deren Immunsystem tatsächlich mit der Infektion fertig geworden ist – also vom Typ »gesunder, aber AK-positiver Waldarbeiter« –, das ist nach meiner Meinung die Aufgabe einer verantwortungsvollen Borreliosediagnostik.

BEACHTEN SIE:

Wenn klinische Beschwerden vorliegen, die eine chronische Borreliose vermuten lassen, sollten folgende Laboruntersuchungen durchgeführt werden:

1. IgM/IgG-ELISA
   Falls dieser negativ ist, oder aber auch zur Bestätigung:
2. IgG-Westernblot (OspC und VlsE sind die sensitivsten Banden für den Nachweis der erfolgten Borrelieninfektion. Der IgM-Blot könnte aus Kostengründen entfallen.
   Falls diese negativ sind:
3. LTT-Borrelien.
4. Ergänzend sollte der Versuch gemacht werden, eine Borrelien-PCR durchzuführen aus geeigneten Gewebeproben wie Haut, Herzklappen oder Gelenkbinnenhaut (Synovia) und Flüssigkeiten wie Liquor, Urin und Synovialflüssigkeit – nicht aus Blut, da das wegen der großen Verdünnung kaum erfolgversprechend ist.

Wurde aufgrund der anamnestischen und klinischen Situation auch bei negativen Untersuchungsergebnissen der Tests 1–4 eine antibiotische Behandlung durchgeführt, sollten *danach* erneut die Diagnoseschritte 1–4 versucht werden, da oft erst *durch die Therapie* eine sogenannte *Serokonversion* erfolgt, d.h. positive Antikörpertiter, spezifische Banden und positive LTT-Werte werden erst jetzt nachweisbar.

14. Therapie der chronischen Borreliose

Allgemeines zur Therapie der chronischen Borreliose

Bei der Therapie der chronischen Form der Borreliose muss man sich immer darüber im Klaren sein, dass die Borrelien nicht mehr als korkenzieherförmige, vermehrungsfähige Spirochäten, die eine Zellwand haben, im Blut kreisen, sondern dass sie überwiegend *innerhalb von Körperzellen* liegen. Dort können sie in ihren verschiedenen Lebensformen (s. a. Kap. 2, S. 26) über lange Zeit auch unter ungünstigsten Milieubedingungen überleben. Die Therapie mit Antibiotika muss also so angelegt sein, dass man sie in ihren »Verstecken« erreicht und ihre Milieubedingungen zusätzlich verschlechtert. Dies ist z.B. erreichbar mit Hydroxychloroquin (Quensyl) (s. a. Kap. 14, S. 252). Es verursacht nach meinem Kenntnisstand in der Zelle eine Alkalisierung des Zellmilieus und zerstört dadurch auch den Säuremantel, den die Borrelien als äußere Schutzhaut haben. Weiterhin trägt es bei zur Schädigung der »Zystenformen« der Borrelien, wodurch die Effizienz des verabreichten Antibiotikums gesteigert werden kann.

Ebenfalls bakterizid wirksam auf die zystenähnlichen Formen der Borrelien sowie auf Babesien ist das Antiprotozoikum Metronidazol (z.B. Clont) (s.a. Kap. 14, S. 252).

Wie ich bereits an anderer Stelle erwähnt habe, sollten beim Vorliegen einer chronisch-persistierenden Borreliose folgende Maßnahmen immer vermieden werden:

1. Vermeiden Sie Cortison in jeder Darreichungsform außer der von inhalativen Asthmasprays oder cortisonhaltigen Augentropfen.
2. Sie sollten keine Impfungen erhalten, die nicht unbedingt erforderlich sind, wie z.B. eine Grippeimpfung. Vor allem sollten chronisch Borreliosekranke keine FSME-Impfung bekommen, da danach immer wieder schwere Schübe und Zustandsverschlechterungen von neurologischen Symptomen beobachtet werden.
3. Vollnarkosen sollten ebenfalls, wenn es geht, vermieden werden. Stattdessen sollten, soweit es durchführbar ist, Lokalanästhesien gewählt werden (z.B. Plexusanästhesie, Periduralanästhesie).

Begleitend zu jeder Antibiose sollte *immer auch eine immununterstützende Ergänzungstherapie* erfolgen zur Stärkung des körpereigenen Immunsystems und – soweit erforderlich – auch eine symptomatische Behandlung von einzelnen Beschwerden (s.a. Kap. 16).

Die nachfolgend vorgestellten Therapieempfehlungen entsprechen meiner persönlichen klinischen Erfahrung bei der Behandlung von vielen chronisch Borreliosekranken, erheben aber keinen Anspruch auf Vollständigkeit, und sie entsprechen in manchem auch nicht den derzeitigen Therapie-

empfehlungen der Fachgesellschaften für Neurologie und Infektiologie.
Aber durch die Beobachtung der Krankheitsverläufe vieler Patienten, die mit der hier vorgestellten Therapieform behandelt wurden, habe ich die Überzeugung gewonnen, dass diese Behandlungsform die richtige ist, da sie schonend und nachhaltig wirksam ist und die Krankheitsaktivität dämpft, so dass die Lebensqualität der Betroffenen verbessert werden kann.
Der entscheidende Unterschied zu den veröffentlichten Leitlinien ist die Abkehr vom bisherigen »Goldstandard« Ceftriaxon (z. B. Rocephin), einem zellwandsynthesehemmenden Betalactampräparat, das für *alle* Stadien der Erkrankung empfohlen wird. Stattdessen bevorzuge ich in der Behandlung der chronischen Form der Borreliose die intrazellulär wirksamen Makrolide und Tetracycline. Denn diese – vor allem das Minocyclin – haben den unschätzbaren Vorteil, *innerhalb* der Zellen *und* auch im *Gehirn* wirksam zu werden. Die Liquorgängigkeit von Minocyclin beträgt 40 Prozent! Deshalb ist es – ohne aufwendige Infusionsbehandlung – für die Therapie aller Formen der chronischen Neuroborreliose ausgezeichnet geeignet. Außerdem kostet Minocyclin gerade einmal einen Bruchteil (4 Prozent!) dessen, was eine Ceftriaxonbehandlung kosten würde. Und das ist in Zeiten knapper finanzieller Ressourcen auch nicht ganz unwichtig.
Ist die fortbestehende, sogenannte persistierende Aktivität der Borrelieninfektion durch Anamnese und Beschwerdekonstellation, einem positiven LTT und/oder durch eine bestehende Erhöhung des TNF-alpha- oder Interferon-gamma-Wertes dokumentiert (s. a. Kap. 16, S. 280), ist eine antibiotische Behandlung für *zunächst 30 Tage* sinnvoll. Das weitere Vorgehen, insbesondere die Dauer der weiteren Therapie, richtet sich dann jeweils danach,

wie der Patient auf die Ersttherapie angesprochen hat: Hat sich sein Zustand verbessert, und gab es einen Rückgang der Aktivität im Borrelien-LTT? Bei einer erneuten antibiotischen Therapie sollte man versuchen, ein anderes Antibiotikum zu finden, um Resistenzentwicklungen zu vermeiden – auch wenn bisher keine Antibiotikaresistenzen für Borrelien bekannt sind. Wird eine längere Antibiose notwendig, so sollte versucht werden, zur Schonung der Darmflora ein »gepulstes« Einnahmeschema zu verwenden, also ein gezielter Wechsel von Einnahme und Einnahmepause (z.B. vier Tage Einnahme – drei Tage Pause). Die Darmflora sollte möglichst auch schon während der Antibiotikumeinnahme mit Darmschutzpräparaten (z.B. Omniflora, Santax, Symbiolact u.Ä.) sowie viel Joghurt geschützt werden.

Wenn das Antibiotikum wirkt: Herxheimer-Reaktion

Kommt es unter der antibiotischen Therapie zu einer Verstärkungsreaktion, oder auch *Jarisch-Herxheimer-Reaktion* genannt, kann man davon ausgehen, dass Borrelien durch das gerade eingenommene Antibiotikum zerstört werden und ihre Zellbestandteile eine toxische Wirkung ausüben. Es kommt zu einem regelrechten »Zytokinsturm« mit hoher Anflutung von TNF-alpha und Interferon gamma, die beide eine Entzündung anzeigen. Meist kommt es dabei zu einer Verstärkung bereits vorher vorhandener Symptome oder von Beschwerden, die früher schon einmal vorhanden waren: »Der Borreliosefilm läuft rückwärts«, wie es die Patienten nennen.

Man hat zwei Möglichkeiten, damit umzugehen. Entweder man reduziert vorübergehend die Dosis des Antibiotikums, oder – wenn das nicht reicht – der Arzt verordnet für wenige Tage bis zum Abklingen der überschießenden Reaktion einen TNF-alpha-Hemmer wie z.B. das für Diabetes zugelassene Pioglitazon (Actos 3 × 15 mg) oder Rosiglitazon (Avandia 4 mg).
Ein neues, gut wirksames Präparat ist auch das zur Behandlung entzündlich rheumatischer Beschwerden zugelassene flüssige *Viathen-A,* von dem 1–2 Teelöffel täglich ausreichen zur Dämpfung der Entzündungsaktivität.
Patienten können auch selbst versuchen, die heftigen körperlichen Reaktionen zu dämpfen. Dazu können sie sich folgenden, natürlichen »Cocktail« zusammenmischen.

BEACHTEN SIE:

Ein Esslöffel kaltgepresstes Olivenöl, der Saft von ein bis zwei Zitronen oder auch von Bio-Zitronensaft sowie 150 ml naturtrüben Apfelsaft mischen und löffelweise einnehmen.

Die Herxheimer-Reaktion klingt nach einiger Zeit – meiner Erfahrung nach dauert sie höchstens zwei Wochen – auch wieder ab und ist ein sicheres Zeichen der Wirksamkeit des gewählten Antibiotikums. Das zu wissen, beruhigt die meisten Patienten und lässt sie die heftigen Reaktionen ihres Körpers leichter ertragen (s. Abb. 21 im Farbteil).

Antibiotikagruppen für die Therapie der chronischen Borreliose

Tetracycline

Erste Priorität hat in diesem Stadium – wie auch in der Frühphase – der Einsatz von Tetracyclinen. Tetracycline haben den Vorteil, dass sie auch auf bestehende *Co-Infektionen* mit einwirken, wie z. B. auf Ehrlichien/Anaplasmen, Bartonellen, Mycoplasmen, Rickettsien und Chlamydien, aber auch Filarien (s. a. Kap. 7, 8).

Für alle Tetracycline gilt, dass man sich wegen der möglichen Nebenwirkung von verbrennungsartigen Rötungen, sogenannten fototoxischen Reaktionen der Haut, während der Einnahme vor einer direkten UV-Einstrahlung schützen sollte. Das begrenzt den Einsatz von Tetracyclinen im Sommer ein wenig. Auch treten als Nebenwirkung relativ häufig Magen-Darm-Probleme wie Übelkeit und Durchfall auf. Die Tabletteneinnahme aller Tetracycline sollte immer mit viel Flüssigkeit und mit *zwei Stunden Abstand zu Milchprodukten* erfolgen, da sonst die Antibiotikumaufnahme beeinträchtigt wird.

Kinder dürfen Tetracycline erst nehmen, wenn sie älter als 9 Jahre sind, wegen möglicher Zahnschmelzdefekte an den Zähnen und wegen einer möglichen Verzögerung des Knochenwachstums.

Eine gleichzeitige Einnahme von Tetracyclinen mit Penicillinen oder Cephalosporinen ist nicht sinnvoll, da es deren Wirkung abschwächen würde.

Doxycyclin

Doxycyclin 2 × 200 mg oder 200-0-100 mg (d.h. morgens 200 mg – mittags keine – und abends 100 mg), wenn der Patient weniger als 70 kg wiegt (bei Kindern über 9 Jahren 2 × 100 mg pro Tag). Die Dosis wird gewichtsabhängig berechnet und beträgt bei Erwachsenen über 70 kg mindestens 300 mg täglich, für eine *Erregerelimination* sind aber *400 mg täglich sicherer.* Doxycyclin hat eine hohe Eiweißbindung und dadurch niedrigere Blutspiegel als das (ältere) Tetracyclin. Der für eine bakteriostatische Wirkung therapeutisch notwendige Medikamentenblutspiegel sollte nach Ergebnissen von In-vitro-Untersuchungen (im Labor von Prof. Sievers, Hochschule Wädenswil, Schweiz) > 5 µg/ml betragen, was man auch in einem Labor (z.B. in Ettlingen-Karlsruhe) überprüfen lassen kann, um eine Unterdosierung z.B. bei Übergewichtigen zu vermeiden.

Bei einer *intravenösen Gabe des Doxycyclins* werden höhere Blutspiegel unmittelbar nach der Infusion erreicht, und die Nebenwirkungen sind im Allgemeinen geringer als bei der Tabletteneinnahme. Der Arzt könnte deshalb zur Intensivierung der Behandlung auch 200 mg Doxycyclin i.v. (intravenös) in 100 ml isotonischer NaCl-Lösung als ½-stündige Kurzinfusion morgens infundieren und abends 200 mg in Tablettenform verabreichen. Eine derart intensive Behandlung ist im Frühstadium meist noch nicht erforderlich, ist aber eine sehr gute Option für das Spätstadium.

Tetracyclin

Tetracyclin 500 mg 3 × 1 pro Tag.

Tetracyclin ist das Basispräparat, das der Antibiotikumgruppe den Namen gibt und aus dem die anderen entwickelt wurden. Es hat eine geringere Eiweißbindung als Doxycyclin, aber eine schlechtere Aufnahme (Resorption) aus dem Magen-Darm-Trakt in den Körper. Es wird langfristig meist besser vertragen als Doxycyclin, aber im Prinzip sind dieselben Nebenwirkungen wie bei Doxycyclin möglich.

Minocyclin

Minocyclin 2 × 100 mg.
Das Präparat ist zugelassen zur Aknebehandlung, und deshalb sind – vor allem im Spätstadium der Erkrankung – auch längere Behandlungszeiten möglich. Zu Beginn der Behandlung können häufiger Kopfschmerzen und Schwindel als Nebenwirkung auftreten, weshalb es *nur langsam aufdosiert* werden sollte. Eine Steigerung um jeweils 50 mg in 3-Tages-Schritten bis zu 2 × 100 mg kann vorgenommen werden. Da es aber sowohl intrazellulär wirkt als auch die Blut-Hirn-Schranke gut durchdringen kann (Liquorgängigkeit 40 %!), ist es sowohl für die Therapie des Frühstadiums wie auch für die von späteren Krankheitsstadien bei einer Beteiligung des Zentralnervensystems therapeutisch sehr gut geeignet. Durch In-vitro-Studien (Prof. Sievers, Hochschule Wädenswil) wurden als wirksamer Blutspiegel > 2,5 µg/ml gefunden.
Es ist in meiner Praxis das derzeit am häufigsten verordnete Präparat für das chronische Stadium mit kognitiven Störungen und Erschöpfung, da es sicher intrazellulär *und* im Zentralnervensystem wirkt und dabei relativ wenige Nebenwirkungen verursacht. Außerdem ist es das billigste aller zur Therapie geeigneten Antibiotika.

Betalactam-Antibiotika

Diese Antibiotikumgruppe hat in der chronischen Phase der Erkrankung meiner Erfahrung nach keine große Bedeutung mehr, da diese Antibiotika nur auf sich teilende Spirochäten mit einer Zellwand Einfluss nehmen können. Dies ist im Spätstadium aber *nur während eines klinischen Schubes* vorstellbar, bei dem die Erreger sich aus ihrer intrazellulären Form wieder in korkenzieherförmige Spirochäten zurückverwandelt haben. Dann wären sie auch für Betalactam-Antibiotika wieder erreichbar und würden zerstört werden.

Penicillin-Derivate

Amoxicillin 3 × 1000 mg oder Amoxicillin 2 × 1000 mg in Kombination mit 2 × 500 mg Probenecid. Dieses Präparat ist vor allem geeignet für Kinder und Schwangere.
Penicillin G mit 4 × 0, 5 (–1,0 Mio. IE/Tag) i. v. oder i. m. Bei Kindern 50 000 IE/kg Köpergewicht pro Tag in 4–6 Einzeldosen i. v. oder i. m. Bei schweren Infektionen des Erwachsenen sind auch bis zu maximal 5 Mio. pro Tag möglich. Sein Einsatz im chronischen Stadium ist sicher nur Sonderfällen (bei Tetracyclinunverträglichkeit u. Ä.) vorbehalten.

Cephalosporine

Allen Cephalosporinen gemeinsam ist das Risiko für Leber- und Gallenfunktionsstörungen bis zu Gallenblasenkoliken durch Ausfällungen von Kristallsalzen des Ceftriaxons unter Bildung eines sogenannten Gallenblasengrießes. Weiterhin kann es zu Veränderungen des Blutbildes kommen und häufig auch zu Störungen des Magen-Darm-Traktes mit heftigem, teils blutigem Durchfall (sog. pseudomembranöse Colitis). Kommt es dann noch zum Auftreten der anaeroben Clostridium-difficile-Bakterien, deren Toxine die Darmwand schädigen, ist eine sofortige Therapiebeendigung und eine Behandlung mit Metronidazol erforderlich. Häufig kommt es danach noch zu einer Darmflora-Dysbiose und einer Candida-Überwucherung der Darmflora (s. a. Kap. 8, S. 146).

Die Cephalosporine treten in die Muttermilch über und auch in die Plazenta, wobei aber keine ausreichenden Erfahrungen beim Menschen vorliegen. Im Tierversuch gab es allerdings keine Hinweise auf eine Fruchtschädigung. Sie können auch schwere allergische Reaktionen auslösen.

Ceftriaxon sollte nie mit calciumhaltigen Infusionen kombiniert werden, auch nicht, wenn diese zu verschiedenen Zeiten gegeben würden, da unlösliche Ausfällungen von Calcium-Ceftriaxon in Lunge und Niere beobachtet wurden, vor allem bei Babys. Vor ergänzender *Calciumeinnahme in jeder Form* während einer Ceftriaxontherapie wird also ausdrücklich *gewarnt.*

Ceftriaxon ist wasserliebend (hydrophil) und bindet sich an das Plasma-Eiweiß. Dadurch ist es nur teilweise im fettreichen Zentralnervensystem (ZNS) vorhanden. Erst wenn eine Entzündung entsteht, kann es die Blut-Hirn-Schranke durchwandern und ist dann mit etwa 17 Prozent seiner Serumwirkspiegel im Zentralnervensystem verfügbar. Seine beste Wirksamkeit kann es also entfalten, wenn eine entzündliche Reaktion vorhanden ist, was seine gute Wirksamkeit im Stadium der frühen Neuroborreliose erklärt. Außerdem scheint es nervenzellschützende (neuroprotektive) Wirkungen zu haben, da es das extrazelluläre Glutamat, einen potenziell nervenschädigenden (neurotoxischen) Neurotransmitter vermindert. Es hat jedoch nur so lange eine Schutzwirkung für die Nervenzellen, solange es in ausreichender Konzentration im Raum zwischen den Zellen, dem Extrazellulärraum, vorliegt. Dies entspricht auch der klinischen Beobachtung, dass sich die Zustandsverbesserungen, die sich *während* der Ceftriaxon-Infusionsbehandlung ergeben hatten, oft innerhalb weniger Tage bis Wochen wieder »verflüchtigten« und sich der klinische Zustand wie vor der Therapie wieder einstellt, wie Patienten immer wieder berichten.

Ceftriaxon

(Z.B. Cefotrix, Rocephin) 2 g, max. 4 g i.v. werktäglich (d.h. Samstag/Sonntag Pause zur Minimierung der Nebenwirkungen) morgens als Kurzinfusion von 30–60 Minuten Dauer.
Bei Kindern 50–100 mg/kg Körpergewicht 1 × täglich.

Cefotaxim

(Z.B. Claforan) 3 × 2 (bis 4) g täglich i.v., bei Kindern 200 mg/kg Körpergewicht in 3 Einzeldosen.
Es muss wegen einer kürzeren Halbwertszeit 3 × täglich, d.h. alle 8 Stunden, verabreicht werden und wird deshalb aus organisatorischen Gründen meist nur unter stationären Bedingungen eingesetzt. Es wird in der Regel besser vertragen als das Ceftriaxon. An Nebenwirkungen kann es zu Blutbildveränderungen, Übelkeit und Hitzegefühlen kommen.

Makrolide

Sie sind nach den Tetracyclinen die *Mittel der zweiten Wahl*, da sie ein breites Erregerspektrum abdecken und überwiegend *intrazellulär* wirken. Dies ist in der Zeit unmittelbar nach dem Stich zwar noch nicht unbedingt erforderlich, hat aber schon nach wenigen Tagen bis Wochen seine Berechtigung, da dann schon mit überwiegend *intrazellulär* vorliegenden Borrelienformen zu rechnen ist. Sie wirken sich besonders günstig aus bei den häufig auftretenden Gelenk- und Muskelbeschwerden, die sie – nach einer anfänglich meist stark ausgeprägten Herxheimer-Reaktion – gut zum Abklingen bringen können.
Die wichtigsten Makrolide für die Behandlung der Borreliose und der Co-Infektionen mit Chlamydien, Bartonellen, Babesien, Ehrlichien/Anaplasmen und Mycoplasmen sind:

Clarithromycin

(Z.B. Klacid, Clarithromycin 1 A oder als Clarosip im Strohhalm speziell für kleinere Kinder) in einer Dosis von 2 × 500 mg (für Kinder 2 × 250 mg oder weniger, je nach Körpergewicht).
Man sollte immer mit der halben Dosis beginnen, um die zu erwartende Verstärkungsreaktion (Jarisch-*Herxheimer-Reaktion)* zu Behandlungsbeginn abzumildern.
Das Clarithromycin sollte in der Borrelientherapie nach 10 Tagen ergänzt werden mit *Quensyl 1-(2) × 200 mg* für 15 Tage, um eine Wirkungsverstärkung auf die intrazellulär liegenden Erreger zu erreichen. Bei Unverträglichkeit für Quensyl sind alternativ möglich Amantadin oder Resochin (nach Sam Donta).

Roxithromycin

(Z. B. Rulid, Roxi Beta) in einer Dosis von 2 × 150 mg täglich. Es gibt allerdings Studien, die für Roxithromycin eine geringere Wirksamkeit auf Borrelien zeigen als für Clarithromycin oder Azithromycin.
Empfohlen wird von Sam Donta, einem Infektiologen in den USA, eine Kombinationsbehandlung von Roxithromycin *mit Quensyl, Resochin oder Amantadin*, was durch eine intrazelluläre Alkalisierung jeweils eine Wirkungsverstärkung des Makrolids bewirken kann.
Die früher häufig verwendete Kombination von Roxithromycin mit Trimethoprim (TMP), bekannt als sogenanntes Gasser-Schema, möchte ich persönlich nicht mehr weiterempfehlen, da sich in Studien keine ausreichenden Belege für eine Wirksamkeit von TMP in der Therapie der Borreliose ergaben und sich TMP allein sogar als immunsuppressiv und DNA-schädigend erwiesen hat. Außerdem ist bei diesem Präparat bei einem (borreliosebedingten) AV-Block, einer Reizleitungsstörung des Herzens, Vorsicht geboten, ebenso wie bei der Einnahme von Digitalispräparaten.

Azithromycin

In einer Dosis von täglich 500 mg (z. B. Zithromax) oder 600 mg (z. B. Ultreon), bei Kindern 10 mg/kg Körpergewicht.
Es kumuliert intrazellulär und sollte deshalb *nicht länger als vier Tage hintereinander* gegeben werden. Erst nach einer Einnahmepause von zwei bis drei Tagen sollte mit dem nächsten Zyklus begonnen werden.
An Nebenwirkungen können auftreten: Blutbildveränderungen, sensible Missempfindungen an Armen und Beinen und Geschmacksveränderungen.

Gyrasehemmer/Fluorchinolone

Allen Fluorchinolonen gemeinsam als Nebenwirkungen sind: eventuelle Erhöhungen der Blutbild-, Leber- und Pankreaswerte, psychische Veränderungen und Unverträglichkeiten für UV-Licht (Sonnenallergien). Schwerwiegende Nebenwirkungen sind Entzündungen *bis zu Abrissen der Sehnenansätze*. Betroffen sind v.a. die Achillessehnen, besonders häufig bei Tavanic. Das Risiko ist verstärkt nach beziehungsweise während einer Cortisoneinnahme. Deshalb muss die Einnahme gut überwacht werden, und es sollten Leber-, Amylase-, Lipase- sowie Blutbildkontrollen erfolgen.

Gemifloxacin

(Z.B. Factive 320 mg)
Bei In-vitro-Studien (Prof. Hunfeld, Universität Frankfurt) hat sich das Gemifloxacin als das am stärksten bakterizid wirkende Chinolon gegen Borrelien gezeigt. Klinische Erfahrungen mit diesem Präparat habe ich noch nicht gesammelt, so dass ich seinen Stellenwert in der Therapie der chronischen Borreliose noch nicht abschätzen kann. Es ist derzeit nur über eine internationale Apotheke beziehbar.

Ciprofloxacin

(Z.B. Ciprobay, Cipro-1 A Pharma, Cipro-Dura u.v.a.) 2 × 500 mg täglich. Es kommt vor allem bei (Co-)Infektionen mit Chlamydien, Bartonellen, Coxiellen, Francisellen oder Ehrlichien/Anaplasmen zum Einsatz (s.a. Kap. 7 und 8).

Ofloxacin

(Z.B. Tarivid, Ofloxbeta, Ofloxacin-ratiopharm u.v.a.) 2 × 100mg (–200 mg) täglich, vor allem bei Co-Infektionen mit Chlamydien, Coxiellen, Yersinien, Ehrlichien (s.a. Kap. 7 und 8).

Moxifloxacin

(Z.B. Avalox, Actimax u.a.) 400mg 1 × täglich. Das Wirkungsspektrum ist wie bei Ofloxacin, es scheint aber stärker wirksam zu sein.

Levofloxacin

(Z.B. Tavanic) 2 × 250 mg (–500 mg), vor allem geeignet bei (Co-)Infektionen mit Chlamydien und Yersinien. Sofort absetzen bei auftretenden Achillessehnenschmerzen.

Lincosamid

Clindamycin (z.B. Clindamycin Dura, Clindamycin-ratiopharm, Sobelin) 300 mg 4 × 1 Tbl. täglich oder auch i.v. (bis max. 1,8 g tgl.)
Kinder 40 mg/kg Körpergewicht in 4 gleichen Einzeldosen, auch i.v. Gabe möglich.
Geeignet ist Clindamycin für klinisch besonders schwere Krankheitszustände, die zusätzlich z.B. einer Kombinationsbehandlung mit Tardocillin oder Pandysin bedürfen. Regelmäßige Blutbild- und Leberwertkontrollen sind erforderlich.

Hydroxychloroquin

Das Hydroxychloroquin ist eigentlich als Malariamittel und Antirheumatikum zugelassen und hat in Deutschland den Präparatenamen *Quensyl*, in der Schweiz *Plaquenil.*
Es dient als »Verstärker« bei jeder intrazellulär wirksamen Antibiotikumtherapie, sollte aber nur über einen kurzen Zeitraum (z.B. als Begleittherapie bei einer Clarithromycintherapie mit 200 mg für 30 Tage oder 2 × 200 mg für 15 Tage) gegeben werden, da es eine mit *30-60 Tagen (!) ultralange Halbwertszeit* hat und bei längerer Verordnung auch einer augenärztlichen Kontrolle bedürfte.
Während einer *Minocyclintherapie* verordne ich nur *jeden zweiten Tag eine Tablette mit 200 mg,* wegen der häufigen Nebenwirkungen Kopfschmerzen und Schwindel, um die Herxheimer-Reaktion nicht zu heftig werden zu lassen.

Metronidazol

Metronidazol (z.B. Clont, Flagyl, Arilin)
Die übliche Dosierung liegt zwischen 2–3 × 400 mg bis zu maximal 2 g täglich.
Es sollte wegen der Hemmung der Nukleinsäuresynthese von Bakterien, aber auch von menschlichen Körper- und Keimzellen (!) nur *maximal 10 Tage pro Monat* hintereinander genommen werden. Es hat eine gute Gewebe- wie auch Liquorgängigkeit und wirkt ebenfalls auf die »Zystenform« der Borrelien ein. Deshalb wird es in Kombination mit Tetracyclinen und Makroliden in der Borreliosetherapie eingesetzt.
Es ist ein Präparat, das gegen Einzeller wirksam ist, ein soge-

nanntes Anti-Protozoikum, und wirkt deshalb an erster Stelle gegen Trichomonaden, Babesien, Leishmanien, Lamblien/Giardien und andere Protozoen.
Man setzt es aber auch ein, wenn es z. B. durch eine Ceftriaxon-Infusionstherapie zu einer Darmentzündung mit blutigem Durchfall gekommen ist (pseudomembranösen Colitis) mit einer Überwucherung der Darmflora mit pathogenen Keimen wie z. B. dem Clostridium difficile.

Rifampicin

Rifampicin: 300 mg 2 × 1 (max. 750 mg pro Tag), es sollte langsam einschleichend aufdosiert werden.
Es ist als Tuberkulosemittel zugelasssen, wird aber in besonderen Fällen auch für die Borreliosebehandlung empfohlen. Kontrollen der Leberwerte, der Nierenfunktion und des Blutbildes sollten erfolgen. Zahlreiche Wechselwirkungen mit anderen Medikamenten müssen beachtet werden.

Fluconazol

Bei Neuroborreliose 2 × 100 mg über 25–50 Tage nach einer antibiotischen Vorbehandlung mit Penicillin oder Makroliden.
Nach der Fluconazol-Therapie sollte erneut ein Antibiotikum eingenommen werden, z. B. 21 Tage Penicillin V 4,5 Mega täglich oder ein Makrolid. Insgesamt sollten 3–4 derartige Zyklen durchgeführt werden, bzw. bis zur Verbesserung des Zustandes des Patienten.
Das Fluconazol (Diflucan, Flucobeta, Fluconazol Hexal u. v. m.)

ist ein Pilzmittel (Imidazolderivat). Es wurde von Prof. Schardt, Betriebsarzt an der Uniklinik Würzburg, aufgrund seiner eigenen positiven Erfahrungen bei Neuroborreliose in die Borreliosebehandlung eingeführt.
(Ein einziger 50-Tage-Zyklus mit Fluconazol kostet um die 545 Euro, so dass Kassenpatienten sicher Schwierigkeiten haben, einen Arzt zu finden, der ihnen dies auf Kassenrezept verordnet!)

Die Behandlung von Nervenschmerzen

Ein häufiges Symptom bei chronisch-persistierender Borreliose sind Nervenschmerzen und Brennschmerzen der Haut. Einige symptomatisch gut wirksame Medikamente möchte ich kurz vorstellen.

Gabapentin

Das Gabapentin (z.B. Neurontin, Gabax, Gabagamma u.v.m.) ist zwar kein Antibiotikum, aber in der Therapie der chronischen Borreliose ein wichtiges Medikament, denn es hilft, die Schmerzen und Missempfindungen der peripheren Nerven (neuropathischen Dysästhesien) im chronischen Stadium der Borreliose zu dämpfen.
Es gehört – wie auch andere nervenschmerzdämpfende Medikamente – zur Gruppe der Mittel gegen Krampfanfälle (Antiepileptika), was viele Patienten oft erst einmal abschreckt. Ärzte müssen deshalb die Wirkungsweise dieses wertvollen Medika-

mentes gut erklären, bevor man es verordnet, da es sonst nicht eingenommen wird. Vereinfacht ausgedrückt, dämpft es die verstärkte Entladungsaktivität der Neurone – und das tut es sowohl beim Epilepsie-Patienten wie auch bei den schmerzhaften Missempfindungen (Dysästhesien) der peripheren Nerven. Die Dosis muss langsam aufdosiert werden bis zur subjektiven Schmerzfreiheit oder wenigstens ausreichenden Schmerzdämpfung. Es sollte sehr langsam aufdosiert werden, da es möglicherweise zu einer Tagesmüdigkeit führt, die aber nach wenigen Tagen nachlässt. Die Anfangsdosis besteht in 100 mg morgens für 3 Tage. Danach erfolgt eine Steigerung der Dosis alle 3 Tage um je 100 mg bis zu einer maximalen Obergrenze von 3600 mg täglich. Es gibt verschiedene Wirkstärken zwischen 100 mg und 800 mg pro Kapsel, so dass bei Verwendung der 800-mg-Kapseln nur vier Kapseln eingenommen werden müssen bei einer Tagesdosis von 3200 mg.

Carbamazepin/Oxcarbazepin

Ähnlich wirksam wie Gabapentin bei Nervenschmerzen ist das ältere Carbamazepin oder das Oxcarbazepin, das in dieser schmerzdämpfenden Indikation jedoch inzwischen seltener verordnet wird. Die Dosis muss individuell gefunden werden.

Antidepressiva und nichtsteroidale Antirheumatika (NSAR)

Ebenfalls schmerzdämpfende Wirkungen haben die tricyclischen Antidepressiva wie Amitriptylin, Doxepin, Trimipramin oder

Clomipramin mit Tagesdosen zwischen 25–75 mg. Sie sind vorzugsweise abends einzunehmen wegen der müdemachenden (Neben-)Wirkung (günstig für Schlafgestörte!) sowie der Serotonin-Noradrenalin-Wiederaufnahmehemmer Venlafaxin (z.B. Trevilor 75 mg ret.).

Duloxetin (Cymbalta) wird als sogenanntes dual wirkendes Präparat – es erhöht im Körper sowohl Noradrenalin als auch Serotonin – sowohl als Schmerzmittel als auch als Antidepressivum eingesetzt. Die Tagesdosis liegt zwischen 30 mg bis max. 120 mg.

Antirheumatika (z.B. Diclofenac, Ibuprofen, Piroxicam u.a.) können gegen die Schmerzen immer zusätzlich eingenommen werden. Langfristig ist jedoch mit Reizungen der Magenschleimhaut zu rechnen, wenn nicht gleichzeitig ein Magenschutzmittel (z.B. Omeprazol) eingenommen wird.

Alternativ können Weihrauchpräparate (Boswellia, z.B. als H 15 Gufic) statt nichtsteroidaler Antirheumatika symptomatisch gegen die häufigen Borreliosegelenkschmerzen eingesetzt werden, ohne dass sie aber deren magenreizende Nebenwirkungen haben. Man kann sie deshalb unbedenklich auch länger anwenden.

Ergänzende Maßnahmen bei neuropathischen Schmerzen

Da Borrelien – und auch Chlamydia pneumoniae – offenbar in der Lage sind, den Vitamin-B-12-Spiegel der Infizierten durch Bildung von Vitamin-B-12-Antikörpern zu *senken*, entstehen leicht Mangelzustände mit Folgen für das Nervensystem. Deshalb sollten Patienten bei einer Borreliosetherapie immer auch

zusätzlich *viele Vitamine* mit angeboten werden. Entweder in natürlicher Form, was immer zu bevorzugen ist, oder als Multivitaminpräparat in Tabletten- oder Pulverform.
In meiner Praxis erhalten die Patienten zu Beginn der Behandlung eine hochdosierte, eigens dafür von einer Apotheke zusammengestellte *Vitaminmischung* (Vitafit), die neben allen B-Vitaminen auch Folsäure, Spurenelemente, Coenzym Q10 sowie Magnesium, Kalium und Vitamin E und C enthält. Darunter bilden sich die sensiblen Störungen der Hände und Füße oft innerhalb weniger Wochen zurück, und auch die Infektanfälligkeit lässt nach Auskunft der Patienten deutlich nach.
Ergänzt wird diese »Nervennahrung« durch *Alpha-Liponsäure* (z.B. Biomo Lipon, Thioctacid), das neben seiner günstigen Wirkung auf die geschädigten peripheren Nervenzellen auch antioxidative Eigenschaften hat. Es ist zugelassen für die diabetische Polyneuropathie und ist wegen seiner antioxidativen Wirkungen für den Zellstoffwechsel unterstützend.
Ähnlich günstig für die Stoffwechselvorgänge in der Zelle wirkt sich die Gabe von Glutathion aus, das als reduziertes *Glutathion* in Tablettenform verordnet werden kann oder als intravenöse Kurzinfusion (Tationil), z.B. zwei Mal pro Woche, wenn vorher ein intrazellulärer Glutathionmangel nachgewiesen worden war (s.a. Kap. 16, S. 277). Man kann auch versuchen, es zu ersetzen durch die kombinierte Gabe seiner chemischen Vorstufen Cystein (NAC 600 mg oder ACC 600 mg) und Glutamin (z.B. Glutamin Verla), das sich im Organismus dann zu Glutathion verbinden kann. Üblich sind 3-3-0 (morgens 3 – mittags 3 – abends 0) Dragees Glutamin in Kombination mit NAC 600 mg 1-1-0 (morgens 1 – mittags 1 – abends 0).

15.

Was kann ein Patient selbst für seine Gesundung tun?

Die bestehenden *körperlichen Symptome,* wie z.B. Muskel- und Gelenkschmerzen, Spastik, Tremor oder Blasenentleerungsstörungen, sollten, so weit wie möglich, vom Arzt *symptomatisch* und schulmedizinisch korrekt behandelt werden. Näheres soll dazu hier nicht ausgeführt werden, da dies in die Verantwortung des behandelnden Arztes fällt.

Jeder (Borreliose-)Kranke hat aber auch Selbstheilungskräfte in sich, die ihm helfen, mit der Erkrankung fertig werden zu können. Es gibt eine Art »inneres Gespür« dafür, was einem guttut, und was nicht. Jeder Kranke sollte deshalb immer versuchen, auf diese innere Stimme und auf seinen gesunden Menschenverstand zu hören und danach dann auch zu leben.

Trotzdem möchte ich an dieser Stelle auf einige wichtige Verhaltensweisen hinweisen, die es meines Erachtens dem Organismus erleichern, mit einer chronischen Erkrankung besser fertig zu werden.

Vermeidung von Schadstoffen, gesunde Ernährung und Sport

An erster Stelle steht natürlich die Vermeidung von schädigenden Substanzen. Dazu zählen Alkohol, der ja von Borreliosekranken meist sowieso nicht mehr gut vertragen wird, Nikotin und jede Form von Drogen. Denn das ohnehin schon stark durch die Borrelien beeinträchtigte Immunsystem sollte nicht noch zusätzlich durch giftige Stoffe belastet werden. Wichtig ist es, viel zu trinken, etwa drei Liter pro Tag, am besten Kräutertees und kohlensäurearme Mineralwässer. Kaffee ist nicht völlig verboten, aber er sollte in Maßen – nicht Massen! – getrunken werden.

Ebenso wichtig aber sind die Maßnahmen einer allgemeinen gesunden Lebensführung, die sicher jedem geläufig sind und die ich deshalb hier nur kurz erwähnen möchte:

Dazu gehört eine gesunde ausgewogene Ernährung, auf die ich im Weiteren noch etwas näher eingehen werde. Denn frische, d. h. möglichst nur gedünstete und nicht »verkochte« Nahrungsmittel spenden die gesunden Vitamine und gut verträglichen Nahrungsbausteine, die den Borreliosepatienten helfen können, ihr Immunsystem wieder zu stabilisieren. Die Vorteile von heimischen Gemüse- und Obstsorten liegen auf der Hand, denn frisches (Bio-)Obst und Gemüse, das nach kurzen Wegen auf dem regionalen Markt zum Verkauf bereitliegt und das man immer entsprechend der jeweiligen Jahreszeit auswählen und essen sollte, ist für uns alle am verträglichsten.

Was die Art der Ernährung betrifft, ist die sogenannte »Mittelmeerkost« mit ihrem Schwerpunkt auf frischen Salaten, zubereitet mit kaltgepresstem Olivenöl, Kräutern und Gewürzen, viel Frischobst sowie Fisch statt Fleisch zu bevorzugen. So zu essen, ist zwar für alle gesund, für Borreliosekranke aber besonders empfehlenswert. Tabu sein sollten Fertiggerichte und Dosengemüse sowie Nahrungsmittel mit Konservierungsstoffen.

Warnen möchte ich vor (Schweine-)Fleisch, süßen Backwaren, Mehlspeisen oder Hefeprodukten. Auch Frittiertes und besonders Fetthaltiges wie Wurst oder Schokoladenaufstriche sowie Kokos- und Sonnenblumenöl sollten gemieden werden. Stattdessen sollten in der heimischen Küche Raps-, Färberdistel- und Leinöl mit ihren mehrfach ungesättigten Fettsäuren verwendet werden.

Für das Wohlbefinden unerlässlich ist auch eine regelmäßige, aber ohne Leistungsanspruch durchgeführte sportliche Aktivität, am besten mit Ausdauersportarten wie Joggen, Radfahren, Walken, Schwimmen, im Urlaub auch Bergwandern oder Skilanglauf.

Günstig für Borreliosekranke ist auch ein regelmäßiger Saunabesuch.

Es wirkt sich auch günstig aus, wenn man sich für seinen Urlaub Ziele mit einem *Reizklima* wie die Berge, die Nordsee oder Ostsee wählt, da dadurch das Immunsystem ebenfalls positiv stimuliert werden kann. Jeder Klimawechsel wirkt sich immer auch auf das Immunsystem aus, wobei aber heiße, feuchte, sonnenintensive Länder wie z. B. die Länder in Südostasien eher eine zusätzliche körperliche Belastung darstellen. Allein schon eine starke UV-Strahlung – z. B. beim Skifahren in großen Höhen! – wirkt immunschwächend, was man durch das »Aufblühen« von Herpesbläschen an der Lippe ganz anschaulich beobachten kann.

Länder mit trockener Hitze wie Ägypten oder Tunesien hingegen werden von den Patienten immer wieder als wohltuend empfunden, da sie in diesen Klimata meist weniger Muskel- und Gelenkschmerzen haben.

Die Suche nach Ursachen für Magen-Darm-Beschwerden

Ein großer Teil der Beschwerden, die irrtümlich in den großen Topf »Borreliose« geworfen werden, haben oft ganz andere Ursachen, nach denen man als Betroffener zusammen mit seinem Arzt natürlich akribisch suchen sollte. Und das ist oft »Detektivarbeit«!

Das gilt vor allem für das große Feld von Bauchschmerzen, Blähungen und Durchfall, die sogenannten gastrointestinalen Beschwerden.

Denn viele Nahrungsmittelunverträglichkeiten und Allergien entstehen z.B. durch den ganzjährigen Verzehr von exotischen Früchten, für die unser Magen-Darm-Trakt aber gar nicht vorbereitet ist. So lag bei einer Patientin die Ursache ihres ständigen Durchfalles in ihrer Vorliebe für die tägliche Kiwi und Ananas zum Frühstück.

Manche leiden über Jahre – ohne es zu wissen – an einer *Unverträglichkeit für Lactose oder Fructose*. Diese in so vielen Lebensmitteln enthaltenen Milch- bzw. Zuckerbestandteile verursachen nach »Diätfehlern«, wie z.B. nach einem Sahnekuchen bei Lactoseunverträglichkeit, sehr viel Blähungen, Durchfall und Bauchschmerzen. Ob das bei einem selbst zutrifft, kann man bequem zu Hause mit einem Atemtest-Set, das die entsprechenden Labore zur Verfügung stellen (z.B. Ganzimmun, Mainz), sehr leicht überprüfen. Weiß man erst einmal Bescheid, dass man keine Lactose oder Fructose verträgt, kann man sich mit lactosefreien Milchprodukten (z.B. Minus L) oder mit Sojaprodukten statt mit Normalmilchprodukten ernähren, und das Problem Blähungen und Bauchschmerzen ist damit behoben. Einkaufsführer erleichtern die Auswahl von lactose- oder fructosefreien Warenangeboten (s. a. Literatur im Anhang).

Dasselbe gilt auch für die Suche nach einer eventuellen *Nahrungsmittelallergie* auf Bestandteile der normalen täglichen Nahrung, wie z. B. Unverträglichkeiten von Ei, Tomaten, Nüssen oder auch Weizen (Glutenunverträglichkeit!), um nur einige häufige Allergene zu nennen. Man kann sein Blut dafür mit einem Nahrungsmittel-LTT untersuchen lassen und erhält dann vom Labor eine genaue Analyse, welche Nahrungsmittel in welcher Intensität (Klasse 1–6) unverträglich sind und wie entsprechende Diäten aussehen sollten, die diese Nahrungsmittel vermeiden. Borreliosepatienten können so z. B. unerkannte Nahrungsmittelunverträglichkeiten als einen Teil der Ursachen aufspüren, die ihnen das tägliche Leben oft *zusätzlich* und unnötig erschweren.

Zu diesen unerkannten Störungen einer normalen Verdauung zählt z. B. auch die *Histaminunverträglichkeit*, die durch eine verminderte Aktivität eines Enzyms (*D*iamino*O*xidase = DAO) verursacht wird. Durchfälle, Kopfschmerzen und Schweißausbrüche, z. B. nach Rotwein, Emmentaler oder Pizza, lassen diese (angeborene) Minderfunktion des Enzymes DAO vermuten. Eine Bestimmung dieser DAO-Aktivität und die Unterstützung der Verdauung durch Einnahme eines DAO-haltigen Präparates (z. B. PelLind), bevor man histaminreiche Nahrungsmittel verzehrt, kann dieses vorher oft lange unerkannte Problem abschwächen. Es gibt Ratgeber, in denen Nahrungsmittel nach ihrem Histamingehalt aufgelistet sind, was den Betroffenen die Auswahl geeigneter Nahrungsmittel erleichtert (s. Literatur im Anhang).

Ein weiterer sehr häufiger Grund für Bauchschmerzen und Blä-

hungen ist die *gestörte Bakterienbesiedlung* des Darmes. Das kann durch Stuhlproben genau analysiert werden. Anschließend können gezielt nur die Bakterienstämme ersetzt werden, die fehlen. Dafür stehen viele verschiedene Präparate zur Verfügung mit jeweils unterschiedlichen Darmbakterien, so dass man die Therapie »passgenau« auf die Ergebnisse der Darmflorauntersuchung ausrichten kann. Prophylaktisch können schon während einer antibiotischen Behandlung regelmäßig Joghurt und Bakterienlysate (Omniflora, Symbiolact, Symbioflor u. Ä.) eingenommen werden, um die Darmflora zu schützen.
Auch Pilzmittel (Antimykotika) können gleich mit Beginn einer antibiotischen Therapie eingenommen werden. Denn bei vielen Patienten entwickelt sich während einer antibiotischen Behandlung eine *Pilz-Überwucherung* (meist mit Candida albicans) des Magen-Darm-Traktes mit der Folge von weißen Belägen an der Mundschleimhaut, Blähungen, weißem Scheidenausfluss oder auch Jucken am After. Geeignet zur Behandlung ist vor allem das zuckerfreie Amphotericin B (Ampho-Moronal), aber auch Nystatin (s. a. Kap. 8, S. 149). Sie bleiben im Magen-Darm-Trakt und werden nicht in den Organismus aufgenommen.

Maßnahmen bei Übersäuerung

Da viele Borreliosekranke an einer *Übersäuerung* leiden, sollte die Ernährung überwiegend basisch sein. Hilfestellung beim Zusammenstellen des Speiseplanes bieten viele Ratgeberbücher an (s. a. Literatur im Anhang). Aber auch die regelmäßige Einnahme eines basenspendenden Präparates wie Basica, Basenpulver nach Rauch oder Bicanorm kann die Übersäuerung vermindern. Ebenso basisch sind, zunächst vielleicht überraschend, alle Zitrusfrüchte und Kartoffeln in jeder Zubereitungsform (während polierter Reis

z. B. sauer wirkt!). An Getränken empfehlen sich Kräutertees und stille Mineralwässer, während Tee, Kaffee, Limonaden und alle alkoholischen Getränke sich sauer auswirken.
Zusätzlich empfehlenswert sind bei nachgewiesener Übersäuerung *Basenbäder* mit einem Ausgangs-pH-Wert von 8–9. Als Badezusatz verwendet man Natrium-Bicarbonat, Soda (Na-Carbonicum) oder Natron, auch bekannt als Backpulver. Das Wannenbad sollte bei 37 Grad für mindestens 40 Minuten zweimal pro Woche durchgeführt werden. Ergänzt durch Bürstenmassagen werden so Säure und wahrscheinlich auch Borrelien(toxine) über die Haut ausgeschieden. Man kann das überprüfen, indem man den pH-Wert des Badewassers vor und nach dem Baden mit Lackmuspapier abliest.
Auch Saunabesuche können dazu dienen, über die Haut Säuren großflächig auszuscheiden. Gleichzeitig wird die Gefäßregulation durch den Wechsel zwischen Warm und Kalt trainiert. Dies ist wegen der bei Borreliose häufig vorkommenden peripheren Durchblutungsstörungen eine weitere sinnvolle Ergänzung der Behandlung, die jeder Patient selbst durchführen kann.

Ausleitung von Neurotoxinen

1999 wurde die chemische Struktur eines Borrelien-Neurotoxins erstmals – und bisher leider auch einmalig – vom Forscherteam Prof. Sam Donta und Mark J. Cartwright vom Boston University Medical Center bestimmt und *Bbtox 1* benannt. Sie wiesen damit nach, dass Borrelien neben ihrer Fähigkeit, durch die Freisetzung von Zytokinen Entzündungen auszulösen, auch noch unabhängig davon Neurotoxine zu bilden scheinen. Diese tragen zu den Symptomen der chronischen Borreliose bei und sind z. B. mitverantwortlich für das wechselnde Sehvermögen und den »Nebel« im Kopf. Diese Neurotoxine auszuleiten, ist deshalb sehr wichig.

Das effektivste Ausleitemittel dafür ist das als Lipidsenker zugelassene Colestyramin, ein Medikament, das sowohl Nahrungs- als auch Körperfett duch seine chemische Struktur binden kann. Seine Fähigkeit der Toxinbindung bei Borreliose wurde erstmals von Ritchie Shoemaker, einem Allgemeinmediziner aus Maryland, USA, beschrieben und genutzt (s. Literatur im Anhang).

Colestyramin wird mit 2(–4) × 4 g (max. 16 g) täglich *zwischen* den Mahlzeiten (um nicht das Nahrungsfett zu binden) mit viel Flüssigkeit eingenommen. Durch seine spezifische chemische Struktur als Anionenaustauscher bindet es die Körperfettmoleküle, an denen das Bbtox 1 sich vorher angelagert hat, und führt sie über den Darm aus dem Körper aus. Überprüft werden kann diese erfolgreiche Ausleitung durch den *Visual Contrast Sensitivity (VCS-)Test*, der von niedrigen Ausgangswerten vor Beginn der Behandlung sich unter der Colestyramintherapie meist schnell normalisiert. Dies geschieht üblicherweise parallel zu einer Verbesserung des Sehens in der Dämmerung und meistens auch des Allgemeinzustandes des Borreliosepatienten. Die Möglichkeit, den Verlauf der Zustandsverbesserung anhand der VCS-Kurven mitverfolgen zu können, ist für viele Patienten eine enorme Hilfe und eine weitere Therapiemotivation. Einige auf die Behandlung von Borreliose spezialisierte Ärzte bieten diesen Test in ihren Praxen an. Patienten können ihn aber auch selbst im Internet durchführen auf der Website von Ritchie Shoemaker: www.chronicneurotoxins.com.

Als Nebenwirkung kann es durch Colestyramin zu leichter Übelkeit, Völlegefühl und vor allem zu Verstopfung kommen. Dann sollte die Dosis reduziert werden bzw. das Ausleitepulver abgesetzt werden. Das Colestyramin wird im Körper nicht wei-

ter verstoffwechselt und auch nicht aufgenommen, denn es verbleibt ausschließlich im Darm. Bei einer Anwendungsdauer von mehr als drei Monaten sollten aber die fettlöslichen Vitamine (A, E, D, K) zugeführt werden (z.B. durch Multi-Sanostol- oder Multibionta-Tropfen), da sie dem Körper bei regelmäßiger Anwendung durch die fettbindende Fähigkeit des Colestyramins entzogen werden können.
Bei Geschmacksproblemen oder Unverträglichkeiten anderer Art kann Colestyramin auch ersetzt werden durch *Chlorella-Algen* (z.B. Bio Reu Rella), die gleichzeitig auch eine starke Fähigkeit haben zur Bindung von Schwermetallen, vor allem Quecksilber. Dies ist besonders für die Borreliosepatienten wichtig, die gleichzeitig auch noch eine Vorbelastung mit (Schwer-)Metallen, wie z.B. mit Quecksilber aus dem Amalgam ihrer Zahnfüllungen, haben.

Unterstützung des Immunsystems durch Naturstoffe

Jeder chronisch an Borreliose Erkrankte hat auf die eine oder andere Weise ein Problem mit seinem Immunsystem, das offenbar nicht in der Lage ist, mit den intra- und extrazellulären Borrelien und den von ihnen ausgelösten Folgen im Körper fertig zu werden.
Deshalb ist es wichtig, dass neben den allgemeinen, stärkenden, den sogenannten »roborierenden« Maßnahmen wie Sport, Krankengymnastik und gesunde Ernährung der Erkrankte versucht, sein Immunsystem zu unterstützen. Wie ich bereits in mehreren

Kapiteln angesprochen habe, wird das Immunsystem durch die Borrelien nämlich regelrecht manipuliert, in seiner Effizienz verschlechtert und in seiner »Stoßrichtung« fehlgeleitet, z.B. durch das molekulare Mimikry (s.a. Kap. 6, S. 91).

Deshalb empfehle ich meinen Patienten immer, einige *pflanzliche Immunmodulatoren* neben der Antibiose – und auch danach – einzunehmen, wobei ich bei jedem Einzelnen mit der Applied-Kinesiology-Methode die individuelle Wirksamkeit auf das Immunsystem immer vorher austeste. Die Auswahl der Präparate richtet sich dabei auch nach den vorliegenden Laborergebnissen (starke oder schwache Th-1-Aktivierung). Im Laufe der Jahre habe ich so eine gewisse Anzahl von pflanzlichen Substanzen gefunden, die für das Immunsystem wirksam und hilfreich sind. Die Verordnung dieser Immunmodulatoren hat sich nicht nur bei der Behandlung der Borreliosekranken, sondern auch bei Virusinfekten, wie z.B. Epstein-Barr-Virus, bewährt.

Einige von diesen pflanzlichen Substanzen möchte ich hier beispielhaft erwähnen.

Katzenkralle

An erster Stelle steht für mich die Katzenkralle (Uncaria tomentosa oder Cat's claw), mit der ich sehr gute Erfahrungen gemacht habe. Diese peruanische Schlingpflanze, deren Rinde krallenartige Dornen aufweist – daher Cat's claw = Katzenkralle oder »Uña de gato« –, wurde wegen ihrer immunstimulierenden und entzündungshemmenden Wirkung seit Jahrhunderten schon von den indianischen Urwaldbewohnern am Amazonas benutzt. Aus der Rinde der Pflanze wird ein alkoholischer Sud hergestellt. Seine immunstimulierenden Wirkungen konnten auch in europäischen Studien nachgewiesen werden. Katzenkralle scheint – nach In-vitro-Untersuchungen von Prof. Sievers, Wädenswil – neben seiner Wirkung auf das Immunsystem auch auf das Borrelienwachstum stimulierend einzuwirken. Deshalb verordne ich es nur so lange, solange auch Antibiotika eingenommen werden. Bei viralen Infekten wie dem Pfeifferschen Drüsenfieber oder Herpes hat es sich als hilfreiche Substanz bewährt. Katzenkralle wird unter dem Namen *Samento TOA-free* (d.h. frei von tetracyclischen oxindolen Alkaloiden) von der Fa. NutraMedix, USA, vertrieben und wirkt antibakteriell, antioxidativ, antiviral, antientzündlich und immunmodulierend.

Kardenminzewürze

Ein weiteres pflanzliches, immunmodulatorisches Präparat mit sehr guter Wirkung ist die Kardenminze. Sie wird aus der Wurzel der wilden Karde (Radix dipsaci) in Kombination mit dem Geschmackskorrigens Minze hergestellt. Zu beziehen ist sie beispielsweise vom INK, Stuttgart (Adresse s. Anhang).

Eberrauten-Tee

250 ml Eberrauten-Tee (Herba abrotani) 3 × pro Woche führt zu einem Anstieg der natürlichen Killerzellen nach Untersuchungen von Prof. Dr. Beuth von der Universität Köln, Institut für Immunbiologie.

Viathen-T

Auch Viathen-T, eine Mischung aus Alginsäure, Sesamöl, Hopfenbitterstoffen und Procyaniden des Kakao, führt nachweislich zu einem Ausgleich der verschobenen Th1/Th2-Immunantwort nach der Stimulation des Immunsystems durch die Borrelien-Lipopolysaccharide. Durch eine verbesserte Sauerstoffversorgung mit Hilfe der Alginsäure von Braunalgen werden die aktivierten Lymphocyten an die Zellen angelagert und verbessern dadurch deren Stoffwechselleistung und damit auch deren Immunfunktion.

Es gibt natürlich noch viele andere Immunmodulatoren, von denen ich einige, mit denen ich auch gute Erfahrungen gemacht habe, hier jedoch nur noch namentlich aufführen möchte, wie: Lymphdiaral, Resveratrol (Antioxidans) und Rechtsregulat (kaskadenfermentierte Früchte, Nüsse und Gemüse, zu beziehen vom INK, Stuttgart). Immunstimulierend und gleichzeitig gegen Würmer wirksam ist eine Wermut-, Walnuss- und Nelkenölmischung (früher Rizollösung) und der Koriander (z. B. Cilantris).
Auch die folgenden apothekenpflichtigen Präparate werden als Immunmodulatoren bezeichnet oder als »biological response modifiers«. Das sind Esberitox N, Propolisept (aus Bienen-Propolis) und Eleu-Kokk (Taigawurzelextrakt).
Sie alle haben eine nachgewiesene Wirkung auf das zelluläre Immunsystem durch Aktivierung der Abwehrzellen (Makrophagenaktivität) und der natürlichen Killerzellen und unterstützen damit die Abwehrleistung des Immunsystems.
Außerhalb der Apothekenpflicht gibt es auf diesem unübersichtlichen »grauen« Gesundheitsmarkt noch sehr viele weitere Präparate, deren Wirksamkeit (und Unbedenklichkeit) aber schwer zu beurteilen ist.

Zusatzbehandlung mit Vitaminen und Spurenelementen und Serotoninspendern

Um eine möglichst gute Reaktionsfähigkeit des Immunsystems zu erreichen, sollten dem Körper für eine gewisse Zeit zusätzlich auch einige Vitamine, Spurenelemente und Aminosäuren zugeführt werden. Erwähnt seien hier nur Selen, Zink-Orotat, Vitamin C (in Pulverform), Vitamin E, ACC und NAC als Cysteinspender, Arginin, Ornithin, Omega-3-Fettsäuren (Fischöl-Kapseln).

Behandlungsmöglichkeiten bei depressiven Verstimmungen

Nicht vergessen werden sollte bei all den immunologischen und körperlichen Veränderungen, dass sich auch Veränderungen im psychischen Bereich abspielen durch Störungen der sogenannten »Hirnhormone«, vor allem des Serotonins. Da es durch die chronische Entzündung bei Borreliose sehr oft eniedrigt ist, ist es immer empfehlenswert, eine *Serotonin-Substitution* (z.B. Sertralin 50 mg) durchzuführen, um dem Verbrauch von L-Tryptophan, der Serotoninvorstufe, durch die Zytokine (IFN gamma) entgegenzuwirken (s.a. Kap. 16, S. 283 ff.).

Depressive Stimmungsschwankungen werden am effektivsten behandelt durch ein Präparat, das den Serotoninmangel ausgleicht. Unabhängig davon sollten sich Patienten als Hilfe zur Bewältigung der häufig vorhandenen chronischen Schmerzen Gesprächspartner suchen. Solche hilfreichen Gespräche müssen nicht notwendigerweise bei einem Psychotherapeuten stattfinden. Auch ein vertrauter Hausarzt oder Freunde und Angehörige könnten diese Aufgabe übernehmen, verständnisvoll zuzuhören und auch Rat zu geben. Reicht dies jedoch nicht aus, ist auch an eine psychotherapeutische, vor allem verhaltenstherapeutisch orientierte Behandlung zur Krankheitsbewältigung zu denken, falls erforderlich, sogar im stationären Rahmen. Es gibt inzwischen auch einige wenige Kliniken, die sich auf die Behandlung von Borreliosepatienten spezialisiert haben (Adressen s. Anhang).

Patienten haben auch die Möglichkeit, Konktakt aufzunehmen mit den vielen Selbsthilfegruppen, die es mittlerweile in Deutschland gibt. Hier treffen sie Ansprechpartner, die ihre Nöte verstehen, da sie selbst von der Krankheit betroffen sind. Hier finden sie außerdem ein Forum, das ihnen Gelegenheit gibt, sich über die neuesten Entwicklungen bei Diagnose und Therapie der Borreliose auszutauschen (s. Adressen im Anhang).

Die durch die Erkrankung entstehenden finanziellen und sozialen Belastungen sind erheblich, vor allem, wenn es zu einer Frühberentung kommt. Am belastendsten aber sind die emotionalen Probleme, die den Patienten genauso wie seine Familie stark strapazieren, wie ich aus vielen Gesprächen mit den Betroffenen weiß.

Natürlich kann man auch auf »natürlichem« Wege versuchen, sich selbst zu helfen, ruhiger und gelassener zu werden. Geeignet ist dafür – neben vielen anderen Methoden zur Entspannung, wie Yoga, Akupunktur, Muskelrelaxation nach Jacobson oder autogenes Training – auch die *Akupressur*.

Von dieser Methode, die ich in Malaysia kennengelernt habe, möchte ich hier nur einige wenige Punkte erwähnen, die für Borreliosekranke von Bedeutung sein dürften.

Hilfreiche Akupressurpunkte

Zur Stärkung der körperlichen Widerstandskräfte geeignet sind z. B. Stimulierungsmöglichkeiten für die *Yin-Zentren.*
Sie befinden sich an der Kreuzung der drei Yin-Meridiane oberhalb des Innenknöchels in einer längsovalen Fläche von etwa 15 cm. Ein weiteres Yin-Energiezentrum erstreckt sich von der Handgelenksfalte bis 8 cm in den handflächenseitigen Unterarm. Durch tägliche regelmäßige Massage von ein bis zwei Minuten mit den Fingerknöcheln der zur Faust geschlossenen Hand erwärmen sich die Yin-Zentren und können so aktiviert werden, was auch zu einer Stärkung des Immunsystems führt.
Zur Stärkung der seelisch-geistigen Kraft geeignet ist das regelmäßige Massieren des *Yang-Zentrums,* das in der Verlängerung des Kleinfingers von der Handgelenksfalte bis zu 8 cm in den Unterarm reicht.
Ein weiteres Yang-Zentrum zur Freisetzung von Ruhesignalen am Abend befindet sich hinter dem Ohr in Richtung Warzenfortsatz, wo man es leicht ein bis zwei Minuten massieren sollte, bis sich ein Wärmegefühl einstellt.
Verstärken könnte man die beruhigende Wirkung durch Einreiben von Distelöl an diesen genannten Yang-Zentren. Verwendet man die Yang-Stellen am Morgen und reibt Johannisöl ein, kommt es zu einer allgemeinen Aktivitätssteigerung. Die vielen weiteren bekannten Akupressurpunkte und ihre Wirkungen sollen hier jedoch nicht weiter beschrieben werden (s. Literatur im Anhang).
Bezieht man die in diesem Kapitel angesprochenen zusätzlichen Therapiemöglichkeiten mit ein, kann man als Betroffener auch selbst viel dazu beitragen, dass einem die Krankheit nicht jede Energie und Lebensfreude nimmt.

16. Ausblick – neue Wege in Diagnostik und Therapie

Neue Wege in der Diagnostik der chronischen Borreliose

Es gibt einige Laborparameter, die im Zusammenhang mit einer Borrelieninfektion auffallend häufig verändert sind. Über diese möchte ich im Folgenden – für besonders interessierte Laien und für Kollegen – kurz berichten. Auch wenn die Beobachtung dieser Veränderungen noch relativ neu ist und auch noch viele Fragen zu klären sind, möchte ich sie hier doch nicht unerwähnt lassen. Denn sie scheinen mir zunehmend wichtig, um das eigene, individuelle *Krankheitsrisiko* abschätzen zu können und auch eine richtige Einschätzung über die aktuelle *Krankheitsaktivität* zu gewinnen.

HLA-Subtypisierungen

Für medizinisch Interessierte

In einigen Studien hatte sich der Verdacht ergeben, dass bestimmte Subtypen des humanen Leucocyten-Antigen-(HLA-)Systems für bestimmte Krankheitsverläufe bei Borreliose mitverantwortlich sind. Man fand heraus, dass einige Subtypen (HLA-DRB1*0102, *0101, *0104, *0105) sich gehäuft finden bei Patienten, deren Immunsystem gegen Borrelien keine Antikörper bildet (sog. seronegative Patienten). Andere HLA-Subtypen wurden bei Patienten gefunden, deren Borrelioseerkrankung nur wenig auf Antibiotikagabe zu reagieren schien (Therapieresistenz) (z. B. HLA-DR 1 [HLA-DRB1*0101], DR 2 [HLA-DRB1*1501], DR 4 [HLA-DRB1*0401, *0402]).

Andere HLA-Gruppen wiederum führen zu sehr starker Reaktion auf Borrelienantigene, wie DR 7 (HLA-DRB1 *0701, *0703, *0704).

Diese Informationen können in manchem Einzelfall eventuell dazu beitragen, besser zu verstehen, warum bei einigen Patienten die serologischen Befunde nicht zu seinem klinischen Bild passen. Es stellt sich oft die Frage, warum trotz Krankheitsempfinden des Patienten eine Seronegativität vorliegt oder warum manche Patienten immer wieder Schübe erleiden, also therapieresistent scheinen. Mittlerweile wurden die ersten Ergebnisse von Steer widerrufen, aber andere Untersucher fanden auch wieder Assoziationen von bestimmten HLA-Subtypen zu Krankheitsmanifestationen (z.B. Kristoferitsch das HLA-DR 2 bei ACA-Patienten). Der Stellenwert des HLA-Systems für die Prognose von Krankheitsverläufen bei Borreliose scheint derzeit noch völlig offen zu sein.

Belastungen durch Schwermetalle, Zahnmaterialien oder Umweltgifte

Eine gestörte immunologische Ausgangslage kann vorliegen, wenn *vor* der Borrelieninfektion bereits eine Belastung mit bestimmten (Zahn-)Materialien oder Umweltgiften besteht. Zu diesen belastenden Stoffen zählt an erster Stelle das Quecksilber aus Amalgam, das über viele Jahre das Standardzahnfüllmaterial der Zahnärzte war. Aber auch Sensibilisierungen auf Palladium, Nickel, Titan oder Epoxidharze können vorhanden sein. Sie lassen sich nachweisen mit einem Metall-Lymphocytentransformationstest (LTT). Auch Umweltbelastungen – wie zum Beispiel durch Lacke, PCP o. Ä. – lassen sich durch einen Umwelt-LTT nachweisen. Ist erst einmal der Auslöser einer umweltbedingten Beeinträchtigung des Immunsystems bekannt, kann auch eine gezielte Ausleitung erfolgen und, wenn möglich, auch eine Beseitigung der Umweltbelastungen. Vor allem die Quecksilberausleitung spielt eine wichtige Rolle.

Weniger natürliche Killerzellen im Blut

Einen wichtigen Hinweis auf die Verfassung des Immunsystems gibt auch die Anzahl der »Killerzellen«. Daher sollte man bei einer Beurteilung von Laborwerten auch diese im Blick haben: Laienhaft ausgedrückt, befinden sich die Killerzellen im Gewebe, um mit den Borrelien zu kämpfen, und fehlen deshalb im Blut. Ihre messbare Zahl im Blut kann erheblich abfallen und zeigt damit indirekt die Aktivität der »Abwehrarbeit« gegen die Borrelien an.

Für medizinisch Interessierte

Genauer zeigt das noch der CD-57+-NK-Zell-Wert an, eine Untergruppe der natürlichen Killerzellen (NK). Er ermöglicht es, abzuschätzen, wie stark das Immunsystem mit Erregern »beschäftigt« ist.

Eine Einteilung des Schweregrades gab Burrasano jr. im Juli 2007 bei einem Vortrag an der Universität von Leicester:

CD-57+-NK-Zellen

- < 20 schwere Krankheitsausprägung
- 20–60 übliche Werte bei chronischer Borreliose
- >60 geringe Borrelienaktivität
- –120 Rückfall nach Therapieende nicht wahrscheinlich
- >200 Normalwert

Der CD-57+-NK-Wert gilt nicht als borreliosespezifischer Laborwert, da er auch bei anderen chronischen Erkrankungen erniedrigt zu sein scheint. Die Th-1-Zytokine sollen verantwortlich sein für die Downregulation der CD-57+-NK-Zellen. Diese gelten als stark erniedrigt bei einer Zellzahl von < 20/µl, manchmal sogar von < 10/µl (bei einem Normwert von 60–360/µl). Dies spricht nach Meinung einzelner Forscher (Stricker, Winger 2001) für eine schon länger bestehende Auseinandersetzung des Immunsystems mit Borrelien, d. h. für ein chronisches Krankheitsstadium. Der CD-57+-NK-Zellwert hilft in der täglichen Praxis, die Dauer und Schwere der Borreliose etwas besser abschätzen zu können. Auch ein negativer Borrelien-LTT erklärt sich manchmal durch einen zu stark erniedrigten CD-57+-NK-Wert. Ein Wiederansteigen dieses Wertes deutet auf einen Therapieerfolg hin.

Erniedrigtes intrazelluläres Glutathion

Glutathion hat die Aufgabe eines Antioxidans in der Zelle zu erfüllen. Es soll den Zellstoffwechsel verbessern. Ist es erniedrigt, ist auch das Redoxpotenzial, nämlich die Fähigkeit der Zelle, Enzyme mit Schwefelgruppen vor der Oxidation zu schützen, verringert. Meist sind von der Glutathionverarmung die Immunzellen (T-Lymphocyten oder NK-Zellen) betroffen, während die Monocyten oft noch einen normalen Glutathiongehalt aufweisen. Durch die durch den Glutathionmangel bedingte verminderte Abwehrleistung könnte es auch zu einer Chronifizierung der Borrelieninfektion kommen. Diese wie zahlreiche andere ungelöste Fragen über die Auswirkungen der Borrelieninfektion auf den menschlichen Stoffwechsel bleiben spannende Forschungsfelder für die Zukunft.

Therapeutisch kann versucht werden, das Glutathion oral (reduziertes L-Glutathion) und intravenös (z. B. Tationil) wieder zuzuführen, um diesen Mangel zu beheben (s. a. S. 257).

Muskelenzymbestimmung und Kontrolle des Säure-Basen-Haushaltes

Bei Muskelschmerzen sollten immer die Muskelenzyme bestimmt werden. Denn bei einer chronischen Borreliose sind häufig die Muskelenzyme CK, LDH und die Aldolase erhöht. Durch die Bestimmung ihrer Isoenzyme lässt sich auch der Ort des entzündlichen Prozesses erkennen. Überwiegend finden sich Erhöhungen der Isoenzyme, die aus der quergestreiften Skelettmuskulatur stammen.

Weiter sollte auch eine Urinuntersuchung nach Sander durchgeführt werden. Dabei werden 5 über den Tag verteilte Urinproben auf ihren pH-Wert hin untersucht (z. B. Labor Ganzimmun), und daraus wird der mittlere Aziditätsquotient berechnet sowie die Regulation des Säure-Basen-Haushaltes graphisch dargestellt.

Dieser Aziditätsquotient liegt bei Borreliosepatienten meist deutlich erhöht zwischen 60 und 110, bei einem Normalwert, der < 50 ist. Klinisch zeigt sich die Übersäuerung oft auch schon durch eine »Zähnelung« der seitlichen Zunge, an der sich die Zähne »spiegelbildlich« mit Druckstellen abbilden, und im Applied-Kinesiology-Test durch eine erhöhte Muskelspannung.

Die Übersäuerung kann verantwortlich sein für einige körperliche Symptome wie Muskelkrämpfe, Antriebsstörung, Gereiztheit, Aggressivität, Schlafstörungen, aber auch für eine verminderte Fließgeschwindigkeit des Blutes. Viele dieser Symptome finden sich bei der chronischen Borreliose, und so ist es gut möglich, dass man durch die Korrektur der chronischen Übersäuerung einige dieser Beschwerden kausal angehen und verbessern kann. Viele Borreliosekranke brauchen auch eine Beratung für eine basisch ausgerichtete Ernährung.

Überprüfung auf eine autoimmune Folgeerkrankung

Durch eine Borrelieninfektion kann auch eine autoimmune Folgekrankheit ausgelöst werden durch ein sogenanntes »molekulares Mimikry«. Das bedeutet, dass die *Oberflächenantigene der Borrelien* – vor allem das OspA-Antigen (OspA = *o*uter *s*urface *p*rotein *A*) – vom Immunsystem *mit körpereigenen Zellstrukturen verwechselt* werden. Wenn das Immunsystem gegen die eingedrungenen Erreger Abwehrzellen (T-Lymphocyten) bildet, kommt es teilweise dann auch zu *Kreuzreaktionen* mit den körpereigenen Zellen, die Ähnlichkeiten haben mit einigen Antigenteilen des Borrelien-OspA.

Für medizinisch Interessierte

Ob Autoimmunvorgänge bei einem Borreliosekranken schon eine Rolle spielen, überprüft man durch die Bestimmung von einigen immunologischen Parametern.

Basisuntersuchungen dafür sind die Suche nach: antinukleären Antikörpern (ANA), extrahierbaren nukleären Antikörpern (ENA), antinukleären zytoplasmatischen oder perinukleären AK (c- bzw. p-ANCA) und der Doppelstrang-DNA (ds-DNA) sowie die Bestimmung der zirkulierenden Immunkomplexe (CIC) und von Komplementfaktoren.

Auch können Autoantikörper (AAK) gegen Skelettmuskulatur, glatte Muskulatur, Nervenscheiden (Myelin) oder gegen Teile der Nervensubstanz (Ganglioside) auftreten, die man überprüft, wenn sich der Verdacht ergibt, dass sie für bestimmte klinische Symptome wie z. B. Muskelveränderungen oder Lähmungserscheinungen mit ursächlich sein könnten.

Daneben gibt es noch viele andere symptomspezifische AAK (wie z. B. Serotonin-AAK bei Depression, Parietalzellen-AK bei Magenbeschwerden u. Ä.). Häufig scheinen sich bei der chronischen Borreliose auch Autoantikörper gegen Schilddrüsengewebe (Anti-TPO) zu bilden, was zum Krankheitsbild einer autoimmunen Schilddrüsenfunktionsstörung, einer sogenannten Hashimoto-Thyreoiditis führt.

Wahrscheinlich verbergen sich hinter vielen Symptomen der chronischen Borreliose (beginnende) autoimmune entzündliche Prozesse. Der Mechanismus der Entstehung sollte Gegenstand intensiver Forschungen werden, um die Entwicklung von Autoimmunerkrankungen zu verhindern, die derzeit die chronische Borreliose häufig zu begleiten scheinen.

Vitamin-D-Metaboliten

Die Vitamin-D-Metaboliten *Calcitriol* (1,25-Dihydroxy-Vitamin D) und *Calcidiol* (25-Hydroxy-Vitamin D) können bestimmt werden. Ist der Quotient Calcitriol/Calcidiol > 1,6, deutet dies auf eine Th-1-Entzündungsreaktion hin.

Überprüfung der Zytokine (Th1-/Th2-Immunantwort)

Zytokine sind unspezifische angeborene Abwehrstoffe, die als Erste reaktiv nach dem Eindringen eines Bakteriums, Virus, Pilzes, Allergens, Toxins u.a. gebildet werden. Sie teilen sich auf in die Th-1- und Th-2-Helferzellen aus der Gruppe der T-Lymphocyten (aus der Thymusdrüse) und sind zuständig für die *zelluläre Abwehr*, während die B-Lymphocyten des Knochenmarkes v.a. Antikörper und Immunglobuline bilden, was als *humorale Abwehr* bezeichnet wird.

Die unspezifische Stimulation des Immunsystems durch die Borrelien-Lipopolysaccharide aus der Zellwand führt zu einer schnellen Zytokinaktivierung des Th-1-Systems. *Je stärker die Th-1-Antwort* auf den Borrelienreiz ausfällt und je mehr Interferon gamma das Individuum dagegen bilden kann, desto besser stehen seine Chancen, die Borrelieninvasion abwehren zu können. Wird jedoch überwiegend das TNF-alpha gebildet, entwickelt sich häufiger die chronische Form der Borreliose. Bei den Menschen, die *chronisch* an *Borreliose erkranken,* scheint nach derzeitigem Wissensstand die Fähigkeit zu einer kräftigen Reaktion des gesamten TH-1-Systems zu fehlen.

Überwiegend *intrazellulär liegende Erreger* wie die Borrelien, aber auch z. B. Rickettsien, Babesien, Chlamydien, Ehrlichien/Anaplasmen, Bartonellen oder Mycoplasmen sowie Pilze, Viren und Krebszellen regen eine sogenannte *Th-1-Immunantwort* an, die sich durch Bildung von Interferon gamma, von den Interleukinen (IL-1,-1b,-12,-18) und v. a. des Tumor-Nekrose-Faktors-alpha (TNF-alpha) zeigt. All diese Zytokine sind *entzündungsfördernd* (proinflammatorisch) und dienen der ersten schnellen Erregerabwehr. Unterstützt werden sie dabei von den neutralen Killerzellen (NK-Zellen).

Extrazelluläre Erreger, wie Streptokokken, Helicobacter pylori, Parasiten, Allergene und Toxine, aber auch die Borrelien, die noch außerhalb von Zellen vorhanden sind, regen eine *Th-2-Immunantwort* an, die vorwiegend zur spezifischen Antikörper- und Immunglobulinbildung führt, aber auch zu einer weiteren B-Zell-Aktivierung oder zu einer Eosinophilenvermehrung, einer Zellart, die v. a. bei Allergien und Parasiten vermehrt gebildet wird. Die wichtigsten *entzündungshemmenden Th-2-Zytokine* sind das IL-10, aber auch IL-2, IL-4, IL-8 und in manchen Fällen das IL-6.

Erhöhte Th-1-Zytokin-Werte im Blut sind *indirekte* Hinweise auf die Anwesenheit von noch aktiven Abwehrprozessen z. B. gegen Borrelien, Borrelienbestandteile (wie Teile der Zellwand) oder Borrelienprodukte (wie den Endotoxinen). Die entzündungsfördernden (proinflammatorischen) Th-1-*Zytokine* werden ebenso wie andere Botenstoffe (z. B. die Th-2-Zytokine, Hormone) auch *Mediatoren* genannt, da sie ein vermittelndes Bindeglied darstellen zwischen dem in den Körper eingedrungenen Erreger bzw. Reiz und der nach der Zytokinbildung ausgelösten gezielten Abwehrreaktion.

Als (kostengünstige) *Screening-Untersuchung* geeignet ist die Bestimmung einzelner Zytokine (Th 1: TNF-alpha, Interferon gamma,

IL-1 und Th 2: IL-10). Ein genaueres Bild, das aber auch erheblich kostenintensiver ist, ergibt das sogenannte Zytokinprofil (Th1/Th2-Profil), die Lymphocytensubtypisierung mit CD4/CD8-Quotient und der Immunfunktionstest.

Die Forschungen über die Zytokine und die Borrelien-Neurotoxine als krankheitsbestimmende Faktoren bei der chronischen Borreliose sind sehr neu und teilweise auch noch umstritten, können aber viele, ansonsten rätselhaft bleibende Symptome der persistierenden Borreliose erklären. Erst weitere Forschungsergebnisse werden die Wichtigkeit und den Stellenwert dieser Erkenntnisse für die Therapie der Borreliose aufzeigen. Dies gilt auch noch für einige andere Erkrankungen, die man ebenfalls für neurotoxische Krankheiten hält, d.h., dass sie durch Biotoxine ausgelöst werden. Dazu gehören z.B. das Sick-building-Syndrom, das Golfkrieg-Syndrom und das chronische Müdigkeitssyndrom (Chronic-fatigue-Syndrom = CFS).
Auf jeden Fall gilt, was der borrelioseerfahrene Züricher Internist Dr. Satz bereits Anfang 2006 kurz und prägnant formuliert hat: »Die chronische Borreliose ist nach heutigem Verständnis in erster Linie eine immunologische Erkrankung. Sie entsteht durch Mediatoren«, und sie wird – möchte ich ergänzen – aufrechterhalten durch diese Mediatoren.

Welche hormonellen Störungen gibt es?

Für medizinisch Interessierte

In den hormonellen Kreisläufen ergeben sich bei Borreliose ebenfalls häufig Veränderungen. So kann sich die Menge der Sexualhormone vermindern. Es kann zu einem *Gestagenmangel* und einer *Prolaktinvermehrung* – teilweise sogar mit Milchfluss – kommen, was bei der Frau zu Regelblutungsstörungen führt. Die *Verminderung des Testosterons* mit Störungen des Geschlechtstriebes und ganz selten auch eine *Prolaktinvermehrung* mit Brustdrüsenschwellung beim Mann (Gynäkomastie) kann beobachtet werden.

Über verminderte Urinkonzentrationsfähigkeit durch Störungen der Produktion des *Antidiuretischen Hormons* (ADH) im Hypophysenhinterlappen wurde ebenfalls schon berichtet.

An dieser Stelle sei noch einmal die sehr häufige *Verminderung des Serotonins* erwähnt, was die direkte Folge einer chronischen Entzündungsreaktion ist. Denn durch die vermehrte Synthese von Zytokinen wie den Interleukinen (IL), dem Tumor-Nekrose-Faktor alpha (TNF-alpha) und v.a. dem Interferon gamma (IFN gamma) wird das *L-Tryptophan*, die Vorstufe von Serotonin, verbraucht. Deshalb kann bei chronischen Entzündungen nicht genügend Serotonin gebildet werden und steht folglich dem Organismus nicht mehr ausreichend zur Verfügung.

Durch Serotoninmangel entwickeln sich z.B. depressive Verstimmungen, Ängste, Libidoverlust und auch Schlafstörungen. Denn auch für die Bildung von Melatonin, dem Schlafhormon, wird das L-Tryptophan benötigt. Außerdem senken auch häufig erhöhte Cortisolspiegel (Stress!) indirekt das Serotonin.

Serotoninmangel führt daneben zu einer allgemeinen Schwächung der Immunabwehr und einer vermehrten Allergieneigung. Außerdem verursacht es ein verstärktes Verlangen nach Süßem und ist dadurch eventuell auch Mitursache der Gewichtszunahme nach einer Borrelieninfektion, die von Patienten immer wieder berichtet wird. Die Verminderung des Serotonins führt auch zu einer irritierbaren Darmfunktion (Colon irritabile), da ja 80 Prozent des Serotonins im Darm gebildet und benötigt werden.

Glücklicherweise lässt sich das Serotonin dem Körper leicht wieder zuführen, und zwar durch die Einnahme von *s*elektiven *S*erotonin-*R*e-*U*ptake-*I*nhibitors (= Hemmern, kurz: SSRI), den modernen, sehr spezifischen Antidepressiva. Sie helfen zuverlässig und haben kaum Nebenwirkungen, werden aber – meist aus Unkenntnis der Zusammenhänge – von den Borreliosepatienten oft abgelehnt. Das hängt mit der verständlichen Angst der Betroffenen zusammen, als »Psychofall« zu gelten, wenn subjektiv doch die körperlichen Beschwerden der chronischen Borreliose im Vordergrund stehen. Hier gilt es, noch gründliche Aufklärungsarbeit zu leisten, um die Bereitschaft der Patienten zu steigern, das *fehlende Serotonin* durch moderne Antidepressiva zu ersetzen.

BEACHTEN SIE: WARUM DIE BORRELIOSE ZU PSYCHISCHEN VERÄNDERUNGEN FÜHRT

Die Lipopolysaccharide der Borrelienzellwand verursachen einen Entzündungsreiz. Zytokine werden gebildet, vor allem TNF-alpha und INF gamma. Die L-Tryptophan-Vorräte des Körpers werden für deren Synthese verbraucht. Serotonin kann deshalb nicht mehr ausreichend aus L-Tryptophan gebildet werden. Der Borrelienkranke hat so zu wenig Serotonin, wird depressiv und entwickelt auch andere Störungen. Antidepressiva können den Serotoningehalt des Körpers wieder normalisieren.

Liegen genetische Varianten der Entgiftungsenzyme vor?
Sinnvoll ist auch die Überprüfung der genetisch fixierten *Enzyme der Phasen I und II der Entgiftungskaskade*: das Cytochrom-P-450-Enzym mit seinen Subtypen 1A2, 2D6, 2C9, die Glutathion-S-Transferasen GST-P 1, -T 1, -M 1, die N-Acetyl-Transferase (NAT) 2, die Superoxiddismutase (SOD2) und die Paraoxonase (PON 1). Störungen in diesem System können – v. a. bei gleichzeitigen Belastungen mit Umweltgiften – eine Krankheitschronifizierung erklären. Die SOD2 zeigt vorrangig eine Störung der Mitochondrienaktivität an; erniedrigte Werte bedeuten erhöhten oxidativen Stress für die Zellen.

Bildgebende Untersuchungen zum Nachweis einer Neuroborreliose

Neurologische Symptome wie Lähmungen, Spastik (Muskeltonuserhöhungen) oder Ausfallerscheinungen im Bereich der Hirnnerven oder der Extremitäten deuten auf eine Beteiligung des zentralen Nervensystems hin.

NMR oder Kernspin

Um die durch Borrelien verursachte Infektion durch eine Bildgebung nachweisen zu können, ist die Durchführung eines Kernspins *mit Kontrastmittel* erforderlich. Synonyme Bezeichnungen sind Magnetresonanztomographie (MRT) oder Nuclear Magnetic Resonance (NMR). Man hat so die Chance, entzündliche Veränderungen der Hirnhäute (Meningen) und eventuell auch entzündliche Herde im Gehirn, dem Hals- oder Brustmark (Medulla spinalis cervialis oder thoracalis) sichtbar zu machen. Einschränkend muss allerdings gesagt werden, dass es sehr viel häufiger neurologische Beschwerden gibt, als sie bildgebend nachgewiesen werden können. Trotzdem sollte es immer versucht werden.
Einfaches Röntgen des Schädels oder der Wirbelsäule und selbst Computertomographieaufnahmen (CT) von Kopf oder Wirbelsäule sind methodisch dafür ungeeignet, da sich *entzündliche Veränderungen* des Gehirnes oder Rückenmarkes am besten im *NMR mit Kontrastmittel* abbilden lassen. Das ist vergleichbar mit der Bildgebung der entzündlichen Veränderungen einer Multiplen Sklerose, die sich auch nur im NMR mit Kontrastmittel nachweisen lassen.

Für medizinisch Interessierte

Bei *Kernspin-Untersuchungen des Rückenmarkes* der Halswirbelsäule können sich nach der Kontrastmittelgabe entzündliche »weißliche« Veränderungen der Hirnhäute zeigen, was vor allem bei ständigen Kopf-, Schulter- und Nackenschmerzen die zugrundeliegende entzündliche meningeale Reizung durch die Borrelien als Ursache entlarvt.

Eine *Kernspin-Untersuchung des Schädels* zeigt bei Patienten mit klinisch neurologischen Herdsymptomen aber nur in circa 30 Prozent der Fälle runde, meist recht kleine Aufhellungen. Die sind aber nicht wie bei einer Multiplen Sklerose vorwiegend um die zentralen Liquorräume (Ventrikel) herum, sondern *unregelmäßig im gesamten Gehirn und im Hirnstamm* verteilt zu finden. Diese entsprechen noch aktiven entzündlichen Hirnsubstanzveränderungen, wenn sie Kontrastmittel speichern.

Narbige Veränderungen – sogenannte Gliosen – nach einer abgelaufenen Entzündung stellen sich im NMR-Bild ohne Kontrastmittelspeicherung dar. Genauso gut können Herdbefunde ohne Kontrastmittelaufnahme aber auch die Folgen von einer borrelienbedingten Gefäßentzündung (Vaskulitis) sein, die wegen mangelnder Durchblutung zu ischämischen Narben geführt haben. Gelegentlich gibt es sogar bei Gesunden im Gehirn diese sogenannten weißen Flecken (white spots), die für sich allein aber noch keine krankhafte Bedeutung haben.

SPECT- und PET-Bildgebung

Funktionsprüfung und Bildgebung miteinander verbinden können die SPECT- und PET-Verfahren.

Mit dem SPECT-Verfahren (Single-Photon-Emissionscomputertomographie) können der Blutfluss und die Rezeptorendichte einzelner Hirnhormone (z. B. auch zur M.-Parkinson- oder M.-Alzheimer-Frühdiagnostik) geprüft werden.

So können Durchblutungsstörungen bildlich dargestellt werden, die bei Entzündungen in den großen und kleinen Hirngefäßen entstehen. Auch eine verminderte Durchströmung (Perfusion) ganzer Hirnregionen, z. B. bei Gefäßkrämpfen (Spasmen), kann sichtbar gemacht werden.

Mit dem ähnlich arbeitenden PET-Verfahren (*P*ositronen-*E*missions-*T*omographie) kann der Stoffwechsel bestimmter Hirnregionen überprüft werden durch z. B. radioaktiv markierte Glucose, die den Glucoseumsatz dadurch bildlich darstellen kann. Durchblutungs- oder Funktionsstörungen können so sehr früh und auch sehr detailliert abgebildet werden.

Diese teure und sicher auch nur in Ausnahmefällen einzusetzende Technik könnte wahrscheinlich so manches Symptom der Borreliose »entschlüsseln«. Der technische Aufwand für diese Untersuchungstechniken ist allerdings sehr groß, und die Kosten sind hoch, so dass sie nur in größeren Zentren verfügbar sind.

EEG-Untersuchung als funktionelle Methode

Ganz am Anfang erst stehen Beobachtungen, dass bei kognitiven und neurologischen Beschwerden auch das Elektroenzephalogramm (EEG) deutlich verändert zu sein scheint. Dies wurde meines Wissens aber bisher noch nicht systematisch untersucht. Von einem an diesem Teilbereich sehr interessierten Kollegen war jedoch zu erfahren, dass er ganz ausgeprägte Verlangsamungen, vor allem in den Temporallappen, beobachtet hat. Diese sogenannten *Thetawellen und auch EEG-Allgemeinveränderungen* seien bei chronisch Borreliosekranken mit kognitiven Störungen häufig nachweisbar. Diesem Aspekt der chronischen Borreliose sollte unbedingt weiter nachgegangen werden, da sich durch ein EEG meines Erachtens viel besser als durch eine Liquoruntersuchung die *funktionelle Veränderung der Hirntätigkeit* aufgrund der Borrelieninfektion nachweisen ließe und auch deren Normalisierung nach erfolgreicher Therapie.

Neue Wege in der Therapie

Ein vielversprechender neuer Weg der Therapie bei chronischer Borreliose mit autoimmuner Folgeerkrankung oder Schwermetallbelastung ist die therapeutische Blutwäsche, die Apherese. Sie erfolgt ambulant nach entsprechenden Voruntersuchungen, bei denen die vorhandenen Autoantikörper, Schwermetallbelastungen oder zirkulierenden Immunkomplexe nachgewiesen wurden. Eingesetzt werden spezielle Immunfilter, die in den 1980er Jahren in Japan entwickelt worden sind und die ganz gezielt nur die krank machenden Eiweißverbindungen und Schwermetalle aus dem Blut herausfiltern.

Erforderlich sind meist zwei »Waschgänge« mit einem Tag Pause dazwischen und einer eventuellen Wiederholung der Blutwäsche nach weiteren drei Wochen. Das Blut wird vor und nach der Blutwäsche analysiert, und vor allem auch das »Herausgewaschene«, das sogenannte Eluat, so dass sich ein sehr klares Bild ergibt, welches die krank machenden Blutbestandteile waren.

Die von mir bisher veranlassten therapeutischen Apheresen bei schwer erkrankten Borreliosepatienten haben neben Borrelienantikörpern vor allem zirkulierende Immunkomplexe, viele Schwermetalle(!), Autoantikörper gegen Skelettmuskulatur, Ganglioside und Aceteylcholin sowie Fibrinogen und Immunglobuline im Eluat aufgewiesen. Den betroffenen Borreliosekranken ging es durchweg danach besser, wenn auch die Besserung nicht bei allen angehalten hat.

Durch die Untersuchung des Eluates konnten bei denen, die chronisch krank geworden waren, auch die Ursachen dafür gefunden werden, zum Beispiel Vorschädigungen des Immunsystems durch belastende Umweltstoffe. Denn wenn verschiedene Belastungen sich sozusagen »anhäufen« und gleichzeitig auch noch die Entgiftungsfähigkeit des Körpers durch eine genetisch fixierte Störung herabgesetzt ist (durch Mutationen bzw. komplettes Fehlen der Entgiftungsenzyme wie z. B. den Glutathion-S-Transferasen M 1, -P 1, -T 1), so fehlt oft nur noch »ein Tropfen«, um das Fass zum Überlaufen zu bringen.

Das bedeutet, dass sich durch einen weiteren »Belastungsfaktor« wie z. B. die Borrelieninfektion die Kompensationskapazität des Entgiftungssystems erschöpft. Als häufigste Vorschädigung des Immunsystems stellte sich bisher die chronische

Belastung durch Zahnquecksilber heraus, die durch die fast regelhaft vorhandenen Zahnfüllungen mit Amalgam ausgelöst wird. Neben angeborenen Enzymdefekten der Entgiftung konnten – in Zusammenarbeit mit dem Institut für Pharmakogenetik und genetische Disposition (Adresse s. Anhang) – auch genetische Varianten im Stoffwechsel der »Kraftwerke der Zellen«, der Mitochondrien, nachgewiesen werden. Diese Zusatzinformationen über mögliche Krankheitsursachen auf der zellulären Stoffwechselebene erklären immer besser die (chronifizierenden) Krankheitsverläufe der Betroffenen und werden in Zukunft zunehmend wichtiger werden für eine individuelle (Pharmako-)Therapie.

Der Erfolg einer Blutwäsche hängt auch sehr vom Krankheitsstadium ab. Die besten Chancen haben klinisch frühe Verlaufsformen einer *beginnenden autoimmunen Entwicklung.* Diese Form der therapeutischen Blutwäsche wird meines Wissens derzeit in Deutschland nur im INUS Medical Center in Furth im Wald unter Leitung von Dr. Straube durchgeführt (Adresse s. Anhang). Sie sollte aber noch an vielen anderen Orten Deutschlands den Borreliosekranken als vielversprechende kausale Therapiemöglichkeit bei autoimmunen Folgeerkrankungen zur Verfügung stehen.

17. Gesundheitspolitische Probleme im Umfeld der Borreliose

Zum Abschluss dieses Buches, in dem es mir in erster Linie darum geht, dass die Borreliose erkannt und wirksam behandelt wird, möchte ich noch einmal gezielt einige Probleme aufgreifen, die ich schon mehrfach angesprochen habe: Die derzeitige Diagnosestellung einer chronisch-persistierenden Borreliose und die Weiterbetreuung der chronisch Erkrankten sind meines Erachtens in vieler Hinsicht verbesserungswürdig.

Um das deutlich zu machen, möchte ich hier kurz und beispielhaft wiedergeben, was mir viele Patienten, die jetzt chronisch erkrankt sind, über ihren Weg in die Krankheit berichtet haben:

DER LEIDENSWEG VIELER PATIENTEN

Das Dilemma beginnt meist schon in der Frühphase der Erkrankung. Denn eine Wanderröte, ein Erythema migrans, wird oft nicht als solches erkannt. Erste Maßnahmen sind dann Salbenbehandlung oder auch Abwarten.

Wird eine Wanderröte aber richtig diagnostiziert, erfolgt bei den meisten nur eine 10- bis maximal 20-tägige Behandlung mit 100 mg Doxycyclin in einer N1- (10 Tbl.) oder N2- (20 Tbl.)

Packung. Da sich das Erythema migrans in dieser Zeit und während der Medikamenteneinnahme meist zurückgebildet hat, wird dies oft als Zeichen einer ausreichenden Behandlung angesehen und der Fall als erfolgreich abgeschlossen betrachtet. Deshalb werden dann alle Symptome, die sich danach entwickeln, nicht mehr in Verbindung gebracht mit dem zuvor erlittenen und (ausreichend?) behandelten Zeckenstich. Die Vielfalt ihrer Symptome im chronischen Stadium führt die Patienten anschließend in viele verschiedene Facharztpraxen. Sie sitzen in den Wartezimmern der Augenärzte, Hautärzte, Internisten und Rheumatologen, Orthopäden, Neurologen und nicht zuletzt der Psychiater. Alle Fachärzte behandeln dann zwar die jeweiligen Symptome ihres Fachbereiches oder versuchen das zumindest, erkennen aber nicht die dahinterstehende Infektionskrankheit Borreliose.

Es dauert dann auch meist nicht allzu lange, bis es ein Gespräch gibt über die möglicherweise psychischen Ursachen von beispielsweise Schmerzen in der Rückenmuskulatur. Allzu schnell wird eine Somatisierungsstörung vemutet, wenn die geklagten starken Schmerzen im Rücken auf die verordneten Antirheumatika und die Krankengymnastik einfach nicht besser werden wollen ... weil es nämlich ein Bannwarth-Syndrom ist.

Das ist für die Patienten fatal, und auch für die behandelnden Ärzte ist die Situation alles andere als befriedigend.

Was könnten die Ursachen sein?

Ein Grund ist sicher die fehlende Ausbildung der behandelnden Ärzte über die möglichen klinischen Symptome einer *fortgeschrittenen* Borreliose. Vor allem fehlt das Wissen darüber, wel-

che Symptomenkombinationen für das Vorliegen einer chronischen Borreliose sprechen können.
Denn »offiziell« gibt es die Krankheit »chronische Borreliose« (noch) nicht – weder in Deutschland noch in den USA. Zum anderen sind die ärztlichen Fortbildungen zu diesem Thema insgesamt recht spärlich. Und wenn es sie gibt, betreffen sie in aller Regel die typischen Verläufe der Frühborreliose bis hin zum Zwischenstadium, in dem sich die Erreger verteilen – mit Herz-, Gelenk- und Nervensymptomen.
Aber es gibt viele, viel zu viele dieser chronisch kranken Patienten, die in kein Schema passen und die all das an sich erlebt haben und täglich weiter spüren, was ich in Kap. 12 beschrieben habe. Und diese Menschen haben es am eigenen Leibe erfahren und nicht etwa angelesen, wie der zynische Begriff »Internet-Borreliose«, der meist abwertend benutzt wird, es suggeriert. Genauso wenig haben die Beschwerden etwas mit einer Neurose zu tun, auch wenn manche Ärzte von einer »Borrelien-Neurose« sprechen.
Ein weiterer problematischer Punkt sind die Laborbewertungen, die den Ärzten die Therapierichtschnur vorgeben, da sie offenbar den serologischen »Schwarz-auf-weiß-Befunden« mehr glauben als den Symptomschilderungen ihrer Patienten. Sie verfahren nach der Devise: »Labor vor Klinik«. Und das ist so, obwohl die Schwierigkeiten mit der Standardisierung und Vergleichbarkeit der einzelnen Laboruntersuchungen bei Borreliose inzwischen allgemein bekannt sind. Die Deutungen der Befunde und Therapieempfehlungen des Labors können aber auch immer nur so gut sein wie die vom behandelnden Arzt weitergegebenen anamnestischen Angaben. Das tut aber nach Auskunft der Laborärzte kaum ein Einsender. Bis zu 90 Prozent (!) aller Laboreinsendungen enthalten *keinerlei Angaben* des einsendenden Arztes zur Anamnese oder gegenwärtigen klinischen

Situation des Patienten. So braucht es nicht zu verwundern, dass meist mehrdeutige Interpretationen unter dem Laborbefund stehen. Daher kann man den Laboren in dieser Hinsicht keinen Vorwurf machen. So kann es z.B. bei einem erhöhten IgG-Antikörper-Titer und einem niedrigeren IgM-Antikörper-Titer zu Recht heißen: »Z.n. zurückliegender, ausreichend therapierter Borreliose« oder aber auch »V.a. noch aktive Borreliose«. Entscheiden, was richtig ist, muss dann der Arzt. Und der entscheidet sich im Zweifelsfall oft lieber für einen »ausreichend therapierten« Borreliosepatienten ...
Für den niedergelassenen Arzt liegt das nächste Problem darin, dass ihm finanziell die Hände gebunden sind. Im Jahr 2007 galt als Richtgröße für Medikamente *und* Verbandmittel pro Quartal für ein erwachsenes Kassenmitglied unter 65 Jahren z.B. in Bayern 53,20 Euro. Das bedeutet, dass für einen berufstätigen Kassenpatienten in drei Monaten nicht mehr als diese 53,20 Euro für seine notwendigen Medikamente inklusive Verbandmittel verordnet, sprich »ausgegeben« werden können. Für die notwendigen Laborleistungen gab es ein ähnlich enges Budget. Wie kann bei diesem engen Kostenrahmen eine längere antibiotische Behandlung durchgeführt werden? Wenn der Arzt die seiner Ansicht nach notwendigen und oft auch teuren Medikamente verordnet, kann er in Regress genommen werden, und ihm wird angedroht, dass er aus eigener Tasche das zu viel Verordnete an die Krankenkasse zurückzahlen muss.
Die neue Stufe der Gesundheitsreform ab Januar 2008 macht die Situation für die Niedergelassenen nicht eben einfacher. Denn ab jetzt sollen sie nur noch nach Fallpauschalen bezahlt werden. Jeder Patient ist als »Fall« dann eine bestimmte Summe »wert«, unabhängig davon, wie oft er im Quartal in die Praxis kommt und was er an Medikamenten und an (Labor-)Diagnostik benötigt. Man kann

sich unschwer ausmalen, wie sich die Versorgungssituation, vor allem für diagnostisch und therapeutisch schwierige Patienten wie Borreliosekranke, weiter entwickeln wird.
Ich möchte mit diesen Erläuterungen die schwierige Situation der niedergelassenen Ärzte nachvollziehbar machen. Denn viel Unverständnis und auch Zorn auf die Ärzte entsteht dadurch, dass Patienten oft nicht genug wissen über die Zwänge, in denen die Niedergelassenen seit einigen Jahren stecken. Und das nach jeder sogenannten »Gesundheitsreform« ein bisschen mehr ...
Aus diesem Grund gelten die Leitlinien, die von den Fachgesellschaften für Neurologie, Pädiatrie und Infektiologie als Empfehlungen zur Therapie der Borreliose erarbeitet wurden, für viele Niedergelassene als Richtschnur für ihre Entscheidungen. Denn wenn sie sich an die Leitlinien halten, sind sie nicht angreifbar. Dies ist auch für eventuelle juristische Auseinandersetzungen wichtig, denn bei strittigen medizinischen Fragen werden diese auch von der Justiz herangezogen.
Tragisch für Borreliosepatienten ist dabei jedoch, dass beispielsweise in den Leitlinien für Neuroborreliose festgehalten ist, dass eine (Neuro-)Borreliose einen in typischer Weise entzündlichen Liquorbefund haben müsse. Wenn der Liquor jedoch unauffällig ist, wird im Umkehrschluss angenommen, dass keine (Neuro-)Borreliose vorliegt. Dies ist für viele Patienten eine schwerwiegende Fehldiagnose. Denn sie erhalten dadurch weder die erforderliche antibiotische Therapie, noch werden sie als Borrelieninfizierte anerkannt. Im Gegenteil: Sie finden sich sehr schnell »in der psychosomatischen Ecke«, wie es die Patienten nennen, wieder. Das zu vermeiden durch eine solide und sachliche Aufklärung aller, die an der (Volks-)Krankheit Borreliose interessiert sind, ist mein Anliegen. Ich hoffe, dass mir dies mit diesem Buch auch gelungen ist.

Anhang

Adressen

Reha-Kliniken, die sich auf Borreliose spezialisiert haben:

Schmerzklinik am Arkauwald (Arkau-Klinik)
Fachklinik für spez. Schmerztherapie
und Borreliose/Ehrlichiose
Leitender Arzt: Dr. E. G. Boss
Bismarckstr. 52, 97980 Bad Mergentheim
Borreliose-Ambulanz
Tel. 07931-549351 (8–12 Uhr)

Reha-Klinik Median-Klinik II Flechtingen
Ärztliche Leitung: Dr. Dr. Jozef Rakicky
Parkstr. 1, 39354 Flechtingen
Tel. 039054-82 777

Einige Vereine und Gesellschaften, die für Borreliosepatienten wichtig sein können:

Borreliose und FSME Bund Deutschland e. V.
Bundesgeschäftsstelle
Postfach 4150, 64351 Reinheim
Beratungstelefon: 01805-006935
www.borreliose-bund.de

Bundesverband Zecken-Krankheiten e. V.
Am Rathaus 6, 34233 Fuldatal
Tel. 0561-78806881

Deutscher Berufsverband der Umweltmediziner (dbu)
Siemensstr. 26 A, 12247 Berlin
Tel./Fax: 030-7715 484
E-Mail: dbu@dbu-online.de

Deutsche Borreliose-Gesellschaft
Vorstand: Prof. H. Prautzsch
Tel. 0721-608 3965
sekretariat@borreliose-gesellschaft.de
www.borreliose-gesellschaft.de

INUS Medical Center GmbH
Institut für Naturheilverfahren, Umweltassoziierte Krankheiten und Spezialtherapien
Ansprechpartner für Apherese:
Dr. R. Straube, Tel. 09973-50054-16
Ansprechpartner für umweltmedizinische Fragen:
Dr. Donate, Tel. 09973-50054-17

Dr.-Adam-Voll-Str. 1, 93437 Furth i. Wald
www.inus.de

INK-Institut für Neurobiologie nach Dr. Klinghardt GmbH
Planckstr. 56, 70184 Stuttgart
Tel. 0711-8060870

Institut für Pharmakogenetik und Genetische Disposition
Leiter: Dr. E. Schnakenberg
Ostpassage 7, 30853 Langenhagen
0511-2030448

Einige Labore für Borrelien-LTT-Untersuchungen:

Institut für medizinische Diagnostik
(u. a. für Schwermetall-LTT, Nahrungsmittel-LTT, LTT für Borrelien und intrazelluläre Erreger wie Chlamydien, Yersinien sowie Viren [Varizellen, EBV, HSV])
Leitung: Dr. Volker v. Baehr
Nicolaistr. 22, 12247 Berlin
Tel. 030-77001 220 (Hier kann das LTT-Abnahmeset angefordert werden.)

Laborzentrum Ettlingen-Karlsruhe
(u. a. Untersuchungen von Medikamenten-Blutspiegeln sowie Borrelien- und Ehrlichien-LTT)
Leiter: Dr. R. D. Rurainski
Otto-Hahn-Str. 18, 76275 Ettlingen
Tel. 07243-516 01

Labor Dr. Franke und Kollegin
Zietenstr. 8 b, 40476 Düsseldorf
Tel. 0211-4982 120

Labor Laser
(zuverlässige Borrelien-Diagnostik, da langjährige Erfahrungen)
An der Wachsfabrik 25, 50996 Köln
Tel. 02336-3911 0

Laborzentrum Bremen
(langjährige Erfahrung mit Borrelien-Diagnostik und LTT-Melisa)
Friedrich-Karl-Str. 22, 28205 Bremen
Tel. 0421-43070

Einige Labore für Zecken-Untersuchungen auf Erreger-PCR

Regionales Konsiliarzentrum für durch Zecken übertragene Krankheiten Brandenburg
Leiter: Dr. Thomas Talaska
Georg-Schacht-Str. 25, 15295 Brieskow-Finkenheerd
Tel. 033609-38877
E-Mail: t.talaska@t-online.de

Landesarbeitsgruppe Borreliose und FSME
c/o Landesgesundheitsamt Baden-Württemberg
Prof. Dr. Kimmig oder Rainer Oehme
Wiederholdstr. 15, 70174 Stuttgart
Tel. 0711-1849 223, -315, -285
E-Mail: kimmig@lga.bwl.de oder oehmeR@lga.bwl.de

JenaGen GmbH
(Alle vier humanpathogenen Borrelien-Spezies werden bestimmt.)
Ansprechpartnerin: Frau Dr. Rudakoff
Löbstedter Str. 80, 07749 Jena
Tel. 03641/6285260

Labor Dr. Brunner *(Borrelien- und Ehrlichien/Anaplasmen-PCR)*
Ansprechpartnerin: Frau Dr. Sabine Lautenschläger
Mainaustr. 48 a+b, 78464 Konstanz
Tel. 07531/8173-26

Labor für klinische Diagnostik und Prüfung – Zecklab
(Kultur von Borrelien und Borrelien-, FSME- und Anaplasmen-PCR in Zecken sowie Borrelien-Antikörper)
Dr. Liebisch und Prof. Dr. A. Liebisch
Postfach 1117, 30927 Burgwedel
Tel. 05139-982447

Labor Prof. Seelig und Kollegen
Kriegsstr. 99, 76133 Karlsruhe
Tel. 0721-85000-0

Synlab Zeckenlabor
(für Borrelien, Babesien- und FSME-PCR)
Zur Kesselschmiede 4, 92637 Weiden
Tel. 018050-93253

Zecklab
AptaRes AG
(Zeckenuntersuchung auf Borrelien- und Rickettsien-PCR)
Tempelhofer Weg 11–12, 10829 Berlin

Labore für spezielle Fragestellungen:

Labor Ganzimmun für funktionelle Medizin
(u. a. Säure-Basen-Haushalt nach Sander, Darmflorabestimmungen, Lebensmittelallergien, nitrosatives Zellstressprofil)
Hans-Böckler-Str. 109, 55128 Mainz
Tel. 06131-7205 0

Konsiliarlabor für Bartonellenerkrankungen:
Institut für medizin. Mikrobiologie und Hygiene
Elfriede-Aulhorn-Str. 6, 72076 Tübingen
PD Dr. Volkhard Kempf
Tel. 07071-2981526

Konsiliarlabor für Ehrlichien/Anaplasmenerkrankungen:
Institut für Medizinische Mikrobiologie
Frau Dr. Friederike v. Loewenich
Hermann-Herder-Str. 11, Universität Freiburg
Tel. 0761-203 5359

Informationen über Rickettsienerkrankungen:
Dr. med. Ingrid Fonk
Haydnstr. 2, 82327 Tutzing
Tel. 08158-8038, Fax 08158-8039

Zentrum für Hygiene und Humangenetik in der Abt. für Bakteriologie der Georg-August-Universität Göttingen:
Prof. Dr. med. Dr. rer. nat. Helmut Eiffert (Schwerpunkt B.-afzelii-Infektionen, z. B. bei Haut-Borreliose)
Kreuzbergring 57, 37075 Göttingen
Tel. 0551-39 5823

Tierborreliose:

Tierärztliche Hochschule
Institut für Parasitologie, Forschungsstelle für Tierborreliose
Bünteweg 17, 30559 Hannover
Tel. 0511-953 60

Tierärztliches Labor der Uni Freiburg:
(Untersuchungsmöglichkeiten auf Borrelien, Anaplasmen, Babesien, Toxoplasmen, Leishmanien, Parasiten)
Postfach 100120, 79120 Freiburg
Leiter: PD Dr. Dr. D. Barutzki
Tel. 0761-4761200

Institut für Tropenmedizin der Uni Tübingen
(Untersuchungen auf Wurmerkrankungen, z. B. AK-Bestimmung im Blut)
Leiter: Prof. Dr. Jürgen Knobloch
Keplerstr. 15, 72074 Tübingen
Tel. 07071-2986 365

Bücher und andere Informationsquellen

Burrascano, Joseph J. jr.: Diagnostic hints and treatment guidelines for Lyme and other tick borne illnesses, 15. Edition, Sept. 2005 http://www2.lymenet.org/domino/file.nsf/UID/guidelines

Carroll, Michael Christopher: Lab 257. The disturbing story of

the government's secret Plum Island germ laboratory, HarperCollins books, NY, 2004
Cartwright, M. J., S. E. Martin, S. T. Donta: A novel neurotoxin (Bbtox 1) of Borrelia burgdorferi. Meeting of the American Society for Microbiology, May 1999, Chicago
Epidemiologisches Bulletin vom 21. 9. 2007/Nr. 38, Robert-Koch-Institut Berlin unter: www.rki.de>Infektionsschutz> Epidemiologisches Bulletin
Fallon, B. A. et al: A randomized placebo-controlled trial of repeated iv antibiotic therapy for Lyme encephalopathy. Neurology, 2007, Oct. 10, elektron. Version vor dem Druck unter: www.neurology.org
Fischer, Ute; Siegmund, Bernhard: Borreliose – Zeckeninfektion mit Tarnkappe, S. Hirzel Verlag, 5., neu bearb. Auflage 2007
Fonk, Ingrid: Rickettsiose, System- und Hauterkrankung. Klinik, Diagnostik, Therapie. AKSE-Verlag 2001
Gabel, Hans-Peter: Die neue Seuche: Zecken-Borreliose auf dem Vormarsch, ZAG-WF, Aufl. 1b 2005
Gerz, Wolfgang: Lehrbuch der Applied Kinesiology in der naturheilkundlichen Praxis, AKSE Verlag, 2. Aufl. 2001
Hildebrand, Anke: Prävalenz von Ehrlichien der Ehrlichia phagocytophila Genogruppe und Borrelien des Borrelia burgdorferi sensu lato Komplexes in Ixodus ricinus Zecken aus dem Ilmtal, Universität Jena. www.deposit.ddb.de
Hopf-Seidel, Petra: Therapie der persistierenden Borreliose mit intrazellulär wirkenden Antibiotika. Verlaufsbeobachtungen aus den Jahren 2004–2006. Vortrag vom 24.3.07 auf der Jahrestagung der Borreliose-Gesellschaft in Berlin-Rahnsdorf unter www.borreliose-gesellschaft.de
Hopf-Seidel, Petra: Symptomvielfalt bei der persistierenden

Form der Borreliose. Vortrag vom 23. 3. 2007 auf der Jahrestagung der Borreliose-Gesellschaft in Berlin-Rahnsdorf unter: www.borreliose-gesellschaft.de

Horst, Hans: Einheimische Zeckenborreliose (Lyme-Krankheit) bei Mensch und Tier, Spitta Verlag, 3. überarb. Aufl. 1997

Kimmig, Peter; Hassler, Dieter; Braun, Rüdiger: Zecken – kleiner Stich mit bösen Folgen, Ehrenwirth Verlag, 2. Aufl. 2000

Knophius, Heike: Säure-Basen-Balance, Gräfe und Unzer, 7. Aufl. 2007

Krickau, Wilfried: Zeckenborreliose. Vorbeugung, Diagnose, Behandlung, Südwest Verlag 2005

Mattman, L. H.: Cell wall deficient forms, stealth pathogens. 3rd Ed., CRC Press 2001

Munkelt, Katja: Epidemiologische Studie zur Symptomatik, Diagnostik und Therapie der Lyme-Borreliose in Deutschland, Dissertation der Medizinischen Fakultät der Charité Berlin 9/2006, digitale Version unter: www.diss.fu-berlin.de/2006/374/index.html

Nadelmann, Robert B., in: New England Journal of Medicine (NEJM) 6/2001, S. 79–84

Oschmann, Patrick; Kraiczy, Peter: Lyme-Borreliose und Frühsommer-Meningoenzephalitis, UNI-MED Verlag, 1. Aufl. 1998

Rößle, Birgit: Elektronenmikroskopische Untersuchungen an Borrelien. Ultrastruktur und Immuncytologie. Digitale Dissertation der LMU München, Fakultät für Biologie 9/2001

Schleip, Thilo: Richtig einkaufen bei Histamin-Intoleranz, Trias-Vlg. 2006

Schleip, Thilo: Richtig einkaufen bei Fructose-Intoleranz, Trias Vlg. 2006

Schleip, Thilo: Lactose-Intoleranz, Ehrenwirth Vlg. 2005

Shoemaker, Ritchie C., M. D.: Desperation medicine, 2001, Gateway Press Inc. Baltimore

Stricker, R. B.; Winger, E.E.: Decreased CD57 lymphocyte subset in patients with chronic lyme disease, Immunology letters 76 (2001), S. 43–48

Sulzberger, Margrit: Säure-Basen-Kochbuch, 3. Aufl. 2001, AT-Verlag

Treutwein, Norbert: Übersäuerung - Krank ohne Grund, 2001, Südwest Verlag München

Wagner, Dr. Franz: Akupressur. Heilung auf den Punkt gebracht, erweiterte und aktualisierte Neuausgabe 2006, Gräfe und Unzer

Worlitschek, Michael: Säure-Basen-Einkaufsführer, 2001, Karl F. Haug Verlag

Worlitschek, Michael: Original Säure-Basen-Haushalt. Wie Sie Ihren Körper wirkungsvoll entsäuern. 4. Aufl. 2004, Karl F. Haug Verlag

Internetseiten, auf denen Sie sich weiter informieren können:

www.borreliose.de – Selbsthilfegruppe Kassel

www.borreliose.ch – Schweizer Selbsthilfegruppen

www.borreliosearzt.de – Informationssammlung von Dr. H.-P. Gabel, Wolfenbüttel

www.borreliose-bund.de – Borreliose und FSME Bund Deutschland e.V.

www.borrelioseforum.de – Erfahrungsaustausch von ca. 10 000 registrierten Nutzern und Besuchern mit ca. 2000 Krankengeschichten, Neuigkeiten, Chatroom und Hunderten von geprüften Links www.borreliose-gesellschaft.de – Ärztevereinigung zur Diagnostik und Therapie der chronischen Borreliose mit Tagungsberichten und Artikeln

www.borreliosemagazin.de – Herausgegeben vom »Borreliose und FSME Bund Deutschland e.V. (BFBD)« unter der redaktionellen Leitung von Ute Fischer.

www.borreliose-ulm.de.vu – SHG (Neu-)Ulm mit vielen Artikel-Links und Abbildungen

www.dieterhassler.de – Informationen eines Infektiologen über Borreliose/FSME u. a.

www.ilads.org – Int. Lyme and Associated Diseases Society

www.laborlexikon.de – Informationen zur Labormedizin

www.lymenet.de – Private Informationssammlung von drei Betroffenen, redaktionelle Leitung von Dr. Joachim Gruber seit 1998

www.lymediseaseaction.org.uk – Zahlreiche Artikel, Links und Zecken- und Borrelien-Abbildungen (unter »Images«) seit 2004

www.med4you.at – Informationen zu Laborbefunden

www.mvp.uni-muenchen.de – Bis 2007 war das Max-von-Pettenkofer-Institut das deutsche Borreliose-Referenzzentrum.

www.neuroborreliose.net (Informationen von Prof. Schardt, Würzburg, über die Fluconazol-Therapie)

www.rki.de – Robert-Koch-Institut, Postfach 650261, 13302 Berlin, Tel. 01888-754-0, Fax 01888-2328

www.zecken.de – Website der Fa. Baxter mit vielen Abb.

www.zecken.or.at – SHG »Zeckenopfer« in Österreich

www.zeckenbiss-borreliose.de – Private Informationssammlung von Ernst Fischer, Hannover

www.zeckenliga.ch – Schweizer Website zur Borreliose

Glossar

AK Antikörper

Anamnese Krankheitsvorgeschichte

Anästhesie, anästhesierend Betäubung, so dass Schmerzen und Reize nicht wahrgenommen werden können

Antigen vom Organismus als fremd erkannte Substanz

Antikörper Eiweiße, die als Antwort des Immunsystems auf fremde Stoffe oder Erreger gebildet werden und entweder im Blut kreisen (humoral) oder an Körperzellen gebunden sind (zellulär)

Antimykotika Medikamente gegen das Überwuchern von (oft körpereigenen) Pilzen

Arthralgie Schmerzen in Gelenken

bakterizid Erreger (Bakterien) abtötend

bakteriostatisch Vermehrung von Bakterien behindernd

Bannwarth-Syndrom durch Borrelien(bestandteile) ausgelöste entzündliche Veränderung von Nervenwurzeln, meist die Beine betreffend (Ischialgie-ähnlich), aber auch Hirnnerven oder die Arme

Biopsie Gewebeentnahme zur histologischen (feingeweblichen) Untersuchung

Borrelien-LTT Borrelien-Lymphocytentransformationstest, gilt als Aktivitätsparameter bei Borreliose

B-Lymphocyten B-Zellen, die Träger der adaptiven Immunität sind, sie reagieren auf Fremdstoffe mit der Bildung von im Blut kreisenden (humoralen) Antikörpern

Bursa Schleimbeutel, der zwischen Sehnenansätzen und Gelenken liegt und sich entzündlich verändern kann (Bursitis)

Co-Infektion gleichzeitiges Vorhandensein mehrerer Erreger im Organismus, die zu einem Krankheitsbild beitragen (meist reaktivierte Infektionen mit Viren oder intrazellulären Erregern)

DNA für jedes Lebewesen spezifische Erbinformation, die in den Chromosomen vorliegt

Dysästhesie Störung der Oberflächenwahrnehmung, bei der die Art von Reizen anders wahrgenommen wird als normal, z. B. entstehen Brennschmerzen durch Streicheln der Haut

EIA Enzyme-Immuno-Assay (Testverfahren)

ELISA Enzyme-Linked-Immuno-Sorbent-Assay (Testverfahren)

Enzephalitis Entzündung des Gehirnes

Erythema migrans Wanderröte, typisches, aber nicht notwendigerweise vorhandenes Frühsymptom nach Borrelieninfektion

FMS Fibromyalgie-Syndrom, d. h. wörtlich »Bindegewebe und Muskeln schmerzen«, nichtentzündliches Schmerzsyndrom mit chronischen Weichteilbeschwerden

FSME Frühsommer-Meningo-Enzephalitis, durch Zecken übertragbare und von Viren ausgelöste Hirnhaut- und Gehirnentzündung

HLA-System humanes Leucocyten-Antigen-System, komplexes erbliches System von Oberflächenantigenen auf allen kernhaltigen Zellen des Organismus außer den roten Blutkörperchen

humanpathogen den Menschen krank machend

i.v. intravenös, d.h. in die Vene gespritzt

i.m. intramuskulär, d.h. in den Muskel gespritzt

IFT Immunfluoreszenztest als Antikörpersuchtest

Ig Immunglobuline, die nach Kontakt mit einem Antigen als spezifische Antikörper gebildet werden

IgA Immunglobulin der Klasse A, das auf Schleimhäuten abgesondert wird und vor lokalen Infektionen schützt

IgG Immunglobulin der Klasse G, z.B. gegen Borrelien, wenn die Infektion schon länger (> 6 Wochen) besteht

IgM Immunglobulin der Klasse M, z.B. gegen Borrelien, wenn die Infektion mindestens schon 4 Wochen besteht

Immunsuppressive, immunsuppressiv die Immunantwort unterdrückende/abschwächende Substanzen, z.B. Cortisonpräparate oder physikalische Reize, z.B. Sonneneinstrahlung, Strahlentherapie

Infusion Zuführung von Flüssigkeiten direkt in die Blutbahn

Injektion Zufuhr von Flüssigkeiten durch eine Spritze in die Muskulatur oder das Unterhautfettgewebe

Intoxikationen Vergiftungen

ischämisch minderdurchblutet

klinisch körperliche Befunde aufgrund einer Untersuchung oder Symptombeschreibung bei einer Erkrankung

Latenzzeit »stumme« Zeit ohne erkennbare Symptome einer Erkrankung bis zum Auftreten der ersten Krankheitssymptome

Läsion Schädigung, Verletzung

Leucozyten weiße Blutkörperchen, die zum unspezifischen Abwehrsystem gehören

Liquor (cerebrospinalis) Gehirn- und Rückenmark-Flüssigkeit, auch Nervenwasser genannt

LP Liquorpunktion

LTT Lymphocytentransformationstest = immunologische Untersuchung

Lymphocyten Teil der weißen Blutkörperchen (Leucocyten) mit Abwehraufgaben (s.a. T- und B-Lymphocyten)

Makrophagen in Blut und Gewebe bewegliche Fresszellen, die für das Immunsystem wichtig sind

Meningen Hirnhäute um Gehirn und Rückenmark

Meningitis Hirnhautentzündung

Meningo-Enzephalitis Entzündung der Meningen und des Gehirns

muskulo-skelettale Schmerzen Schmerzen in Muskeln und Gelenken sowie Knochen

Myalgie Schmerzen in der Muskulatur

Myelitis Entzündung des Rückenmarks

Myositis Entzündung der Muskulatur

neuroprotektiv nervenschützend

neurodegenerativ Abbauvorgänge, Hirnstrukturen betreffend

Neuropathie nicht entzündliche Veränderung der Nervenfunktion, z.B. Polyneuropathie (PNP)

Neuritis entzündliche Veränderung eines peripheren Nervs

oral über den Magen-Darm-Trakt aufgenommen, d.h. in der Regel als Tabletten, Dragees, Säfte

OspC und VlsE hochspezifische Banden im Immunoblot, die erst *nach* einem Borrelienkontakt von einem Wirt gebildet werden

Parese Lähmung

Paraparese Lähmung unterschiedlichen Grades beider Arme oder beider Beine

Paraplegie vollständige Lähmung beider Arme oder Beine

parenteral nicht oral, d.h. nicht über den Magen-Darm-Trakt aufgenommen, in der Regel als Spritze oder Infusion

passager vorübergehend

PCR Polymerase Chain Reaction, eine Methode, Erreger-DNA nachzuweisen

Persister nicht vermehrungs-, aber noch lebensfähige Dauerform eines Erregers

persistierend anhaltend, fortbestehend, z.B. fortbestehende Krankheitssymptome

Pleocytose erhöhte Zellzahl, meist den Liquor betreffend

Polyneuropathie Funktionsstörung mehrerer peripherer Nerven, z.B. der Arme und Beine

Psoriasis Schuppenflechte

Pupillotonie verlangsamte Reaktion der Pupillen auf Lichtreize

Radikulitis Entzündung einer Nervenwurzel

reaktiv reagierend auf einen Reiz

rezidivierend, Rezidiv wiederkehrend, Rückfall einer Erkrankung

sensu stricto lat.: im engeren Sinne

sensu lato lat.: im weiteren Sinne

seronegativ keine Antikörper im Blut nachweisbar

SPECT Single-Photon-Emissions-Computertomographie

s.c. subcutan, unter der Oberhaut im Unterhautfettgewebe liegend

Subcutan-Injektion Spritze in das Unterhautfettgewebe

TPHA-Test Treponema-pallidum-Hämagglutinationstest; Test auf Syphilis

T-Zellen T(hymus)-Lymphocyten, Träger der zellvermittelten Immunität

Titer Menge von Antikörpern

Vaskulitiden Gefäßwandentzündungen

Western-/Immunoblot-Untersuchung Testverfahren, um spezifische Banden gegen Borrelienantigene nachzuweisen

Index

Abgeschlagenheit 87, 141
ACC 257, 270
Acetylsalicylsäure 202
Achillessehnenabriss 221 f., 250
Aciclovir 154, 157
Acrodermatitis chronica atrophicans (ACA) 22, 94, 100, 171, 193, 223 f., 228, 274
Actimax 251
Actos 241
Adie-Pupille 207
Adnexitis 216
Afterjucken 263
Aggressivität 198, 278
Akne 244
Akupressur 271 f.
Akupunktur 171
Albendazol 149
Alkohol 115
Alkoholunverträglichkeit 164, 187, 213
Allergene 262, 280 f.
Allergie 82, 98, 102, 108 f., 163, 193, 212, 214 f., 224, 246, 250, 261 f., 280 f., 284
Alopecia 227
Alpha-Liponsäure 257
Alptraum 198
Alzheimer-Erkrankung 288
Amantadin 248 f.
Ameisenlaufen 169
Aminoglycosid 136
Amitriptylin 255
Amoclav 113
Amoxicillin 37, 56, 70, 109 f., 112 ff., 155, 245
Amoxiclav 113
Ampho-Moronal 149, 263
Amphotericin 149, 263
Ampicillin 155
Amyotrophe Lateralsklerose (ALS) 165
Anaplasmen *siehe* Ehrlichiose
Anfall, fokaler 201
Angstzustände 198, 201, 210, 283
Anlaufschmerzen 221
Antidementiva 197
Antidepressiva 255 f., 284 f.
Antiepileptika 254
Antihypertensiva 162
Antihypertonika 211
Antimykotika 147, 263
Anti-Protozoikum 253
Antirheumatika 202, 252, 255 f.
Antriebsstörung 198, 278
Apherese 289
Appetitveränderungen 214
Arginin 270
Arilin 252
Arrhythmien 162
Artemesia 136
Arthritis 101, 144, 211
Arthrose 159, 218
Aspirin 202
ASS 202
Asthma 140
Ataxie, cerebrale 165
Atemwegsbeschwerden 127
Atovaquone 136
Auffassungsgabe, verlangsamte 197
Aufmerksamkeitsdefizit-Hyperaktivitäts-Störung (ADHS) 199
Aufstoßen 214
Augensymptome 75, 88, 125, 129, 141 f., 163 f., 168, 203, 206 ff.
Augentropfen 101 f.
Augmentan 113, 146

Autoimmunerkrankung 91 f., 95, 101, 134, 165, 188, 278 ff., 289 ff.
Avalox 146, 251
Avandia 241
Azithromycin 70, 115, 136, 145 f., 249

Babesiose 46, 63, 118, 126 ff., 136, 238, 248, 253, 281
Bactrim 136
Baker-Cyste 222
Bakteriämie 177
Bakterienlysat 263
Bänderveränderungen 221 f.
Bandscheiben 170, 218
Bandwürmer 148
Bannwarth-Syndrom 103, 110, 170 f., 293
Bartonellose 118, 124 ff., 134, 136, 242, 248, 250, 281
Basenbad 264
Basenpulver nach Rauch 263
Basica 263
Bauchschmerzen 199, 261 f.
Bein, plötzliches Einknicken 170, 220
Betaisodona 55, 115
Betalactam 29, 109, 112, 117, 239, 245 ff.
Bewegungsapparat, Schmerzsymptome des 189, 192, 219
Bicanorm 263
Bienen-Propolis 269
Biltricide 149
Bindehautentzündung 129, 163, 206
Bio Reu Rella 266
Biomo Lipon 257
Blähungen 164, 214, 261 ff.
Blasenbeschwerden 142, 161, 215 f., 258
Blinddarmentzündung 143
Blockbildung, atrioventrikuläre 162
Blutbildveränderungen 156, 245, 247, 249 f.
Blutdruckveränderungen 162, 201, 211
Blut-Hirn-Schranken-Störung 104, 181
Blutwäsche 289 ff.
Boswellia 256
Brennschmerzen 65, 82, 84, 88, 115, 141, 154, 169, 171, 201, 204, 208, 215, 254
Brivudin 157
Bronchitis 88
Brustbeschwerden 199, 212

Calcium 246
Campylobacter 142
Candida-Überwucherung 146 f., 149, 246, 263
Candidiasis 146
Candiohermal 149
Carbamazepin 255
Carpaltunnelsyndrom (CTS) 140, 169, 221
Cefotaxim 37, 72, 109 f., 113, 203, 247
Cefotrix 109, 247
Ceftriaxon 29, 37, 72, 109 ff., 113, 179, 203, 239, 245 ff., 253
Cefuhexal 113
Cefurax 113
Cefuroxim 113, 179
Cefuroxim-Axetil 109, 113
Cephalosporine 29, 37, 72, 107 ff., 110, 137, 179, 188, 203, 242, 245 ff.
Chandroprotektiva 218
Chemotherapie 101
Chinolon 137, 146, 157, 250
Chlamydien 93, 108, 138–142, 145, 157, 174, 228, 242, 248, 250 f., 256, 281
Chlamydophila pneumoniae 157

Chloramphenicol 137
Chlorella-Algen 266
Chloroquin 137
Chondroitinsulfat 219
Chronisches Müdigkeitssyndrom (Chronic-fatigue-Syndrom, CFS) 145
Cilantris 269
Cipro-1 A Pharma 250
Ciprobay 250
Cipro-Dura 250
Ciprofloxacin 136 f., 145, 250
Claforan 109 f., 247
Clarithromycin 70, 115, 136, 145 f., 216, 248 f., 252
- 1 A 248
Clarosip 248
Clavulansäure 113
Clindamycin 136, 251
Clindamycin Dura 251
Clindamycin-ratiopharm 251
Clomipramin 256
Clont 238, 252
Clostridien 142, 246, 253
Colestyramin 265 f.
Colitis 246, 253
Colon irritabile 284
Cortison 93, 101 f., 186, 226, 230, 238, 250
Cotrim 136
Cotrimoxazol 136, 146
Coxiella burnetii 130 ff., 134, 137
Coxiellen 108, 118, 130 ff., 250 f.
Cymbalta 256
Cystein 257, 270
Cysticide 149
Cytomegalie 101

Darm *siehe* Magen-Darm-Beschwerden
Demenz 197
Denguefieber 119
Depression 199, 279
Dermographismus albus 193
Diabetes 147
Diclofenac 256
Diflucan 253
Digitalis 249
Distelöl 272
Doxepin 255
Doxycyclin 18, 56, 67, 70, 72, 108 f., 114 f., 134, 136 f., 145, 149, 224, 243 f., 292
Duloxetin 256
Durchblutungsstörungen 165, 167, 171, 186, 193, 224 f., 227, 264, 284, 287 f.
Durchfall 129, 133, 164, 201, 214, 242, 261 f.
–, blutiger 143, 246, 253
Durolane 219
Dysästhesie 84, 254 f.
Dysbiose 214

Eberrauten-Tee 268
EBV *siehe* Epstein-Barr-Virus
Echinococcose 148 f.
Ehrlichiose/Anaplasmose 17, 46, 55, 63, 70, 93, 100, 108, 115 f., 118, 125, 132 ff., 137, 174, 242, 248, 250 f., 281
Eierstockentzündung 216
Eileiterentzündung 141, 216
Ekzem 193
Eleu-Kokk 269
Elobact 113
Enterokokken 101
Enzephalitis 123, 157
–, Japanische 119
Epileptischer Anfall 109, 165, 201, 255
Epstein-Barr-Virus (EBV) 95, 101, 112, 155 f., 162, 173, 213, 267
Erbrechen 123, 127, 133, 143
Erschöpfung 16, 25, 145, 156, 161, 187, 192, 198, 200, 244

Erschöpfungssyndrom, chronisches 140
Erythema migrans *siehe* Wanderröte
Erythromycin 109, 136
Esberitox N 269
Eskazole 149

Facialisparese 103, 110, 113, 168, 178, 203
Factive 250
Fersenschmerzen 189, 192, 219, 221
Fibromyalgie 140, 145, 220
Fieber 25, 65, 75, 87, 123, 125, 133, 135, 141, 156, 161, 165 f.
Filarien 46, 149, 242
Finger, toter 171
Fischöl-Kapseln 270
Flagyl 252
Flavusvirus 119
Fleckfieber 134 f.
Flucobeta 253
Fluconazol 253 f.
Fluconazol Hexal 253
Fluorchinolone 136 f., 250 f.
Foscarnet-Natrium 157
Francisella tularensis (Tularämie) 46, 118, 128 ff., 136, 250
Frühsommer-Meningo-Enzephalitis (FSME) 17, 32, 38, 44, 46, 51, 63, 70, 115 f., 118–124
- Impfung 120 ff., 136, 193, 238
FSME *siehe* Frühsommer-Meningo-Enzephalitis
Fußpilz 225

Gabagamma 254
Gabapentin 254 f.
Gabax 254
Galle 245
Gasser-Schema 249
Gastroenteritis 143
Gedächtnisstörungen 16, 21, 181, 190, 197
Gefäßentzündung (Vaskulitis) 75, 134, 165, 225, 287
Gefäßkrämpfe 171 f., 225, 288
Gehunsicherheit 208
Gelbfieber 119
Gelenkbeschwerden 16, 19, 21, 25, 66, 87, 140 ff., 144, 148, 159 f., 176, 187, 190, 217 ff., 248, 256, 258
Gelenkknacken 218
Gelenkschutzpräparate 218 f.
Gemifloxacin 146, 250
Genitalbeschwerden 141 f., 215 f.
Gentamycin 136, 146
Gereiztheit 278
Geruchsveränderungen 208
Geschmacksveränderungen 168, 208, 249
Geschwür 129
Gesichtslähmung, halbseitige 113, 165, 167, 203
Gewichtszunahme 214, 284
Giardien 253
Gleichgewichtsstörung 106, 200
Glianarbe 167
Gliederschmerzen 65, 87, 135
Gliose 287
Glucosamin 219
Glucose 219
Glutamin 257
Glutamin Verla 257
Glutathion 257
Gluthionmangel 277
Golfarm 221
Golfkriegs-Syndrom 145, 282
Grand-mal-Anfall 165, 201
Grepafloxacin 146
Grippe 88, 122, 185, 192, 212, 238
Grippesymptome 66, 75, 81 f., 87 ff., 111 f., 115 f., 122 f., 125, 127, 131, 133, 135, 155, 158, 211, 227
Gürtelrose 153 ff., 172 f.
Gyrasehemmer 137, 250 f.

H 15 Gufic 256
Haarausfall 227 f.
Haarspitzenkatarrh 227
Hallersches Organ 39, 50
Hals-/Lendenwirbelsäulen-Schmerzen 170
Halsschmerzen 87, 205
Hämolyse 127
Hämorrhagisches Krim-Kongo-Fieber 135
Handgelenksschmerzen 219
Harndrang 161, 200, 216
Harnröhrenentzündung 141, 144
Hasenauge 203
Hasenpest *siehe* Francisella tularensis
Hashimoto-Thyeoiditis 279
Hautveränderungen 22, 65, 76, 94, 171 f., 223 ff.
- Ausschlag 19, 76, 112, 135, 155, 215
- Durchblutungsstörungen 225
- Einrisse 226
- Pilz 225 f., 254
- Verfärbungen 25, 82 ff., 159, 171, 193, 224 f., 242
- Verhärtungen 228
Helicobacter pylori 215, 281
Helmex 149
Hepatitis 213
Herba abrotani 268
Herpes (HHV, HSV) 101, 151 ff., 155 ff., 173, 260, 268
Herxheimer-Reaktion 240 f., 248, 252
Herz 209 ff.
-, Reizleitungsstörung 110, 162, 210 f., 249
Herzbeutelentzündung 210
Herzbeutelerguss 162 f.
Herzerkrankungen 21, 135
Herzinfarkt 140
Herzklappenentzündung 131
Herzkranzgefäß-Entzündung 140
Herz-Kreislauf-Beschwerden 162 f.
Herzmuskelentzündung 162, 210
Herzmuskelschwäche 110
Herzrasen 192
Herzrhythmusstörung 110, 162, 201, 209
Herzstolpern 192
Hirnhautentzündung (Meningitis) 21, 73, 110, 123, 131, 167, 178, 202, 286 f.
Hirnnervenstörungen 110, 167 f., 178, 203, 286
Histaminunverträglichkeit 262
Hitzegefühl 247
HIV 101, 145
Hodenentzündung 216
Honeymoon disease 155
Hormonelle Störungen 283 ff.
Hörsturz 208
Hörverlust 168, 208
Humane granulocytäre Ehrlichien (HGE) *siehe* Ehrlichiose
Hundemalaria 126
Husten 88, 127, 133
Hyalart 219
Hyaluronsäure 219
Hydroxychloroquin 28, 108, 237, 252
Hyperaktivität 199
Hypertonie 211

Ibuprofen 256
Imidazolderivat 254
Immunglobulinmangel 18, 93, 102
Immunmodulatoren 150, 267 ff.
Immunoblot 97 ff., 175
Immunsuppressiva 101, 173, 186, 249
Immunsystem, geschwächtes 101 ff., 125, 127, 133, 146 ff., 151, 172 ff., 266 f., 275 ff.
Inkontinenz 216
Interessenverlust 198

Japanische Enzephalitis 119
Jarisch-Herxheimer-Reaktion 240, 248
Jodtinktur 115
Joghurt 263
Johannisöl 272
Juckreiz 65, 82, 84, 115, 141, 153, 155, 169, 215, 226, 263

Kältegefühl 127
Kardenminzewürze 268
Kardiomyopathie 110
Katzenkralle 157, 267 f.
Katzenkratzkrankheit (KKK) 124 f.
Ketek 136
Kiefergelenksschmerzen 204, 219
Kissing disease 101, 155
Klacid 248
Kniegelenksentzündung, arthrotische 159
Knochenhautentzündung 75 f.
Knochenstrukturauflösung 224
Kognitive Störungen 72, 76 f., 106, 110, 180, 187, 194 ff., 244, 289
Konjuktivitis *siehe* Bindehautentzündung
Konzentrationsstörungen 197
Koordinationsstörung 200
Kopfschmerzen 19, 66, 87, 123 f., 133, 166 f., 178, 201 f., 244, 252, 262, 287
Koriander 269
Krampfanfälle 109, 165 f., 201, 254 f., 278
Krankengymnastik 171, 266, 293
Krebs 281
Kusskrankheit 155

Lactoseintoleranz 214, 261 f.
Lagophthalmus 203
Lähmungen 72, 106, 123, 165, 199, 279, 284, 286
Lamblien 253
Leberveränderung 164, 213 f., 245, 250
Leibschmerzen 129
Leishmanien 253
Lepra 111
Leptospiren 24, 101
Leucopenie 127
Levofloxacin 145, 251
L-Glutathion 277
Libidoverlust 216, 283
Lichen sclerosus 94, 100, 228
Lidptose 207
Lincosamid 251
Lippenherpes 151 f., 260
Liquorbefund, entzündlicher 179–183
Lues 14
Lungenentzündung 130 f., 135, 139 f.
Lungensymptome 212
Lupus (erythematodes) 95, 101
Lustlosigkeit 198
Lyme arthritis/disease 19 ff.
Lymphadenitis, mesenteriale 143
Lymphadenosis cutis benigna Bäfverstedt *siehe* Lymphocytom
Lymphdiaral 269
Lymphknotenschwellung 75, 86, 88, 125, 129, 143, 156, 160, 205
Lymphocytentransformationstest (LTT) 71, 98 ff., 176 f.
Lymphocytom 81, 86, 112, 180

Magen-Darm-Beschwerden 143, 148, 164, 214 f., 242, 246, 253, 256, 261 ff., 279, 284
Makrolide 28, 108 f., 117, 137, 157, 239, 248 f., 252 f.
Malaria 126 f., 136, 252
Maltose 219
Mannose 219
Massage 171, 264, 272
Mebendazol 149
Meningitis *siehe* Hirnhautentzündung

Meteorismus *siehe* Blähungen
Methylphenidat 199
Metronidazol 28, 108, 136, 238, 246, 252 f.
Migräne 166, 201 f., 284
Mikrohämaturie 161
Milzveränderung 127, 214
Minocyclin 56, 70, 72, 108 f., 114, 117, 136 f., 145 f., 188, 239, 244, 252
Mittelmeerfleckfieber 135
Molevac 149
Mollicutes 144
Monocytenangina 155
Monoliasis 146, 149
Mononucleosis infectiosa 155
Mononukleose 101
Morbus Menière 209
Morbus Raynaud 171
Moronal 149
Moxifloxacin 145, 251
Müdigkeit 87, 145, 148, 161, 187, 192, 198, 200
Multiple Sklerose (MS) 165, 182, 200, 206, 286 f.
Mumps 86
Mundgeruch, fauliger 156
Muskelbeschwerden 66, 87, 133, 159 f., 188, 192, 201, 217, 220 ff., 248, 258, 260, 277 ff.
Muskellähmung 170
Muskelrelaxation 271
Muskeltonus, erhöhter 165, 199, 286
Muskelveränderungen, spastische 165
Muttermundentzündung 141
Mycoderm 149
Mycoplasmen 21, 29, 93, 108, 138, 142, 144 ff., 242, 248, 281
Mydriasis 207
Mykose 226
Myokarditis 162, 210 f.
Myositis 160

NAC 257, 270
N-Acetylglucosamin 219
Nachtschweiß 156, 160, 192
Nackenbeschwerden 123, 202, 205, 287
Nägel 225, 227
Nahrungsmittelunverträglichkeit 164, 187, 214 f., 261 f.
Narben, ischämische 167, 287
Nasennebenhöhleninfektion 161, 192, 205
–, Schwellungen in 87, 205 f.
Nelkenöl 269
Nervenfunktionsstörungen an Armen/Beinen 168 ff.
Nervenreizung 224
Nervenschmerzen 125, 254 ff.
Nervosität 113
Netilmicin 146
Netzhautentzündung 163
Neurologische Funktionsstörungen 72, 75 ff., 103 ff., 113, 123 f., 164–171
Neurolues 77
Neurontin 254
Neuropathie 84, 169, 207, 224, 257
Neurose 294
Neurosyphilis 182
Neurotoxine 264 ff.
NSAR 255 f.
Nystaderm 149
Nystatin 149, 263

Oberschenkelmuskulatur-Schwäche 200
Ofloxacin 137, 251
Ofloxacin-ratiopharm 251
Ofloxbeta 251
Ohrensymptome 208 f.
Ohrläppchenlymphocytom 86
Omega-3-Fettsäuren 270
Omeprazol 256
Omniflora 240, 263

Orchitis 216
Orientierungsstörungen 197
Ornithin 270
Osteolyse 224
Oxcarbazepin 255

Palmoplantarsyphilid 226
Palpitationen 210 f.
Pandysin 251
Panikattacken 162, 198, 210
Pankreas 250
Pannikulitis 227
Parasiten 125, 281
Parkinson-Erkrankung 165, 200, 288
PelLind 262
Penicillin 37, 76, 79 f., 108, 136 f., 155, 166, 242, 245, 253
- G 109, 114, 245
- V 114, 253
Penicillin-Exanthem 109
Perikarderguss 162 f., 210
Perikarditis 210
Perimyocarditis 135
Pest 143
Petit-Mal-Anfall 201
Pfeiffersches Drüsenfieber 101, 155 ff., 268
Pilzbefall 146 f., 149, 225 f., 246, 254, 280 f.
Pilzmittel 147, 263
Pioglitazon 241
Piroplasmose 127
Piroxicam 256
Plantaraponeurose 221
Plaquenil 252
Pneumokokken 101
Pneumonie *siehe* Lungenentzündung
Pollakisurie 161, 216
Polyarthritis 19
Polyneuropathie (PNP) 169, 207, 257
Post-Lyme-disease (PLD) 77
Praziquantel 149
Probenecid 112, 245
Progressive Paralyse 77
Propolisept 269
Prostatitis 216
Proteinurie 161
Pseudolymphom 86
Psoriasis 226
Pupillenstörung (Pupillotonie) 189, 193, 207
Pusteln 125, 153 f., 226
Pyrantel 149
Pyrviniumembonat 149

Q-Fieber 130 ff., 137
Quensyl 188, 237, 248 f., 252
Querschnittsmyelititis 200

Rachenentzündung 129, 155 f.
Radikulitis 178
Radix dipsaci 268
Rechtsregulat 269
Regulationsstörung, neurovegetative 193
Reiter-Syndrom 141 f.
Reiter-Trias 142
Reizdarmsyndrom 214
Reizhusten 212
Resochin 248 f.
Resveratrol 269
Retinitis 163
Retrobulbärneuritis 206
Rhagaden 226
Rickettsiose 32 f., 46, 51, 108, 124, 130 ff., 134 f., 137, 242, 281
Rifampicin 136 f., 146, 253
Rippensymptome 212
Ritalin 199
Rizollösung 269
Rocephin 109, 239, 247
Rocky-Mountain-Fleckfieber 135
Rosiglitazon 241
Roxi Beta 249
Roxithromycin 146, 249

Rückenmarkserweichung 76
Rückenmarksinfektion 199 f., 202, 286 f.
Rückenmarkspunktion 178
Rückenschmerzen 220, 293
Rückfallfieber 20, 24, 29
Rulid 249
Russian Spring Summer Encephalitis (RSSE) 121

Salmonellen 142
Samento TOA-free 157, 268
Santax 240
Saunabesuch 264
Scheidenausfluss 141, 263
Schielen 207
Schienbeinschmerzen 189, 192, 219
Schilddrüsenfunktionsstörung 279
Schlafstörung 200, 256, 278, 283
Schleimbeutelveränderungen 221 ff.
Schluckauf 212
Schmerzmittel 166, 176, 202, 256
Schnupfen 88
Schreibschwierigkeiten 197
Schulterschmerzen 202, 205, 287
Schuppenflechte 226
Schüttelfrost 127
Schweißausbrüche 16, 87, 133, 135, 200, 262
–, nächtliche 156, 160, 192
Schwermetalle 92, 174, 266, 275, 289 f.
Schwindel 162, 200, 208 f., 244, 252
Sclerodermia circumscripta 228
Scrub Typhus 134
Sehnenveränderungen 140, 221 f., 250
Selektiver Serotonin-Re-Uptake-Inhibitor (SSRI) 284
Sensibilitätsstörung 72, 199, 204, 249
Seronarbe 176, 179, 231
Serotoninmangel/-spender 199, 220, 256, 270, 283 ff.
Sertralin 270
Shigellen 142
Sick-building-Syndrom 282
Sinnesorgane, Störungen der 72, 106, 201, 206 ff.
Sinusitis maxillaris/frontalis 161
Sjögren-Syndrom 95, 101
Sobelin 251
Somatisierungsstörung 195
Sommergrippe 87 f., 122
Sonnenbrand 114, 193
Sonnenlichtallergie 108, 224, 250
Soor 146
Sparfloxacin 146
Spasmen 288
Spastik 258, 286
Spinalnervenwurzelentzündung 178
Sprachstörung 284
Spurenelemente 257, 270
Stimmveränderungen 205
Stottern 197
Strahlentherapie 101, 173
Streptokokken 281
Studentenfieber 155
Suplasyn Viscoseal 219
Surfont 149
Symbiolact 240
Syphilis/Treponema pallidum 14, 24, 74–80, 89, 101, 111, 189, 203, 207, 220, 225 ff.
–, Neuro- 182

Tabes dorsalis 76 f.
Tachyarrhythmie 162
Taigawurzelextrakt 269
Tardocillin 251
Tarivid 251
Tationil 257, 277
Taubheitsgefühl 169
Tavanic 146, 250 f.
Telithromycin 136

Tennisellenbogen 140, 221
Tetracyclin 28, 56, 70, 108 f., 114, 137, 145 f., 239, 242 ff., 252
Thioctacid 257
Tinnitus 168, 208
TNF-alpha-Hemmer 241
Transitorisch ischämische Attacken (TIA) 165, 284
Tremazol 149
Tremor *siehe* Zittern
Treponema pallidum *siehe* Syphilis
Trevilor 256
Trichomonaden 253
Trimethoprim (TMP) 137, 249
Trimipramin 255
Triptane 166, 202
Tuberkulose 111, 253
Tularämie *siehe* Francisella tularensis
Tumor 173

Übelkeit 127, 133, 242, 247
Übersäuerung 263 f., 277 f.
Ultreon 136, 249
Umweltgifte 18, 90, 92, 174 f., 275, 281
Uncaria tomentosa 267
Unfruchtbarkeit von Frauen 139, 141
Unruhe 113
Unterhautfettgewebsentzündung 227 f.
Urin, Dunkelfärbung 127
Urticaria 215
UV-Allergie 224, 250

Valaciclovir 157
Varicella-Zoster-Virus (VZV) 101, 153 f., 157, 172 ff.
Vaskulitis *siehe* Gefäßentzündung
Venlafaxin 256
Vermox 149
Verstimmung, depressive 124, 198 f., 270, 283
Verstopfung 201, 214
Verwirrtheit 113
Viathen 241
Viathen-T 268
Vitafit 257
Vitalipid Adult Emulsion 266
Vitamine 257, 270
Vorhofflimmern 162
Vorsteherdrüsenentzündung 216

Walnuss 269
Wanderröte (Erythema migrans, EM) 15, 22, 64–68, 75, 79, 81–87, 89, 93, 100, 102, 107, 112 f., 116, 158 f., 173, 180, 185, 195, 216, 218, 229, 231, 292 f.
Weihrauch 256
Weil-Krankheit 24
Wermut 269
Westernblot *siehe* Immunoblot
West-Nil-Virus 21
Windpocken 153 ff., 172 f.
Wohlbachien 149
Wortfindungsstörung 197
Wurmbefall 46, 146 ff., 269

Yersiniose 93, 138, 142 ff., 146, 157, 174, 228, 251

Zahnmaterialien 18, 174, 266, 275, 290 f.
Zahnschmerzen 204
Zeckenschutz-/-abwehrmittel 60 ff.
Zentralnervensystem-Erkrankungen (ZNS) 135
Zigarettenpapierhaut 171, 224
Zithromax 136, 249
Zittern (Tremor) 165, 200, 258
Zuckungen 165
Zungenbrennen 168
Zwangsgefühle 198
Zyste 222